0岁

孕期10个月

成长方案

付娟娟　胡巧艳　/编著

中国人口出版社

图书在版编目（CIP）数据

0岁成长方案/付娟娟，胡巧艳编著. —北京：中国人口出版社，2009.10

ISBN 978-7-5101-0278-3

Ⅰ.0… Ⅱ.①付… ②胡… Ⅲ.①妊娠期—妇幼保健 ②婴幼儿—妇幼保健 Ⅳ. R715.3 R174

中国版本图书馆CIP数据核字（2009）第177752号

0岁成长方案

付娟娟　胡巧艳　编著

出版发行	中国人口出版社
印　　刷	北京华戈印务有限公司
开　　本	710×1010　1/16
印　　张	22.25　　　**插页**　1
字　　数	180千
版　　次	2010年1月第1版
印　　次	2010年1月第1次印刷
书　　号	ISBN 978-7-5101-0278-3
定　　价	26.80元

社　　长	陶庆军
网　　址	www.rkcbs.net
电子信箱	rkcbs@126.com
电　　话	(010)83519390
传　　真	(010)83519401
地　　址	北京市宣武区广安门南街80号中加大厦
邮　　编	100054

前言
PREFACE

孕育生命，对于每一个女性来说都是一件神圣而又幸福的事情。从获知身体里有个小生命孕育的那一刻起，孕妈妈心头便有了一份牵挂，生活中也有了一分希翼。当然，孕育的过程也让每一位妈妈体会到了种种的酸甜苦辣。

在充满期盼的10个月中，准爸爸孕妈妈最盼望的是什么呢？那就是孕育一个健康、聪明、漂亮的宝宝。

要怀上一个最棒的宝宝，计划怀孕的准爸爸孕妈妈不仅需要从孕前就开始早早地作好孕育计划，逐渐地调整好自己的身体，而且在孕期的10个月中准爸爸孕妈妈需要从心理、生理和物质等各个方面为宝宝提供良好的生活环境。在这280个日日夜夜里，哪些该做，哪些不该做；哪些食物和营养是孕妈妈需要补充的，哪些食物又是孕妈妈不能多吃甚至是不能吃的；怎样预防和处理恼人的疾病；怎样对宝宝进行胎教，胎教的过程中需要注意哪些事项等，本书都会通过一个个方案一一详细地作出指导性介绍。

本书中方案问题的选择具有普遍性，即大部分孕妈妈在怀孕过程中都会遇到；方案内容具有实际操作性，能够让孕妈妈轻松看懂简单操作。孕期的一切变化与疑难问题，孕妈妈都能在最短的时间从本书中找到最简单实用，最科学合理的解决方案。

和同类书相比较，这本书省略了枯燥乏味的说教内容，让孕妈妈能够直奔阅读主题，同时，书中每个难题解决方案中都有旁批，对一些专业性的名词进行解释，对科学的数据进行解读，对一些好的建议提供最具体的操作方法，想读者之所想，不把任何问题留给读者。

除了孕期疑难方案的出现能够让孕妈妈更省事更省心，节约阅读时间外，在需要了解的知识性问题上，我们仍然不遗余力，做到了全书知识点的全面性与科学实用性。

本书颇具特色的地方就是我们的专家热线，你遇到的任何孕期难题如果找不到解决的办法，都可以拨打我们书本封底的专家热线，会有专家给你进行详细解答。选择了这本书，就等于选择了一个你的私人孕产专家，这对去医院难，看病难的孕妈妈来说，绝对是非常超值的。

让孕期更加轻松舒适，是我们这本书的出发点和目的，让我们一起为即将成为妈妈的女性们加油吧！同时也祝愿所有的准爸爸孕妈妈都能在本书的悉心指导下，安全顺利地度过孕期，生育一个健康、聪明、可爱的宝宝！

目录
CONTENTS

PART 1 孕前方案："好孕"青睐有准备的人

目录
CONTENTS

目录
CONTENTS

目录

CONTENTS

目录
CONTENTS

目录
CONTENTS

目录
CONTENTS

目录
CONTENTS

目录
CONTENTS

PART 5 4月方案：令人激动的胎心音

目录
CONTENTS

目录 CONTENTS

目录
CONTENTS

目录
CONTENTS

目录
CONTENTS

目录
CONTENTS

目录
CONTENTS

目录
CONTENTS

目录 CONTENTS

目录
CONTENTS

目录
CONTENTS

PART 1

孕前方案：“好孕”青睐有准备的人

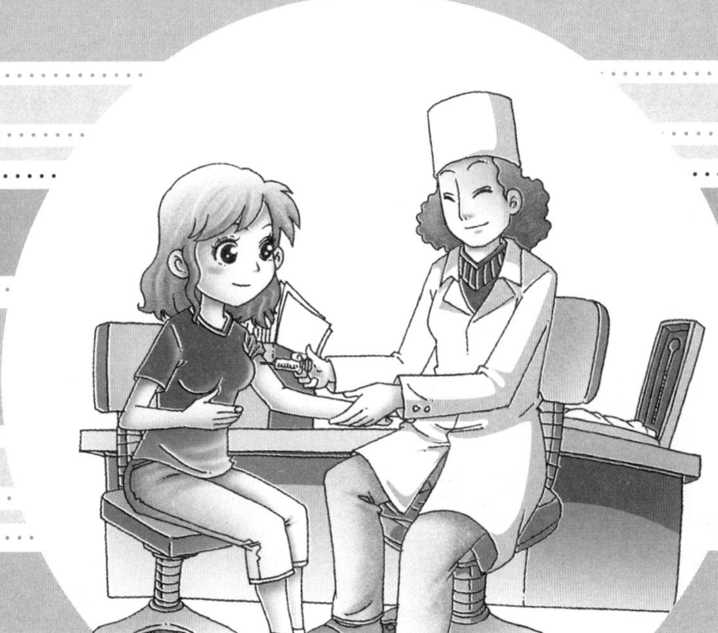

一、精子与卵子的自白

卵子的自白

Hello，我就是神秘的卵子小姐。虽说我有近200万个姐妹存在，但它们都处于原始卵泡状态，而且它们之中，也只有400～500个幸运儿可以最终发育成熟，然后在排卵日排出体外。正常情况下，每个月只有一个卵泡会完全发育成熟，然后排出卵子。所以，即使我有这么多的姐妹，却仍然一生都见不到面。

我就是这个月的幸运卵子。当我从卵巢排出之后，先会在输卵管中待2～3天，等待着最勇敢、最强壮的精子先生，来与我相遇。真期待在这期间能遇到一条帅帅的精子啊，这样我就可以和精子幸福结合，形成受精卵，然后发育成一个可爱的胎儿了。

如果没有遇到精子的话，我只能萎缩，然后死亡，直到月经期，在子宫内膜剥落后随血液排出体外（月经）。可是我一点也不悲观，人生总是要不断冒险才会收获幸福，不是吗？！

精子的自白

大家好，我是永远充满激情的精子先生。我的一生只能用激情洋溢来形容。在发育成熟之前，我会和我的2亿个兄弟安静地等待在睾丸中的精曲小管内，这会儿我还不成熟，所以必须等待。

一旦我的主人发出进攻命令之后，我们就会拼劲全力冲向子宫。精子兄弟进入阴道内，有可能会被阴道内的酸性环境杀死，并且很大一部分精子兄弟会被子宫颈这个"大门"挡回去，所以只有一部分的精子兄弟能以极快的速度闯进宫颈口进入宫腔。进入宫腔后，精子兄弟还要运行一段比自己身体长上万倍的距离，同时还有一部分精子兄弟被白细胞吞噬。一些幸运的精子兄弟到达宫颈腔顶部时，需要兵分两路，同时进入两侧输卵管。这样一部分精子兄弟选对了方向，而另一部分则扑了空，所以，经过"长途跋涉"，真正能到达卵子周围的精子兄弟已为数不多了，精子兄弟在女性生殖道内运行的速度很快，性交后30分钟或更短的时间内，即能在输卵管内发现精子。

一场生命的奇妙之旅

真是幸运啊，神秘的卵子小姐和激情的精子先生，终于在输卵管内甜蜜相遇并温柔结合了。一心一意的卵子小姐，在与精子结合之后，立即释放出一种化学物质将自己包围起来，将其他精子阻挡在外，只享受与精子先生合二为一的甜蜜世界，免受外界打搅。

只需短短的2.5秒，卵子小姐就会与精子先生结合为受精卵宝宝。而从这一刻起，一场神奇的生命旅程也正式开启了！

借助于输卵管内膜纤毛的运动和管壁的蠕动，受精卵会慢慢向宫腔移动。在移动过程中，受精卵宝宝逐渐分裂发育。进入子宫之后，受精卵宝宝的滋养层细胞，会分泌一种蛋白分解酶，使和它接触的子宫内膜表面溶解，形成缺口，

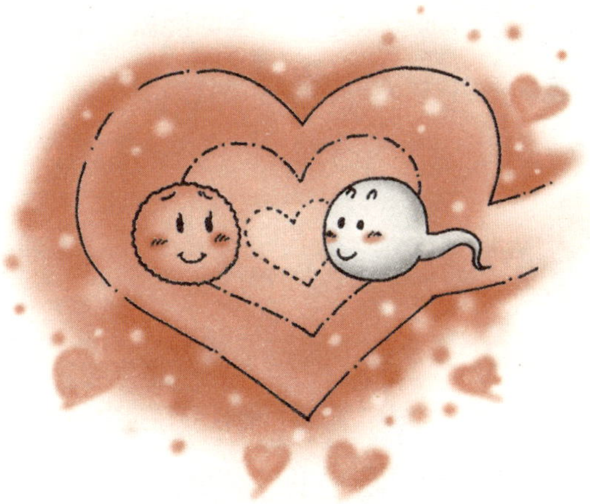
精子和卵子终于相遇了

然后受精卵宝宝便从这个缺口埋入子宫内膜中，而且一旦进入，缺口便迅速修复。这个过程就叫做“着床”。这整个过程大约需要7～8天时间，而缺口多在受精的第11～12天修复。

生命还真是不容易呢，从一开始就要努力地拼搏奋斗！

二、孕前难题解决方案

从计划怀孕那天起，作好全身心的准备

从计划怀孕的那一刻起，就要考虑孕育胎儿对工作、生活会产生哪些影响。尤其是准妈妈，10个月的孕期以及分娩之后的育儿工作，会对准妈妈产生巨大的影响（比如：怀孕可能会影响准妈妈单位工作的时间和精力；为了兼顾事业和家庭，准妈妈身心会极度劳累等）。建议准父母最好在怀孕前就开始考虑工作、生活与孕育之间的矛盾问题，尽量做到各不耽误。

饮食营养方案

❶ 要保证食物的多样性，以此确保营养的全面均衡。没有哪一种食物或者营养素能够单独承担起胎儿的生长发育，胎儿的生长发育需要多种营养物质的共同作用。因此千万不要以为吃了补品或营养补充剂，就不需要正常的食物营养了。

❷ 烟酒一定要戒除。在下一次月经来之前，生病之后也不要随意吃药，因为小宝宝有可能已经来临了。在无法确定是否怀孕的这段时间如果生病了，可以在医生指导下用对妊娠无害的方式进行治疗。

❸ 为了胎儿的健康，一定要改掉一些不好的饮食习惯。如常喝咖啡、浓茶、可乐类饮料，爱吃油炸、油腻的垃圾食品和腌制食品，饮食不规律等。

❹ 对于某些不利于安胎的食物、药物，一定要谨慎对待。**用药提示：** 活血化淤的中药，抗生素主要是绿霉素黄胺类，四环素等药物都是容易导致流产的药物，孕期如果需要用药，一定要在医生的指导下进行。

起居方案

❶ 做好孕前的体检工作，确保双方的健康状况，是否适宜怀孕和生产。在孕期也要坚持做孕检，保证准妈妈和胎儿的健康状况。**专家解答：** 一般的体检并不能代替孕前检查。因为，体检的项目，比如：肝功能、肾功能、血常规、尿常规、心电图等，只是最基本的身体检查，孕前检查还应包括生殖器官以及与之相关的免疫系统、遗传性疾病等的检查。

❷ 确定大致的怀孕时间，并根据这一时间妥善安排好整个孕产期内的事务。如果准爸爸准妈妈有出游的计划，可以调整在孕中期进行，尤其是孕5月与孕6月，因为此时准妈妈和胎儿都处于一个相对稳定的时期。

❸ 在孕前为即将来临的孕产期和以后的育儿作好长远的财务规划，要明确家庭收支情况，为孕育期准备好充足的专用资金，避免关键时刻产生经济压力。

❹ 提前戒除一些对孕产不利的生活坏习惯，以免对胎儿造成不利影响。

❺ 制订合理的运动计划，锻炼强健的体魄，为整个孕期和分娩作好充分的身体准备。

❻ 学习比较科学而全面的孕产期知识，远离对孕产不利的因素，做好孕产期保健工作。

❼ 找一家妇产科服务良好、技术过硬的医院，找一位信得过的妇产科大夫，让准妈妈可以安心度过孕产期。

办公室方案

❶ 一旦怀孕，准妈妈应找个好时机跟单位说明自己怀孕的事实，做好工作调整，以免耽误工作，并且在上班期间可以做好自身的本职工作，在暂离工作岗位的时候可以完美地交接自己的工作，给单位和同事留下好印象。

❷ 现在单位都有产假，怀孕之后坚持工作的准妈妈需了解单位的产假制度。根据自己对工作的热情和态度、自己的身体状况以及家庭的经济状况，来确定休产假的起止时间，以及产后重返职场的时间。并且要学会协调好工作与育儿之间的矛盾。**知识链接：**《女职工劳动保护规定》第八条规定：女职工产假为90天，其中产前休假15天。难产的，增加产假15天。多胞胎生育的，每多生育一个宝宝，增加产假15天。

❸ 在产前提前规划好，是请父母还是月嫂在月子期内照顾新妈妈，以免出现意外情况时无法应付。对产后宝宝的照料也要有一个合理的安排，以便新妈妈可以在产假结束之后，及时以最佳状态重返工作岗位。

孕产专家告诉你

在计划怀孕前，准爸爸准妈妈应该了解随着宝宝的到来所要担负的责任：从怀孕的那一刻起，就要担负起一个新生命的责任，同时也会伴随着许多困难和烦恼的发生。一定要很快地适应这一切的变化，要不遗余力地奉献出自己的精力和责任，做好胎教工作和应承担的义务，为孕育宝宝打造良好的心理环境，让这个幼小的新生命健康快乐地成长。

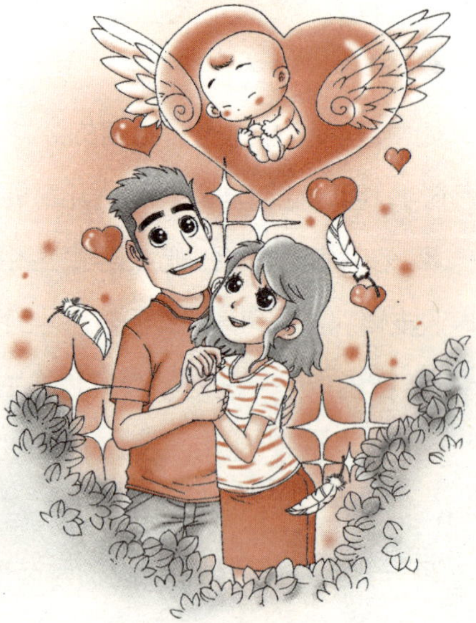

孕前准爸爸准妈妈要了解自己将要承担的责任

怎样提高受孕概率，能够一次就"中奖"

对于计划怀孕的准爸爸准妈妈来说，最困扰的恐怕就是一直想怀孕，但总是迟迟不来信号。怎么样才能让自己一次就"中奖"呢？怀孕概率到底与哪些因素有关呢？对于殷切希望成为准爸爸准妈妈的夫妻来说，有着太多的未知与疑问。其实有的时候，怀孕真的很简单。

饮食营养方案

要想一次就怀上，一定要预先提高自身的生育能力。以下食物可以帮助打算怀孕的准爸爸准妈妈提高生育能力。

含锌食物：各种植物性食物中含锌量比较高的有豆类、花生、小米、萝卜、大白菜等；各种动物性食物中，以牡蛎含锌最为丰富，此外，牛肉、鸡肝、蛋类、羊排、猪肉等含锌也较多。

动物内脏：这类食品中含有较多的胆固醇，其中，约10%左右是肾上腺皮质激素和性激素，适当食用这类食物，对增强性功能有一定作用。

富含精氨酸的食物：据研究证实，精氨酸是精子形成的必需成分，并且能够增强精子的活动能力，对男性生殖系统正常功能的维持有重要作用。

食物推荐：鳝鱼、海参、墨鱼、章鱼、木松鱼、芝麻、花生仁、核桃等均含有丰富的精氨酸。

起居方案

采用能提高受孕概率的性爱姿势

男上女下式：这种姿势可以使阴茎插入最深，因此能使精子比较接近子宫颈。为了达到更好的效果，女方可以两腿伸直仰向肩部。此外，为了进一步增加受孕概率，女方可以用枕头把臀部抬高，使子宫颈可以最大程度地接触精子。

后位式：有些女性的子宫呈后倾后屈式，影响精子进入子宫而导致不育。

同房时，可以采取男后位女方跪趴式的姿势进行性生活，这样有利于射入阴道的精液在穹隆处储留，进而进入子宫和卵子相会，提高受孕概率。**专家解答：**男方射精后，应尽快抽身，让女方赶快平躺下来，这样不但可以防止精液外流，还可以借助地球引力的力量帮助精子游动，加大受孕概率。女方还可以采取侧卧的办法，让膝盖尽量向胃部弯曲，为精子的游动创造最佳的条件。

保持合理的性生活频率

性生活频率过高，会导致精液量减少和精子密度降低，使精子活动率和生存率下降。性生活以每周1～2次为适中，在女方排卵期前后可以适当增多。

在排卵期前后2～3天受孕

精子随时都在生成，而且每天都可以排出。与精子比起来，卵子数量就少得可怜了，正常女性每个月仅发育成熟一个卵子。因此，准确抓住排卵日期安排性生活，就是抓住了受孕的最佳时机。**知识链接：**精子在女性体内最多可以存活4天，但排出的卵子如果在24个小时内没有受精便会死亡。所以，在排卵后1日之内受精是怀孕最基本的条件，此时卵子新鲜、健康，是保证胚胎健康的先决条件，准备怀孕的准爸爸准妈妈一定要把握这个好时机。

心理方案

❶ 尽量减少高度精神压力的活动，高强度的精神压力会降低性欲，也降低精子和卵子的质量，影响受孕。

❷ 如果短时间没有怀孕，丈夫和妻子也不要给自己太大的压力。所谓“欲速则不达”，有时候心里越想怀上，压力越大，连对性生活都失去了享受的心态，反而不利于怀孕。但如果在没有人为避孕措施，并且性生活正常的情况下，1年之内都没有怀孕，建议夫妻双方去看医生。

孕产专家告诉你

不孕症在时间的标准上尚未统一，国际妇产科联合会根据多数学者的意见，将不孕症标准定为结婚后2年，我国多数学者也主张以2年为限。这样可以避免对不孕者过早下结论，又不至于拖延诊治时间。但对女方育龄超过30岁的，应提前进行检查，及早发现问题，及时治疗。

如何提升精子和卵子的质量，怀上最棒的一胎

精子和卵子的质量，决定了胎儿的先天健康状况。在怀孕之前提高精子和卵子的质量，可以更加确保准爸爸准妈妈能怀上最棒的一胎。

饮食营养方案

提高卵子质量

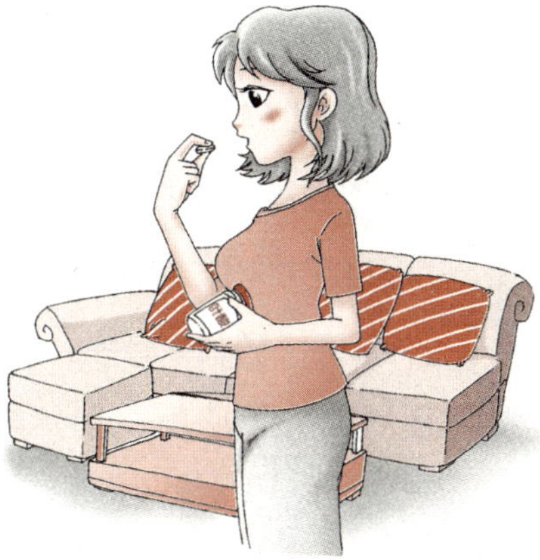

准妈妈从孕前3个月开始服用叶酸

❶ 注意补充叶酸。建议女方从孕前3个月开始服用叶酸片。**专家解答：**目前市场上唯一得到国家卫生部门批准的、预防胎儿神经管畸形的叶酸增补剂是"斯利安"片，每片叶酸的含量为400微克。一般建议选择这种叶酸增补剂来补充叶酸。除此之外，还有"福施福"、"玛特纳"等经过改良的叶酸补充胶囊，这类补充剂除了叶酸之外，还含有钙、铁、锌等多种人体必需的营养素，营养更全面。最重要的原则就是每日的摄入量控制在400微克。量太低或者超过都对身体不利。也可以适当多吃些富含叶酸的食物，如绿色蔬菜、新鲜水果和动物肝脏等。

❷ 一日三餐要合理安排，饮食要注意杂而广，以便吸收更全面的营养。**用药提示：**准妈妈千万不要擅自服用营养素制剂，过量摄入只会损害身体健康。如有必要，必须在医生指导下服用。

❸ 改善烹调方式，最大限度吸收食物中的营养素。比如可以生吃的蔬菜，就洗净后生吃。烹调蔬菜时最好用大火快炒，减少维生素的流失。还要注

意低盐低糖，过量的食盐和糖分对健康不利。

④ 少吃含大量防腐剂的精细加工的食物及快餐食品，尽量多吃原始的、加工程序少的家常食物。

⑤ 尽量饮用白开水，少喝咖啡、可乐等饮品。**数据解读：**孕前若每天摄入300毫克咖啡因，可使受孕概率下降27%。

提高精子质量

① 要经常食用富含优质蛋白质的食物，如深海鱼虾、牡蛎、大豆、瘦肉、鸡蛋等。蛋白质是生成精子的重要原材料，合理补充有益于协调准爸爸内分泌机能以及提高精子的数量和质量。但要注意少吃肥肉，而且吃肉也不可过量。

② 多吃贝壳类海产品、动物内脏、谷类胚芽、芝麻、虾等富含锌的食物。锌可改善精子的活动能力。而缺锌会引起精子数量减少，畸形精子数量增加，以及性功能和生殖功能减退，甚至不育。

③ 多吃绿色蔬菜。绿色蔬菜中含有维生素C、维生素E、锌、硒等利于精子成长的成分。坚果、鱼类中富含Ω-3脂肪酸，也应多吃，利于精子细胞成长。

起居方案

提高卵子质量

调整月经：月经的正常与否是子宫环境和内分泌正常与否的信号。**专家解答：**痛经、经期提前或推后、排卵期出血、月经血块多、经量过多或过少，可能都是女性孕育能力受到伤害的表现。因此，一旦有月经异常，应该积极治疗、调理，然后再考虑受孕计划。

调整体重：太瘦或太胖都会降低怀孕的概率，建议打算怀孕的女性趁孕前这段时间，尽可能将体重控制在标准范围内。

保持身体健康：研究表明，如果女性身体健康，卵子发生染色体变异的概率就低，并且将来流产的可能也小。建议女性最好在卵子质量最高的年轻岁月中受孕。

提高精子质量

远离高温环境：准爸爸应少去桑拿房、蒸汽浴室。高温蒸浴直接伤害精子，还抑制精子生成。此外，剧烈运动导致的体温升高，破坏精子成长所需的凉爽环境。手机放在裤兜里、笔记本电脑放在膝盖上、穿紧身裤都会提高阴囊温度，伤害精子，所以准爸爸应把手机放在上衣兜。

改变饮食习惯：多吃绿色蔬菜。绿色蔬菜中含有维生素C、维生素E、锌、硒等利于精子成长的成分。坚果、鱼类中富含欧Ω-3脂肪酸，也应多吃，利于精子细胞成长。同时，应该戒烟戒酒，因为烟酒都会导致精子质量下降。

避免压迫睾丸：骑车会使脆弱的睾丸外囊血管处于危险之中，因此，建议骑车时要穿有护垫的短裤，并选择减震功能良好的自行车。

减去多余脂肪：研究表明，如果男性身体过度肥胖，会导致腹股沟处的温度升高，损害精子的成长，从而导致不育。因此，体重控制在标准范围内可以提高精子的质量。

心理方案

情绪对卵子的影响

排卵的过程受到很多因素的影响，情绪紧张、环境变化、身体状况等都可能导致排卵周期发生变化，而情绪是导致排卵期异常的主要因素。如果准妈妈情绪比较激动，那么"即兴排卵"或"提前排卵"的可能性很大。情绪因素还能引起输卵管痉挛性收缩，阻碍精子和卵子相遇，使其不能结合，而且情绪还会导致宫颈黏液分泌异常，会使精子不能通过宫腔，而难以受孕。

情绪对精子的影响

准爸爸如果整日情绪不佳，甚至脾气暴躁，可能会直接影响到神经系统和内分泌的功能，使睾丸生精功能发生紊乱。精液中的分泌液成分也会受到影响，极不利于精子存活，影响精子的质量，从而大大降低了受孕成功的概率。严重者因情绪因素可造成早泄、阳痿，甚至不射精。

孕产专家告诉你

建议男女双方最迟在孕前3个月就开始戒除烟酒。**数据解读：**烟中的尼古丁有降低性激素分泌量和杀灭精子的作用，如果男方每天吸30支烟，精子存活率仅为49%。而吸烟的女性分娩婴儿的畸形率是不吸烟女性的2～3倍，其中患先天性心脏病的比例为73%，患白血病的危险要高一倍，无脑儿、痴呆儿等发生率也明显增高。

饮酒对男方的性功能十分有害，酒精通过毒害睾丸等生殖器官，引起血清睾酮水平降低，从而引起性欲减退、精子畸形，从而会影响受孕和胚胎发育。女方酗酒则会打乱卵细胞生长的节律。酒后受孕是胎儿先天性畸形、先天智力低下等缺陷的主要原因之一。

三、你应该了解的

基础体温测定方法

❶ 到药店购买女性专用的基础体温计，它的刻度很细，能测量出较精密的体温。睡前把基础体温计放在枕边随手可以拿到的地方。

❷ 第二天睡醒后，一睁开眼睛，不起床，不说话，将体温计放在舌头下，闭紧嘴巴，测量3～5分钟，并记录在基础体温表上。

❸ 每天固定时间测量。

❹ 记录基础体温的同时，最好把日常生活的变化也附记下来，像月经来的日子、做爱的日子、每天起床的时间等。感冒、头痛、腹泻、发烧、饮酒过度、晚睡晚起之类的情况，会影响体温的状况，都应该特别标记，作为体温表判断的参考。

❺ 把每日标出的点用线段连接起来，形成曲线。

❻ 长期坚持。测量基础体温不是一两天的事情。至少需要综合3个月的体温测量表才能准确得出自己的排卵期。因此，女方在计划怀孕后，一定要坚持每天测量，找出自己的排卵规律，正确计算排卵期。

把握怀孕的天赐"良时"

良时一：一生中最佳的怀孕时间

一般情况下，女性的最佳受孕年龄是25～28岁，男性的最佳生育年龄是27～35岁。如果两个人的年龄没有办法同时符合标准的话，就以女性的年龄为准。这两个年龄段的男女，身体状况都处在一生中的高峰期，思想也日趋成熟，同时也有了一定的经济基础。从各个方面来讲，都可以说是孕育胎儿的最佳时期。

良时二：一年中最佳的怀孕时间

从营养、气候条件、疾病发生三个方面因素考虑，一年当中的7月上旬到9月上旬是受孕的最佳时间。

从营养方面来讲，这段时间怀孕的话，早孕反应正好是在秋季，避免了夏季食欲不佳的情况。而且夏末秋初的时候蔬菜水果的品种丰富、新鲜可口，这一阶段准妈妈可以有计划地调理饮食，补充营养。

从气候条件来讲，这一阶段怀孕的话，预产期是在来年的春末夏初，有利于准妈妈产后身体的康复。而且宝宝的衣着也比较少，护理的话不会很烦琐。

从疾病预防的角度来讲，宝宝出生时是春夏之交，从而避开了病毒病菌感染的高发季节。而且阳光充足，有利于宝宝的生长发育和骨骼钙化。

良时三：一月中最佳的怀孕时间

每月的最佳受孕时间，当然是在准妈妈的排卵日期间了。排卵后1日内的卵子新鲜、健康，是保证胚胎健康的先决条件。准备孕育宝宝的夫妻一定要把握这个好时机！

良时四：一天中的最佳受孕时间

一般来说，一天当中的最佳受孕时间是晚上的9–10点。在一天的24小时当中，人体的生理现象和机能状态都在不断地变化：早上7–12点，人的身体机能状态呈上升趋势；下午1–2点，是白天里人体机能最低的时刻；下午5点以后再度上升，晚11点以后又急剧下降，普遍认为晚上9–10点是受孕的最佳时刻，而且同房后，女方长时间平躺也有利于精子的游动，增加了受孕的机会。

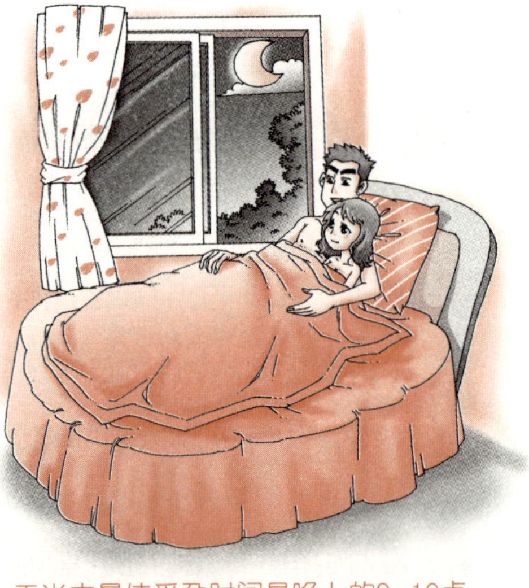

一天当中最佳受孕时间是晚上的9–10点

计算排卵日的简易方法

通过月经周期推算：如果月经周期是稳定的28天，从月经来潮的第一天算起，倒数14天就是排卵日，排卵日及其前5天和后4天加在一起称为排卵期。此方法不适合月经不规律的女性使用。

通过基础体温推测： 有的女性月经周期不稳定，可以用基础体温测定表来计算排卵期（在没有发生饮食、运动、情感波动等足以改变体温的行为的前提下，测量的体温就是基础体温）。因为女性的体温会随着月经周期发生微妙的变化，一般月经期和月经后的7天内是持续的低温期，中途过渡到高温期后，又再度返回到低温期，然后到下次月经开始。从低温期过渡到高温期而成为分界点的那一天，基础体温会特别低。以这一天为中心，前2天和后3天即为排卵期。

通过观察宫颈黏液推测： 月经周期前半期，白带量由少渐增，当卵泡成熟将排出时，白带越来越稀薄、透亮。排卵期，体内的雌激素分泌达到高峰，宫颈黏液（白带）量最多，常有细带状的白带流出，有时可拉长达十几厘米（即拉丝度），像鸡蛋清似的，此时女性下身最潮湿。排卵期宫颈黏液大量分泌可持续约2～3天，有的女性在排卵期还伴有小腹痛、腰酸、白带中带血丝等排卵痛的现象。

观察宫颈黏液每天需要数次，女性可利用起床后，洗澡前或小便前的机会用手指从阴道口取黏液检查，观察手指上的黏液外观、黏稠程度以及用手指作拉丝反应等几方面检查。这样经过3个以上月经周期的观察，就可以掌握自身的宫颈黏液分泌规律和排卵期。一旦发现外阴部有湿润感及黏稠的黏液有变稀的趋势，黏液能拉丝达数厘米时，就可认为处于排卵期。

孕前体重的标准范围

孕前太瘦或太胖对于受孕和即将到来的孕期都非常的不利，建议准妈妈赶紧在怀孕前把体重调整到标准范围内。

标准体重取决于BMI值。BMI值是一种测量身体的体脂肪率的计算公式，公式是以身高和体重为计算基础的。

BMI值=体重（千克）÷身高（米）的平方

比如体重为50千克，身高1.6米，那么BMI值就等于50除以1.6的平方，等于19.5。BMI值在19.8到24.2之间都属于正常体重，低于19.8就是过瘦，超过24.2则是超重，超过26.4就属于肥胖了。

分娩没有想象中那么疼痛

一些有过分娩经历的准妈妈描述分娩“很痛苦”、“疼得都想去死”——这令许多准备怀孕和已经怀孕的准妈妈心惊胆战。但也有许多的准妈妈在分娩后发现，并没有想象中那样难以忍受，只是感到分娩时子宫一阵阵地收缩而带来一阵阵腹部和腰骶部的胀痛不适。那么，分娩到底有多痛苦呢？

由于个体的差异，每个人对疼痛的承受力和感受是不同的。分娩时的疼痛主要来源于以下两个方面。

来自身体的疼痛：首先是子宫阵发性收缩，拉长或撕裂子宫肌纤维，子宫血管受压等刺激上传至大脑痛觉中枢，从而使准妈妈感到剧烈疼痛。其次是胎儿通过产道时压迫产道，尤其是子宫下段、宫颈和阴道、会阴部造成损伤和牵拉，导致的疼痛。

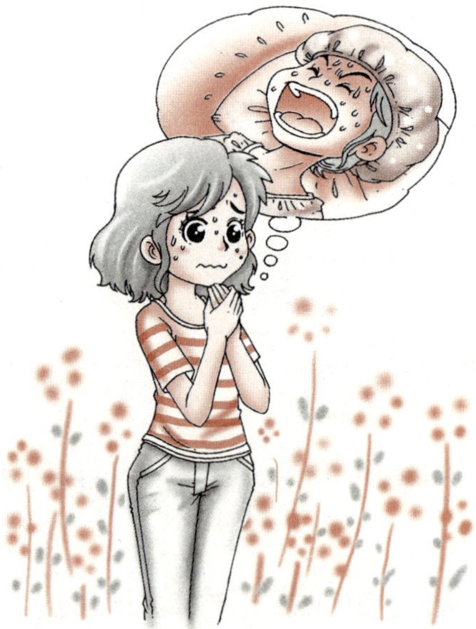
分娩的疼痛很大程度受心理因素的影响

来自心理的疼痛：准妈妈紧张、焦虑、恐惧的心理会引起体内一系列神经内分泌反应，而使疼痛加剧。部分准妈妈觉得生产达到“痛不欲生”的地步，与心理因素有很大关系的。

疼痛其实是一种很主观的感受，分娩的疼痛也有很大一部分是来自于恐惧心理。心理负担越重，就越害怕疼痛，而且还会把疼痛放得越大。所以，无须对分娩感到恐惧，否则只会加重疼痛。

四、孕前营养大讲堂

叶酸该怎么补

叶酸其实是一种广泛存在于绿色蔬菜中的B族维生素，常被称为造血维生素或维生素B_9。人体血红蛋白、红细胞、白细胞快速增生，氨基酸代谢、大脑中长链脂肪酸如DNA的代谢等都少不了它。叶酸对胚胎的健康发育尤其重要，胎儿的神经管是随着发育才慢慢"卷"成管状的，叶酸在这个过程中起到"胶水"的作用，如果胶水不够的话，这条管就有漏的可能，对于胎儿来说，就意味着某个身体部位的发育畸形（如胎儿眼、口唇、腭、胃肠道、心血管、肾、骨骼等器官的畸形）。

那么，准妈妈该怎么补充叶酸呢？

通过服用叶酸补充剂来补充

建议准妈妈从孕前3个月开始，直至孕早期的3个月，每天坚持补充400微克的叶酸，使体内的叶酸维持在一定的水平，以确保胚胎早期有一个较好的叶酸营养状态。到了孕中期（从孕期第13周开始），如果准妈妈不想再服用营养补充剂，可以停掉，但整个孕期都一直服用也不会对准妈妈和胎儿产生有害影响。

至于选择哪种叶酸补充剂，建议准妈妈听从医生指导，切忌自己滥服药、乱买药。但不管选择哪种叶酸补充剂，最重要的原则就是每日的摄入量控制在400微克。量太低或者超过都对身体不利。

通过食用富含叶酸的食物来补充

富含叶酸的蔬菜：莴苣、菠菜、番茄、胡萝卜、青菜、龙须菜、花椰菜、油菜、小白菜、扁豆、豆荚、蘑菇等。

富含叶酸的水果：橘子、草莓、樱桃、香蕉、柠檬、桃子、李、杏、杨梅、海棠、酸枣、山楂、石榴、葡萄、猕猴桃、草莓、梨、胡桃等。

富含叶酸的动物性食品：动物的肝脏、肾脏、禽肉及蛋类、牛肉、羊肉等。

富含叶酸的谷物：大麦、米糠、小麦胚芽、糙米等。

富含叶酸的豆类：黄豆、豆制品等。

富含叶酸的坚果：核桃、腰果、栗子、杏仁、松子等。

由于叶酸是一种水溶性的B族维生素，遇光、遇热不稳定，容易失去活性，所以，虽然含叶酸的食物很多，但人体真正能从食物中获得的叶酸并不多。如蔬菜贮藏2～3天后叶酸损失50%～70%；煲汤等烹饪方法会使食物中的叶酸损失50%～95%；盐水浸泡过的蔬菜，叶酸的成分也会损失很大。

好孕链接

1.有些药物会影响叶酸的吸收，如果准妈妈需要服用某种药物，要预先咨询医生药物是否与叶酸有冲突；另外，酒精会影响人体对叶酸的吸收。如果准妈妈嗜好饮酒，那么为了胎儿的健康要暂时戒酒。

2.如果准妈妈曾经生下过神经管缺陷的胎儿，再次怀孕时最好到医院检查，并遵医嘱增加每日的叶酸服用量，直至孕后12周。

3.长期服用叶酸会干扰体内的锌代谢，锌一旦摄入不足，就会影响胎儿的发育。因此，准妈妈在补充叶酸的同时，要注意补锌。

所以，要想从食物中摄入叶酸，就必须在食物的储存、烹饪上多加注意。在用食物补充叶酸的同时，应该注意补充叶酸制剂。

为什么孕前不宜喝咖啡与浓茶

咖啡中含有丰富的咖啡因，孕期过多摄入会导致准妈妈雌激素分泌减少，如果体内雌激素水平下降，就有可能对卵巢的排卵功能造成不利影响，使得受孕机会降低。有调查结果显示，平均每天喝咖啡超过3杯的年轻女性，其受孕机会要比从不喝咖啡的女性低27%左右；每天喝2杯咖啡的年轻女性，其受孕机会比不喝咖啡的女性低10%左右。

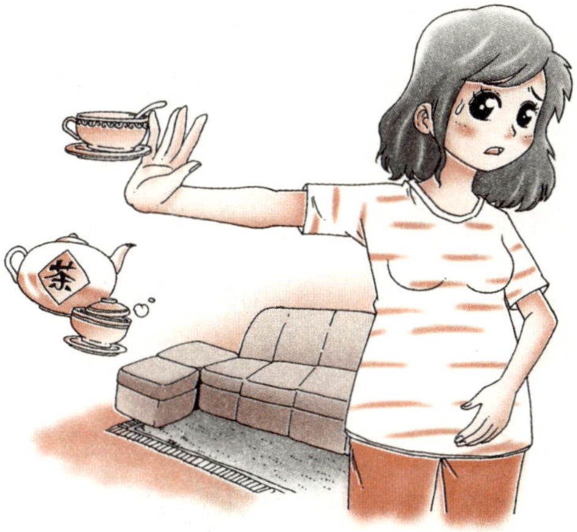

准妈妈不宜喝浓茶和咖啡

浓茶中也含有少量的咖啡因，计划怀孕的准妈妈不要大量喝浓茶。

吃维生素E容易怀孕，是真的吗

这是不一定的，因为决定怀孕的因素有很多种。

维生素E的别名是生育酚或产妊酚，能维持生殖器官正常机能，促进卵泡的成熟，使黄体增大，增加孕酮的作用，从而增加受孕率，所以，不少女性视维生素E为孕前必服的良药。

实际上，人体一般都不会缺乏维生素E。孕前是否需要服用维生素E应该根据个人的具体情况确定。虽然维生素E无毒，但服用高剂量时（每天多于1200国际单位），会引起反胃、胃肠气胀、腹泻和心脏急速跳动的不良反应。

建议准备在孕前服用维生素E的女性，一定要咨询专业的医生，不要随意滥用，以免产生不良后果。

孕前为什么要补锌，怎么补

锌在人体内的含量极少，正常成年人的体重按50～70千克算的话，锌的含量也就2～3克，还不到人体体重的万分之一。但锌却在人体中起着无比重要的作用，人体内物质的转运和能量的代谢都离不开锌。

锌还对胎儿的身体和大脑发育起着不可忽视的作用。孕期严重缺锌者可致胎儿发生中枢神经系统畸形，中度缺锌可致宫内发育迟缓，免疫功能差，大脑发育受阻。锌能促进性器官正常发育和保持正常的性功能，无论女性还是男性缺锌，都会导致性成熟迟缓，性器官发育不全，性功能降低，还会让男性的精子减少，女性月经不正常。因此，孕前补锌非常重要。锌对于孕期的另一个重要意义，在于锌能促进子宫肌收缩，把胎儿驱出子宫腔，帮助准妈妈顺利分娩。一旦缺锌，子宫肌收缩力弱，会增加分娩的痛苦。

牡蛎中含锌十分丰富，其次是鲜鱼、牛肉、羊肉、贝壳类海产品。经过发酵的食品含锌量增多，如面筋、烤麸、麦芽都含锌。豆类食品中的黄豆、绿豆、蚕豆等；花生、核桃、栗子等坚果也富含锌。准爸爸准妈妈可以多食此类食物来补锌。

一般成年女性体内锌含量约为1.3克，妊娠期体内锌含量应增至1.7克。孕期锌的推荐供给量为每天20毫克，以满足孕期生理对锌的需求增加。

好孕链接

注意，锌会抑制铁的吸收，如果铁摄入正常却发生缺铁性贫血，就是锌在起坏作用；准妈妈如果血脂高，也要检查是否锌摄入过多了。

五、孕前护理大讲堂

孕前要作什么检查

为了孕育一个健康聪明的胎儿，孕前检查是必不可少的，具体需要做哪些呢？

准妈妈孕前检查表

检查项目	检查内容	说明
生殖系统	通过白带常规筛查滴虫、霉菌、支原体、衣原体、阴道炎症，以及淋病、梅毒等性传播性疾病来检查是否有妇科疾病	如果发现准妈妈患有性传播疾病，最好先彻底治疗，然后再怀孕
肝功能检查	肝功能检查目前有大小功能两种，大肝功能除了乙肝全套外，还包括血糖、胆质酸等项目	如果准妈妈的肝炎未愈，最好治愈后妊娠
脱畸全套检测	准备怀孕前3个月要进行风疹、弓形虫、巨细胞病毒检测	一般60%～70%的女性都会感染上风疹病毒，所以孕前体检必不可少
妇科内分泌	包括卵泡促激素、黄体生成激素等6个项目，进行月经不调等卵巢疾病的诊断	如果准妈妈患有卵巢肿瘤，即使为良性，也会给妊娠带来危险
尿常规检查	尿常规检查有助于肾脏疾患的早期诊断	根据肾脏病的程度和症状不同，决定是否可以妊娠、分娩。在未取得医生许可之前应进行避孕

续表

检查项目	检查内容	说明
口腔检查	在孕前6个月应进行口腔检查，去除牙菌斑，消除牙龈炎症	避免孕期治疗牙病的药物对胎儿产生不良影响
染色体检查	有遗传病家族史的育龄夫妇都必须做	检查遗传性疾病，以免给胎儿带来缺憾
普通身体体检	包括检查血型、测量血压、贫血、血糖和心脏检测等基本身体健康状况评估	只有身体健康，才能让孕期无忧

准爸爸孕前检查表

检查项目	说明
生殖系统	生殖系统是否健全是孕育的前提，除了排出这些因素外，还要考虑传染病，特别是梅毒、艾滋病等
染色体异常	准爸爸最好跟准妈妈一起进行染色体异常检测，排除遗传病
精液检查	通过检查获知精子活力、质量等状况，以便对症治疗
肝功能检查	避免将肝炎传染给孕妇，甚至通过母体传染给胎儿

精液检查是准爸爸孕前检查的重点，一般精液检查至少要进行3次以上，每隔1～2周进行一次。精液一般是通过手淫或戴避孕套的方法获取，它的收集方式直接影响到检查结果的准确性，准爸爸在获取时要注意以下几个事项：

1.采取精液的前3～7天暂停性生活。

2.采集瓶应洁净、干燥。

3.采集的精液必须是全部精液，不可丢失一部分，并于采集后2小时内送检。转运的途中应维持体温状态。

孕前需要注射哪些疫苗

水痘疫苗

准妈妈在怀孕20周前如果感染水痘，可能会造成胎儿发生严重的并发症，如脉络网膜炎、小脑、肾脏水肿、四肢发育不良等。

注意事项

❶ 注射之前先去医院抽血检验，看看自己是否已经有抗体，若有则不用注射。

❷ 水痘疫苗为活性疫苗，接种后3~6个月内避免怀孕。如果接种后不久就发现怀孕，要请医生进行密切产检追踪观察，以确保没有问题。

❸ 即使注射了水痘疫苗，孕期准妈妈如果遇到水痘发病中的儿童，仍要尽量避免接触。

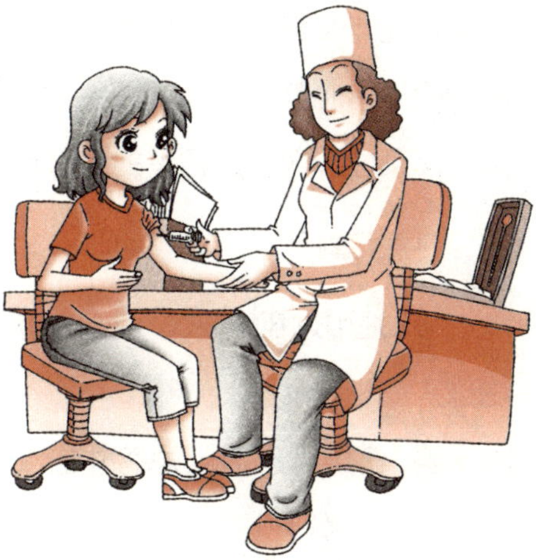

准妈妈孕前需注射疫苗

流感疫苗

如果准妈妈在孕期患上流行性感冒，症状轻微的可在医生指导下治疗。如果感染状况严重，可能会使胎儿出现先天性的畸形、流产，甚至死亡的危险。所以孕前注射疫苗是一种非常好的预防措施。

注意事项

❶ 如果准备怀孕的前3个月，刚好是在流感疫苗注射期，则可以考虑注射。注意，如果准妈妈对鸡蛋过敏，则不宜注射流感疫苗。

❷ 流感疫苗为非活性疫苗，于怀孕中、后期使用是安全的。所以，只要过了敏感的孕早期的3个月时间，准妈妈就可以向医生咨询是否有必要注射流感疫苗了。

❸ 准妈妈即使注射了流感疫苗，在流感流行期间也要减少出入公共场所的次数，避免接触流感患者。

德国麻疹疫苗

怀孕3个月以内的准妈妈如果感染麻疹，会有10%～60%的概率生下先天性缺陷儿，又称为先天性德国麻疹症候群，会造成耳聋、视网膜病变、智能障碍、畸形、心脏疾病等问题。此外，刚出生的婴儿可能还带有德国麻疹病毒，具有传染性，需先作相关的病毒筛检及隔离。

注意事项

❶ 注射之前先去医院抽血检验看看自己是否已经有抗体，若有则不用注射。

❷ 德国麻疹疫苗为活性的减毒疫苗，接种后的3～6个月内避免怀孕。如果接种后不久怀孕了，一定要进行密集的产检追踪观察，以确保胎儿发育正常。

孕前需远离哪些工作环境

生产有毒化学物的工厂：如果准妈妈经常接触铅、镉、甲基汞等重金属，会增加流产和死胎的危险性，其中甲基汞还会导致胎儿中枢神经系统的先天疾患。如果准妈妈接触二硫化碳、二甲苯、苯、汽油等有机物，流产的发生率也会明显提高。

高温作业、振动作业和噪声过大的工种：工作环境温度过高，或振动甚剧，或噪声过大，均可对胎儿的生长发育造成不良影响，因此这些岗位的准妈妈应暂时调离岗位，以保障母婴健康。

医院的传染病区：传染病流行期间，医务人员非常容易因为密切接触患者而被感染。而风疹病毒、流感病毒、麻疹病毒、水痘病毒对胎儿的发育影响较为严重。所以，医务人员在孕早期的3个月内，如正值疾病流行，即使不能暂停工作，也要格外加强预防保健措施。

电磁辐射环境：孕期接触电离辐射，会造成胎儿小头畸形、四肢不全、先天愚，以及成为无脑儿的悲剧。接触电离辐射的工作主要有：医疗或工业生产放射室、电离辐射研究，以及电视机生产等。计划怀孕的准妈妈应该孕前申请调离或者暂停以上的工作岗位。

穿丁字裤对怀孕有影响吗

这个是肯定的。

其实生活中的一些不良的穿衣习惯也会影响生育能力，许多女性喜欢穿丁字裤来展示自己的性感和美丽，但丁字形内裤狭窄的裤身经常会摩擦阴部，如果绷得过紧，容易导致发炎、瘙痒、分泌物增多，而且这种内裤的布料通常为人造布料（例如不透气的尼龙质地、合成纤维等），如果外界的空气潮湿，就更容易导致细菌滋生，诱发过敏、霉菌感染等。过紧的丁字内裤还会增加痔疮的发生概率。

因此，建议准妈妈不要天天都穿丁字裤。同时，选择丁字裤时要尽量选择舒适、透气的面料，而且一定不要选择太紧绷的。

哪些情况下不宜受孕

情绪不佳时：情绪与健康息息相关，还会影响精子质量。同时不良的情绪刺激会影响母体激素分泌，使胎儿不安、躁动而影响生长发育，甚至流产。因此，精神不愉快时避免受孕。

停用避孕药后的2个月内：这个主要指停止服避孕药后马上怀孕。长期口服避孕药的女性，由于药物对生殖细胞的影响，易排出不良卵子，所以至少要等停药后2个月，一般主张半年后再要孩子。放置避孕环的女性在取环后，应等来过2～3次正常月经后再受孕。

蜜月期：夫妻不要在新婚时马上受孕。因为婚事繁忙，身体一般处于过度疲劳状态，加之新婚时性生活比较频繁，影响到精子的质量与卵子的状态，故应该在婚后一段时间后再受孕。

旅行途中：旅游途中往往生活起居没有规律，饮食失调，饥饱无常，营养偏缺不匀，睡眠不足，使大脑皮质经常处于兴奋状态。加上过度疲劳和旅途颠簸，会影响孕卵生长或引起子宫收缩，容易导致流产或先兆流产。

患病期：疾病会影响体质、受精卵的质量、宫内着床环境。患病期间服用的药物也可能对精子和卵子产生不利影响。因此，夫妻俩若有一方患急性病，需等体质康复停药并征得医生同意后，再考虑受孕。

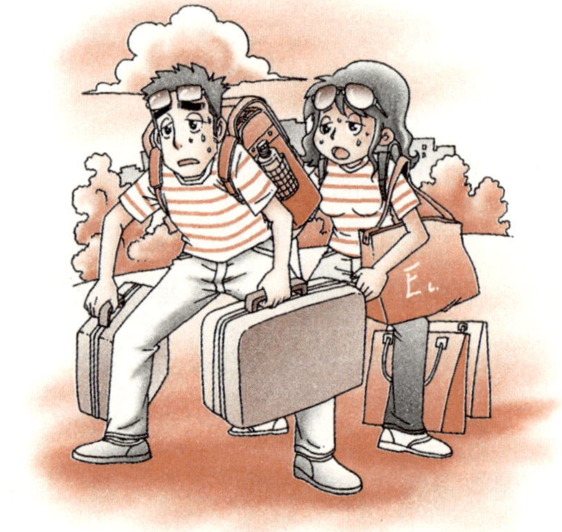

旅行途中不宜受孕

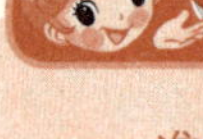

好孕链接

准爸爸准妈妈在身体不疲劳，并且情绪愉快时无忧无虑地同房受孕，这种身心俱佳的状态，会使内分泌系统分泌出大量有益于健康的酶、激素及乙酰胆碱等，使双方的体力、智能处于最佳的状态中。这时，性生活最和谐，非常容易进入性高潮，形成优良的受精卵。

炎热和严寒季节：怀孕早期正是胎儿大脑皮质初步形成的阶段。高温酷暑会加重准妈妈的妊娠反应，准妈妈的食欲不佳，蛋白质和各种营养的摄人量减少都会影响胎儿的大脑发育。另外，严寒季节准妈妈大多是在室内活动，新鲜的空气较少，接触呼吸道病毒的机会增多，容易患上感冒而影响胎儿。

饮酒后：酒精对生殖细胞的损害不会随着酒精代谢物排出体外而消失，只有排出受损的生殖细胞才能避免胎儿畸形的形成。孕前饮酒过量的话，会影响胎儿的正常发育，胎儿出生后表现为多发畸形、智力低下。卵子发育成熟大概需要14天，如果女性饮用了较多的酒，那么最好是在停止饮酒1个月后再受孕。

哪些人不宜生育

❶ 近亲结婚家族的后代，婚后禁止生育。有的虽然没有表现遗传病，但其可能是遗传病致病基因携带者，如果他们与正常人结婚，婚后所生子女均为隐性基因携带者，所以，这些人婚后也不宜生育。

❷ 凡夫妻双方患有相同的遗传病，要禁止生育。

❸ 夫妻一方或双方家族有如遗传性精神病、精神分裂症、躁狂症、抑郁型精神病、原发性癫痫等精神病史者，不宜生育。

❹ 夫妻一方或双方有显著的遗传性先天畸形，如进行性肌营养不良、遗传性舞蹈病、遗传性小脑共济失调等。性器官畸形而又无法矫正者，不宜生育。

❺ 有传染性疾病，如麻风病、艾滋病、梅毒等病史，性功能障碍者未经治愈均不宜结婚，更不宜生育。

8个习惯会影响怀孕

想要孕育一个健康聪明的宝宝，准爸爸准妈妈要从身心作好充分的准备，以下8个习惯，准爸爸准妈妈需要警惕。

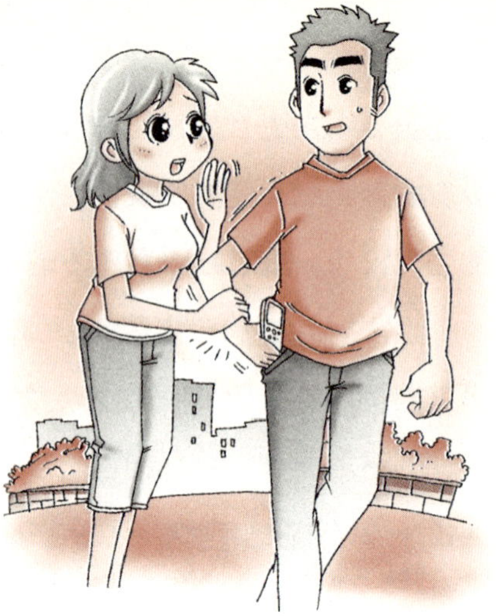
准爸爸要尽量避免把手机放在裤兜里

手机放裤兜：多数男性都是把手机放在裤兜或者别在腰间，将手机长期放在裤兜使睾丸容易受到电磁波的辐射，影响精子的运动能力，从而会影响精子的数量。最好把手机放在桌上或者拿在手中。

开车久坐：对于准爸爸来说，长期开车或者久坐不动，会压迫盆腔供血不足，血氧量减少，使能量、营养物质减少，造成精子能力下降。对于久坐的准妈妈来说，由于长期久坐，月经前及月经期常有剧烈疼痛，再加上缺乏运动，以致气血循环障碍。有些是气滞血淤也易导致淋巴或血行性的栓塞，使输卵管不通。更有因久坐及体质上的关系，形成子宫内膜异位症，这些都是不孕的原因。准爸爸准妈妈每天都应活动最少30分钟。

穿紧身牛仔裤：准爸爸不应穿太紧的牛仔裤，特别是透气性差、散热不好的化纤类“兜裆裤”。它会包裹着阴囊，让阴囊处于密闭状态，空气不流通，使细菌滋生，引起生殖道的炎症。同时也阻碍阴囊皮肤散热降温，限制血液循环，妨碍精索静脉回流，对精子的产生和营养很不利。长此以往，容易造成不育，还容易造成供血量减少。特别是在炎热的夏天，阴囊会松弛，过紧的牛仔裤会影响阴囊所需的适宜温度。准爸爸平时应穿透气好且宽松的裤子。

桑拿浴及过频的热水浴：睾丸产生精子需要比正常体温37℃低1℃～1.5℃的环境。有资料表明，连续3天在43℃～44℃的温水中浸泡20分钟，原来精子密度正常的人，精子密度可降到1000万/毫升以下，这种情况可持续3周。因此准备要小孩的男性要少蒸桑拿，减少热水浴的时间和次数。

吸烟：吸烟不但是优生优育的大敌，而且是引起不孕的原因之一。据研究发现，女性吸烟会干扰和破坏正常的卵巢功能，引起月经不调，过早绝经和不孕。吸烟女性即使怀孕，也易引起流产、早产和死胎，所生小孩体重比不吸烟者轻得多。由于香烟的烟雾中含有强烈的致畸物质，故男性吸烟往往会使精子减少，每天吸烟20支，精子存活率仅为50%，并出现多种畸形的精子，从而带来不能生育或生下有先天畸形子女的后患。

营养不良和偏食：精子的产生需要原料，因此生精功能和营养水平密切相关。并不一定要吃甲鱼、黄鳝，但多吃些瘦肉、鸡蛋、鱼类、蔬菜，保障必要的蛋白质、维生素和微量元素的供给还是必不可少的。偏食的人常容易发生某些营养的缺乏。

饮酒：现代医学提示，过量饮酒可危及生殖系统功能，导致内分泌紊乱，并使生殖细胞染色体结构和数目发生变化。喝酒使血管扩张，加快体内毒素吸收，使身体延缓毒素清除功能，因而降低精子质量。长期饮酒者的精液中，精子数目减少，活动力减弱，而且阳痿、不育和男性女性化的发生率明显增加。酒精也会妨碍女性卵子的发育和成熟。与吸烟一样，长期嗜酒成癖能使不孕和畸形婴儿发生率增加。

工作压力大：精神因素与个性特征对男性和女性生育功能的影响是不容忽视的。神经内分泌功能的研究表明，女性长期处于紧张忧虑和恐惧不安的精神状态，不仅会引起植物神经功能失调，也会影响性激素的分泌而造成生殖功能失调，可表现为无排卵性月经、月经稀发、排卵稀少、闭经或功能性子宫出血，还可引起输卵管痉挛，宫颈黏液黏稠，不利于精子穿透等。而男性如果长时间精神紧张、心情不好，会使大脑皮层对性腺轴激素抑制，导致精子生成能力下降。所以准爸爸准妈妈应尽量放松自己的精神，多听音乐，经常运动，并增加自己的生活情趣。

以前流产过，会影响生育能力吗

如果只是有过一次或者是两次流产是不会影响准妈妈的生育能力的。

不过已经流过一次产的准妈妈，未来再次流产的风险比没有流过产的准妈妈要高一些。而且如果过去有过不止一次流产，这种风险还会增加。除非已经有过3次流产，否则不需要对出现的流产进行检查和治疗。不过是否要进一步检查取决于准妈妈的年龄以及再次怀孕的概率。也就是说，如果已经知道自己有与不孕有关的状况，那么就算是只有一次流产也需要引起注意，并进行检查（根据产生问题的原因不同，解决方法可以是非常简单的，比如，患有休斯综合征的女性，只要每日用小剂量的阿司匹林和肝素治疗，就能降低流产的风险）。

哪些准妈妈容易怀上畸形儿

整日浓妆艳抹的准妈妈：化妆品中含的砷、铅、汞等有毒物质被准妈妈的皮肤和黏膜吸收后，可透过血胎屏障，进入胎血循环，影响胎儿的正常发育。据调查表明，每天浓妆艳抹的准妈妈怀有胎儿的畸形率是不浓妆艳抹的1.25倍。另外，化妆品中的一些成分经阳光中的紫外线照射后，会产生有致畸作用的芳香胺类化合物质。

喜欢与猫打交道的准妈妈：恐怕很少有准妈妈知道猫也是一种导致胎儿畸

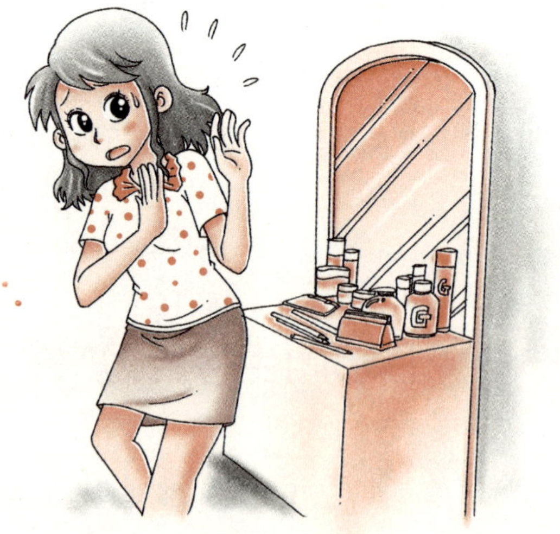

整日浓妆艳抹的准妈妈容易怀上畸形儿

形的传染病源，其实猫的粪便是恶性传染病传播的主要途径。

孕早期发高烧的准妈妈：在孕早期，准妈妈发高烧会造成胎儿脑神经细胞死亡，使脑神经细胞数减少。即使胎儿出生以后不出现明显的外观畸形，但是脑组织发育有可能受到不良影响，表现为智力低下，反应和学习能力较差。

孕期精神过度紧张的准妈妈：人的情绪受中枢神经和内分泌系统的控制，内分泌中的肾上腺皮质激素与人的情绪变化有密切关系。准妈妈情绪过度紧张时，肾上腺皮质激素可能阻碍胚胎组织的融汇，如果在孕早期，很可能会造成胎儿唇裂或腭裂等畸形。

爱喝酒的准妈妈：酒精可通过胎盘进入发育胚胎，对胎儿造成严重的损害。如果准妈妈在妊娠期每天喝2～4杯酒，胎儿则有畸形发育的危险，如脑袋、耳鼻均极小和上嘴唇宽厚等。

误食了霉变食物的准妈妈：准妈妈若误食了霉变食物，霉菌毒素可通过胎盘祸及胎儿，引起胎儿体内细胞染色体断裂，从而造成畸形。

好孕链接

如果准妈妈在没来得及增重到正常体重范围就怀孕了，孕期就要注意在医生指导下及时补充各类营养素，以满足胎儿的生长需求，同时也维护好自身健康。

太瘦会影响怀孕吗？如何增肥

有这样疑问的准妈妈一定是很多人羡慕的对象吧？其实只要准妈妈不是瘦到影响月经和排卵的话，都是可以怀孕的。一般过于瘦削的人，很可能都会缺乏某种营养素。如果是这种类型的准妈妈，就要在孕前努力地"增肥"啦。

建议日常生活中要注意以下几点。

❶ 增加用餐次数，不偏食挑食，进食的食物要多样化，少吃高热量无营

养的食物。

❷ 可以多喝些浓汤，如排骨汤、鱼汤或鸡汤等，增加热量及营养素的摄取。一般在吃完饭后再喝汤，以免喝了汤后就吃不下其他食物了。

❸ 烹饪食物的时候尽量做得美味一些，刺激食欲。以少骨、少刺、多肉，取代多骨费时的食物，例如，以鸡腿肉块取代鸡翅、鸡爪等。

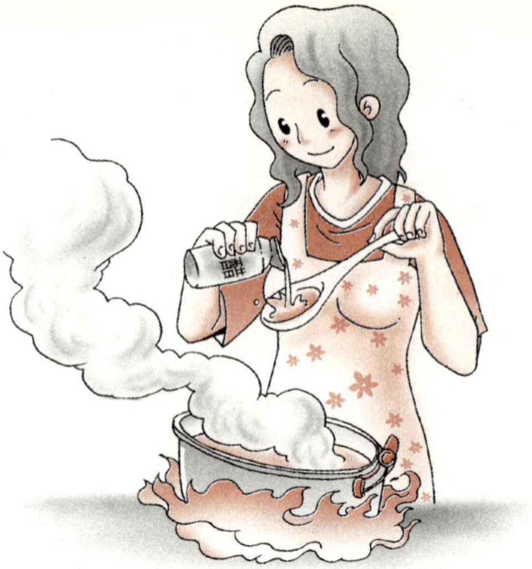

太瘦的女性孕前要注意适度增肥

体重有些超标，该怎么减呢

这种情况的准妈妈只能通过少吃多运动来进行减肥了。不过准妈妈一定要切记，孕前减肥千万不能靠节食，不然的话，身体会因为缺乏正常运行的各类营养素，而影响到健康。而且节食过度还会引起体内内分泌失调，导致生殖机能紊乱，严重的话还会影响到排卵，从而导致不孕。有条件的准妈妈可以根据营养师为自己制订的营养食谱，采用少食多餐、细嚼慢咽，加上合理的运动，来达到健康减肥的目的。

另外，减肥茶中一般都含有药物成分，会影响胎儿的正常发育，准妈妈千万不要依靠减肥茶来控制体重。

PART 2

1月方案：播下一颗幸福的种子

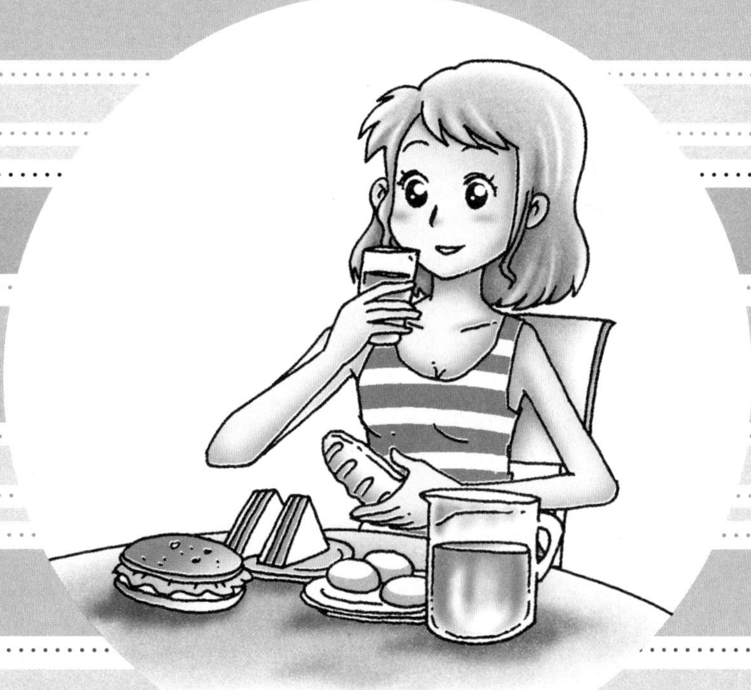

一、生理变化

准妈妈身体变化

这个月，是准妈妈生命中幸福的转折点，因为准爸爸准妈妈爱的结晶到来啦！准妈妈在这个月内，一般不会有什么明显的症状，只有少数准妈妈会有身体疲乏无力、发热、怕冷的现象。并且准妈妈的子宫、乳房也不会有太大的变化，基本上和怀孕前差不多，子宫大概有鸡蛋那么大。

这个月内因为没有什么妊娠的症状，许多准妈妈不知道自己已经怀孕，所以一定要注意观察自己的身体状况，如果发现有怀孕的征兆，就不要进行剧烈的运动，也不要随便吃药，更不能接受X光检查，以便为胎儿的健康成长打下良好的基础。

初为人母的不安与甜蜜是每个准妈妈都要经历的过程，从这个月起，准爸爸要跟准妈妈一同调整好心态，共同担负起孕育宝宝的责任。

宝宝对妈妈说

妈妈，我要怎么跟你说呢？因为我的到来实在是太不容易啦，准爸爸的精子不知道费了多大的劲才和你的小卵子相遇，形成了最初的我。而我呢，还要花上3天的时间才能到达妈妈的子宫，然后在里面着床安家，宝宝一路走得好辛苦呀！

这个月，我（也就是受精卵）会不断地分裂，一部分会形成大脑，另一部分会形成神经组织。妈妈，从现在起你就要开始加强营养啦，我以后可不要变成一个笨宝宝。到这个月底，我的直径大概有1厘米大小，体重在1克左右。现在我还很小很小，不过以后我会慢慢长大的，妈妈，你要耐心地等待啊。

二、难题解决方案

不少电器都有辐射，怎样避免辐射伤害到胎儿呢

各种电子自动化设备、家用电器、通信工具，只要处于操作使用状态，或多或少都会产生电磁辐射。而人体也是导电体，所以，电磁辐射作用到人的身上，同样会产生电磁感应，并有部分的能量沉积。最终导致人体细胞功能和细胞状态异常，改变神经细胞的电传导，扰乱人正常的生理活动，日积月累还会造成神经衰弱及神经功能紊乱。对于正处于孕产关键期的准妈妈来说，是否能够科学地防止工作、生活环境的电磁辐射，关系到胎儿的健康成长。

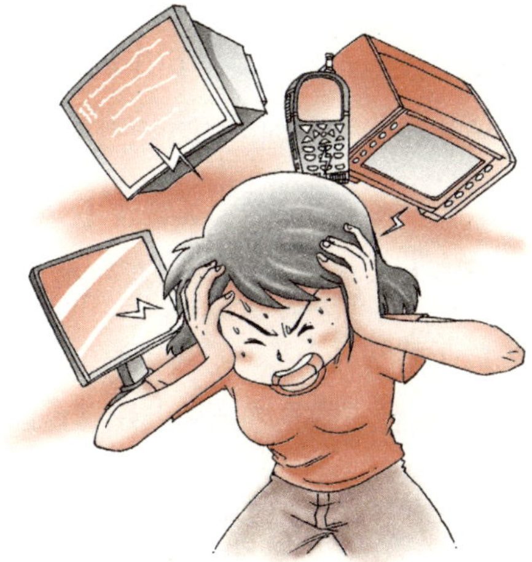

孕妈妈要尽量避免电磁辐射

起居方案

❶ 经常清洁电视机、电脑等显示设备，它们容易吸附灰尘，如果不及时擦拭，电磁辐射就会滞留在灰尘中，并随着灰尘在室内空气里弥漫，很容易被人体的皮肤吸附，甚至随着呼吸道进入体内，久而久之就会对健康造成不良影响。**家居能手：**清洁电器的外部时，首先应将电源插头拔下，以保证安全。擦拭显示器的荧光屏时，要用专用的清洁剂和干净柔软的布，或是用棉球蘸取磁头清洗液擦拭。很多人为了图省事，用湿布一擦就算了，这样表面上看起来干净了，但有些手指印、污渍及缝隙里的尘垢仍然残留在上面。最后，一定要用干布再擦一遍，不要让电器长时间停留在潮湿状态中。

❷ 居住、工作在高压线、变电站、电台、电视台、雷达站、电磁波发射塔附近易受电磁辐射的准妈妈，应该及早穿上电磁防护服。**用品推荐：**服装的面料对电磁辐射的防护起着关键的作用，目前市场上防护服装的面料主要有两种，而这两种面料的防辐射效果是有差别的。一种是用不锈钢纤维织成的，一种是碳素纤维织成的，从电磁辐射防护的角度来说，不锈钢纤维织成的面料的防护性能要优于碳素纤维织成的面料。

❸ 注意家用电器的合理布置，特别是在卧室，不要集中摆放收音机、电视机、电脑、电冰箱等一些易产生电磁波的家用电器。在购买家用电器和办公自动化设备时，一定要买正规企业生产的合格产品，因为合格产品的电磁辐射值被控制在国家规定的安全范围内。

❹ 远离辐射源。**数据解读：**一般来讲彩电与人的距离应在4～5米；电脑显示器与人的距离要保持在30厘米以上；与日光灯的距离应保持2～3米；微波炉在开启之后至少离开1米远。

❺ 要注意室内通风，这样也可以减轻家电产生的辐射。

办公室方案

❶ 如果准妈妈在电脑机房上班，要尽量避免在电脑背后作业。可以在显

示器上安一块电脑专用滤色板，以减轻辐射的危害。电脑旁边不要放置闲杂金属物品，以免形成电磁波的再次发射。

❷ 尽量减少使用电脑的时间。如需要长时间使用时，应注意至少每间隔1小时离开1次，以减轻眼睛的疲劳程度和所受辐射的影响。必须每天接触电脑的准妈妈，建议购买防辐射服来避免电脑辐射。此外，每日使用电脑的时间最好控制在2～4小时。

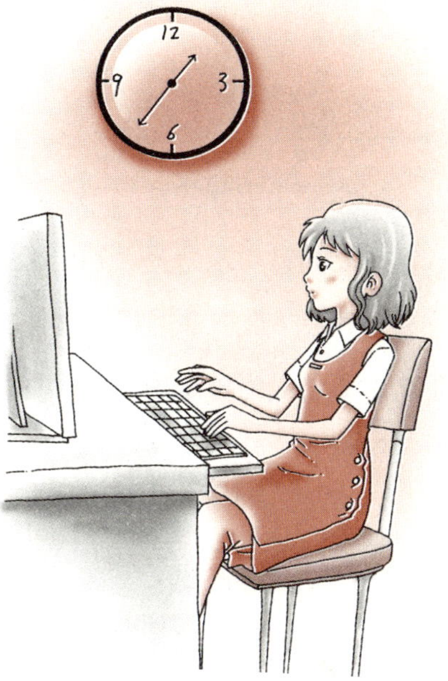

准妈妈要尽量减少使用电脑的时间

❸ 在医务、科研单位因工作需要必须与辐射源打交道的准妈妈，应及早穿上防护服，将电磁辐射最大限度地阻挡在身体之外。

❹ 中午休息，或者工作期间不用电脑时，最好关闭电源而不要处于待机状态，因为待机时仍可产生电磁场，长时间接触还会在人体内产生辐射积累。

❺ 电脑使用后，脸上会吸附不少电磁辐射的颗粒，所以，准妈妈下班回家后要及时用清水洗脸，这样可使辐射减轻70%以上。

饮食营养方案

❶ 喝一些清淡的绿茶。绿茶中的茶多酚是抗辐射物质，茶叶中还含有脂多糖，能改善造血功能。注意不要喝太浓的绿茶，浓茶中的咖啡因含量较高，对胎儿健康不利。或者喝菊花茶，茶中可以加几粒枸杞，养肝明目。

❷ 常用电脑的人会眼睛不适，视力下降，易有疲劳的感觉，建议常用电脑的准妈妈适当吃一些对眼睛有益的食品。**食物推荐：**鸡蛋、鱼类、鱼肝油、胡萝卜、菠菜、地瓜、南瓜、枸杞子、菊花、芝麻、萝卜、动物肝脏等都是不错的明目食品。

❸ 适当食用一些具有提高身体防辐射能力的食物，如卷心菜、豆类、海

带、紫菜、黑芝麻、番茄、葡萄等。

安享孕期一点通

经常使用电脑的准妈妈，可以在办公桌上养一盆防辐射的绿色植物，如仙人掌。仙人掌含水分多，易于吸收和化解周围环境的电磁辐射，减少室内外的污染，有益人体健康。芦荟也不错。还可以在电脑前摆放洋梨、橘子、香瓜、小南瓜等小盆带果绿植，不仅可减少辐射，还可以散发清新气味，让准妈妈工作的时候有个好心情。

孕产专家告诉你

还未分化的、比较原始的或快速成长的细胞，对于辐射比较敏感。所以，在胎儿成形的孕早期，准妈妈尤其要注意避免接触辐射源。孕早期如果接触的辐射量较大，很可能造成胎儿先天疾病或者流产。怀孕3个月以上，胎儿虽然发育得比较稳定，但仍要留意不要长时间暴露在辐射环境中，否则可能影响胎儿的神经系统，造成小脑症、水脑症、智能不足等。

哪些因素易导致胎儿畸形？该如何避免

十月怀胎一朝分娩，准爸爸准妈妈的喜悦和期待是难以想象的。如果生下一个畸形儿，不但父母会受到很大的刺激，而且孩子本身的痛苦更是难以名状。胚胎通常是在发育阶段受到各种有害因素的影响，使细胞染色体发生畸变而产生畸形，或有害物质抑制细胞的有丝分裂，妨碍了胎儿器官的正常分化与发育而产生畸形。准爸爸准妈妈一定要注意一切致畸因素的影响。

饮食营养方案

1. 谨防食物中的弓形虫。弓形虫可通过准妈妈的血液、胎盘、子宫、羊水、阴道等多种途径，使胚胎或胎儿受到感染，引起流产、死胎或心脏畸形、智力低下、耳聋及小头等畸形。弓形虫除了可能隐藏在小动物身上外，还有可能隐藏在蔬菜、水果表面，以及一些生肉类食物中，特别是猪肉、牛肉和羊肉。**操作提醒：**准妈妈食用蔬菜、水果前一定要清洗干净，最好不要吃未熟的肉，加工生肉后、吃东西前都要洗手，切生肉和内脏的菜板、菜刀，要与切熟肉和蔬菜水果的菜板、菜刀分开。

❷ 不吃含汞的鱼。日常生活中，准妈妈接触汞的最主要途径就是吃了受汞污染的鱼类。位于食物链终端的大型鱼体内的汞含量最高，比如剑鱼、金枪鱼，以及一些生活在被酸雨污染的湖泊里的淡水鱼（鲈鱼、鳟鱼、梭子鱼等）。准妈妈如果吃以上鱼类，最好每周不超过一次。

❸ 合理补充叶酸。叶酸是B族维生素之一，适当补充叶酸可以预防胎儿神经管发育畸形。人体不能自然生成叶酸，而准妈妈每天靠正常饮食摄入的叶酸量大约仅为300毫克，远远不能满足胎儿生长的需要。因此，有计划地补充叶酸是非常必要的。

❹ 避免使用受到铅污染的水。**操作提醒：**老旧的水管中含有的铅可能会进入自来水里，所以准妈妈从自来水中接饮用水之前，最好先打开水龙头放几分钟水，或者使用自来水过滤器。另外，如果准妈妈家中有热水管道，不要直接喝热水管道里的水，或用热水来做饭，最好将凉水烧开。

❺ 不用含铅的餐具。如果用一些含铅的玻璃制品和含铅釉的瓷器做餐具的话，那么餐具中的铅会慢慢溶解到食物中，准妈妈长期误食，会影响到自身和胎儿的健康。

❻ 避免大量饮酒、吸烟、喝浓茶和咖啡。因为这些都有可能产生死胎、低体重儿、智力低下等情况。

起居方案

❶ 孕早期应用雌激素、雄激素及孕激素，可引起胎儿性别的变化及其他畸形，准妈妈要避免使用。此外，四环素、激素类的药物都有致畸的报道，所

以，准妈妈在妊娠期用药应在医生指导下合理使用。

❷ 孕早期，准妈妈尽可能不做腹部X光透视或摄片。因为孕早期过量接受放射性物质有可能导致畸形儿，引起先天性心脏缺陷、小头畸形、死胎等危险。

❸ 谨防病毒感染。常见的流感、风疹、巨细胞病毒、单纯疱疹病毒等病毒感染，可使胎儿患小头畸形及脑积水、脑钙化等组织或器官畸形。

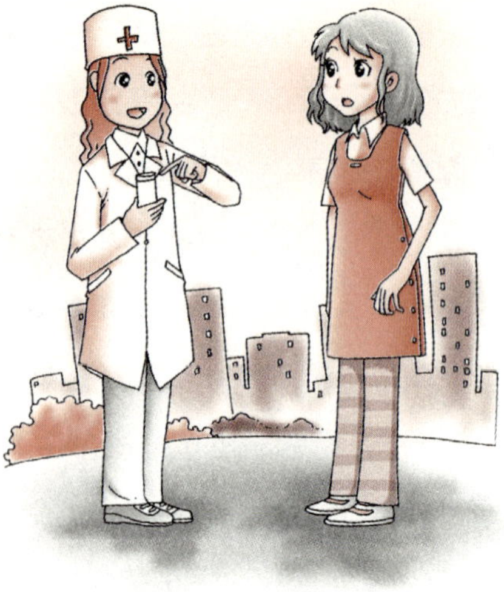

准妈妈要在医生指导下合理用药

安享孕期一点通

准妈妈在使用洗涤剂等日用洗化用品时，可以戴上胶皮手套。像一些有浓烈气味或是有严重警示标签的产品，准妈妈一定要避免直接接触。**专家解答：**农药、杀虫剂、杀菌剂、某些炉灶清洁剂、卫生间瓷砖清洗剂、洁厕灵等存在毒性和腐蚀性，准妈妈一定要注意。

孕产专家告诉你

为了避免胎儿发育畸形，准爸爸准妈妈一定要在产前作好检查和遗传咨询，凡具有下列情况之一的准妈妈，在怀孕4～6个月时，都应进行产前检查和遗传咨询，并进行相关的产前诊断。

❶ 孕前及孕期饲养宠物，并经常接触宠物的准妈妈。

❷ 孕早期曾服用过可能致胎儿畸形的药物，或接受过放射线诊断或治疗的准妈妈。

❸ 年龄在35岁以上的准妈妈。

❹ 曾生过无脑儿、脊柱裂或其他畸形胎儿的准妈妈。

❺ 有习惯性流产、多次胎死宫内的准妈妈。

❻ 家族中有先天性代谢性疾病的患者，或准妈妈本人曾生育过代谢性疾病患儿。

❼ 夫妻双方均为同一种地中海贫血患者。

❽ 怀孕早期，曾受过风疹、巨细胞病毒、单纯疱疹等病毒感染的准妈妈。

准妈妈在孕期感冒了怎么办

孕期感冒可大可小，如果不注意或治疗不当的话，会给胎儿造成无法挽回的伤害。所以很多准妈妈非常害怕感冒。感冒后，吃药还是不吃药成了准妈妈的最大难题：吃药怕有副作用，不吃又怕感冒加重。在这种情况下，准妈妈通常不知该如何是好，甚至产生不必要的恐慌。那么，孕期感冒到底该如何应对呢？

饮食营养方案

❶ 多吃一些富含维生素C的食物。维生素C是体内有害物质过氧化物的清除剂，同时具有提高呼吸道纤毛运动和防御功能。建议准妈妈多吃富含维生素C的食物（如番茄、菜花、青椒、柑橘、草莓、猕猴桃、西瓜、葡萄等）。

营养解读：维生素C在加热过程中会大量丢失，准妈妈在烹调的时候要注意烹调的时间和温度。

❷ 当准妈妈受凉，或感觉要感冒时，可以喝一碗热的红糖姜水，然后再美美地睡上一觉。因为生姜有助于降低体温，缓解头痛。准妈妈平时也可以吃一些生蒜、生葱来预防感冒。

❸ 多吃一些富含锌的食物。当人体缺锌时，呼吸道防御功能会下降，准妈妈则需要比平时摄入更多的含锌食品（如海产品、瘦肉、花生米、葵花子和豆类等食品都富含锌）。

❹ 鸡汤可减轻感冒时鼻塞、流鼻涕等症状，而且对清除呼吸道病毒有较

好的效果。经常喝鸡汤还可增强人体的自然抵抗能力，预防感冒的发生。

起居方案

❶ 坚持锻炼身体。锻炼是提高身体抗病能力的有效途径，准妈妈在整个孕期都要坚持锻炼。**运动推荐：** 预防感冒健身操。准妈妈可以将双手搓热，从嘴朝鼻梁、额头、两颊、回复至鼻翼，画圈摩搓；双手放置胸前，来回摩擦，感觉胸前发热为止；双手交替轮流拍打胸部各20次。

❷ 多开窗换气，让新鲜空气不断进入室内。**知识链接：** 使用空调的家庭不能一天24小时门窗紧闭，不能完全靠空调的换气保持室内空气新鲜。另外，要在太阳出来后再开窗换气，如果太阳还没有出来就开窗通风，室外的二氧化碳浓度较高，会对准妈妈不利。

❸ 刷牙防感冒。刷牙能减少口腔细菌，防止病毒从口而入后引起的感冒。但是准妈妈要注意保持牙刷清洁，有的牙刷常常放在阴暗的地方，容易滋生病菌，病毒通过牙刷进入口腔内，引起感冒，所以要注意定期更换牙刷。

❹ 准妈妈每天清晨起床洗漱后，用盐水漱口，再喝半杯白开水，不但可预防感冒，还对齿龈的健康有好处，因为孕期齿龈充血后，易患齿龈炎。

❺ 准妈妈清晨起床后用冷水洗脸，尤其是用冷水擦鼻部，可增强抗感冒的能力。晚上可用温水洗脸，以免因为冷水的刺激影响睡眠。

❻ 室内湿度保持在45%，干燥的空气有利于病毒在呼吸道内聚集生长。可使用加湿器保持室内适宜的湿度。

❼ 多喝水对预防感冒和咽炎具有很好的效果，每天最好保证喝1600毫升水。

❽ 尽量不去或少去人群密集的公共场所，人越多被感染的概率越大。

心理方案

准妈妈要调整心态，保持乐观情绪。因为愉快的心理因素会刺激体内激素分泌，使人体杀灭病原微生物能力增强，从而增强自身免疫力，预防感冒。

安享孕期一点通

准妈妈预防感冒的中医按摩手法

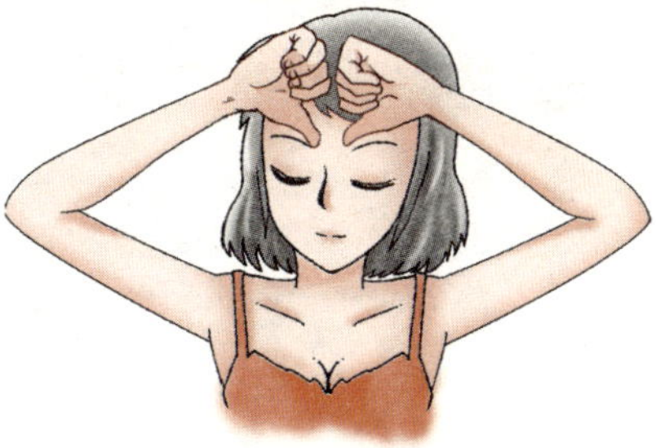

揉搓鼻子

揉搓鼻子：两手合掌，把发热的大拇指置于眉尖，往下一直推至鼻子两侧的迎香穴，迎香穴距离鼻翼两侧1.5厘米。可促进鼻周围的血液循环，气血畅通。

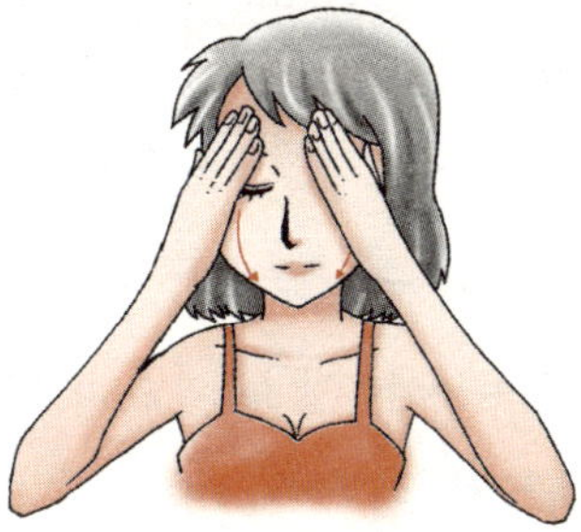

搓摩脸部

搓摩脸部：搓摩脸部时先将手掌搓热，然后两个手掌的指尖向上按住额头，再由上往下、沿着鼻子的两侧至下巴搓摩，直到发热为止。可促进脸部的血液循环，疏通许多穴道和经脉。

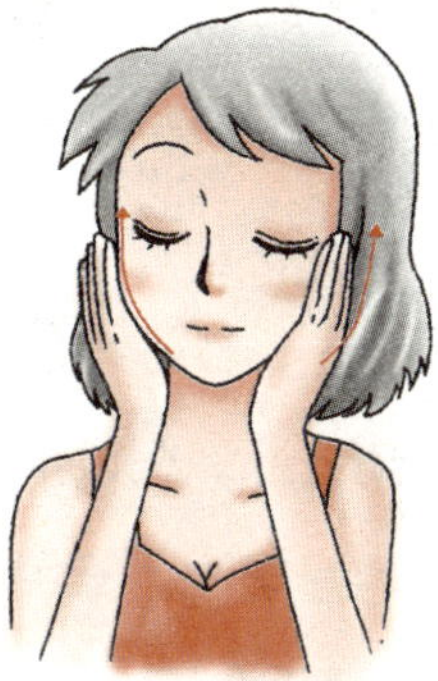

搓摩两耳

搓摩两耳：待脸部搓摩发热后，两个手掌的指尖由下巴沿脸颊两侧往上靠拢，到达耳部后用食指和拇指抓住耳垂轻轻往外拉，每天做64次。

孕产专家告诉你

当准妈妈感染流行性感冒时，千万不要自行服用药物，包括抗生素及阿司匹林等。要及早地到妇产科就医，并且在医嘱下服用药物，以确保准妈妈及胎儿的健康。

准妈妈在医生的建议下用药减轻症状的同时，还要记得多休息、多喝温开水、避免出入公共场合，以免影响病情。如果必须出门，最好戴上口罩，选择保暖防风的衣物，保护身体健康，避免患上“二次感冒”。

三、你应该了解的

推算预产期的方法

准妈妈一旦确定怀孕，最想知道的就是宝宝什么时候出生了。当然预先推算出宝宝的出生日期，无论对于准妈妈作好临产准备，还是做好有关迎接宝宝的事情都非常重要。那么预产期到底如何推算呢？

我们通常把4周时间作为一个妊娠月，怀孕全过程是280天，即40周，所以有十月怀胎之说。计算预产期的方法是：在末次月经第一天（月经来潮的第一天）加上9个月零7天。例如，末次来月经是2009年3月1日，加9个月为12月1日，再加7天，为12月8日，那么2009年12月8日就是预产期。如果末次月经记的是阴历日子，最好把它换成阳历，再按上述计算方法计算。如果准妈妈习惯记农历，那么计算预产期的方法是：在末次月经第一天加上9个月零15天。例如：末次月经是阴历三月初一，加上9个月为十二月初一，再加15天为十二月十六，那么阴历十二月十六就是预产期。

妊娠准确的时间取决于胎儿成熟的时间和准妈妈经期的长短。一般情况来说：每3周来一次月经的准妈妈，妊娠期为41周-2周＝39周；每4周来一次月经的准妈妈，妊娠期应为40周；每5周来一次月经的准妈妈，妊娠期为40周+1周＝41周。

另外早孕反应一般在闭经6周左右开始，出现早孕反应日再加34周，为估计预产期。胎动日期常在怀孕4个月末或5个月初开始，胎动出现日再加20周，也为估计预产期。

所以准妈妈要记住三个关键日期：末次月经的第一天；早孕反应；感知胎动时间。

早孕试纸使用的注意事项

准妈妈在使用早孕试纸的时候，要注意以下事项：

❶ 注意产品的生产日期，不要使用过期的测试卡，因为时间久了化学药剂就会失效。

❷ 去卫生间具体操作之前，要仔细读测试卡使用说明，然后要小心谨慎地按照说明去做。

❸ 如果准妈妈对测试结果拿不准，最好咨询医生，在医生的指导下完成测试。如果测试结果呈阳性，但是又不太明显，准妈妈可以先假设自己怀孕了，及时去医院作检查。

❹ 如果自测结果呈阴性，但1周之后月经仍未来潮，应再作一次自测。如果不是阴性，最好去医院作检查。

好孕链接

妇科专家指出，准妈妈在家里作怀孕自我测试，没有任何外界的指导，一般测试结果只能达到50%至75%的精确率。因此，最好能在医生指导下使用早孕试纸，医生能确保试纸工作正常，准妈妈能够不折不扣地根据说明正确使用试纸，测试准确率就有可能接近100%。

胎儿的血型推算

准爸爸准妈妈对于未来的宝宝一定充满了好奇心，宝宝的模样、血型、性格等。哪些会遗传准妈妈的，哪些又会遗传准爸爸的呢？很多东西都是未知的，但是血型是可以根据遗传规则推断出来的。

正常情况下人的血型按ABO系统可分为A型、B型、O型和AB型4种。不同血型的准爸爸准妈妈，可以按照下表对宝宝的血型作一个推测：

父母血型	子女可能血型	子女不可能血型
A*A	A，O	B，AB
A*O	A，O	B，AB
A*B	A，B，AB、O	—
A*AB	A，B，AB	O
B*B	B，O	A，AB
B*O	B，O	A，AB
B*AB	A，B，AB	O
AB*O	A，B	AB，O
AB*AB	A，B，AB	O
O*O	O	A，B，AB

及早发现葡萄胎、宫外孕

宫外孕

宫外孕指受精卵在宫腔外着床发育，以输卵管妊娠最多见。发生宫外孕的准妈妈，一般会在怀孕6～8周（不知道自己怀孕时，一旦出现长时间的停经后，也应注意宫外孕的可能）。出现不规则阴道流血，血量可多可少，同时伴有下腹一侧出现隐痛或胀痛，有排便感，疼痛为阵发性或持续性时，应立即送医院救治。

准妈妈如果以前就发生过宫外孕，在彻底治愈后必须坚持避孕一段时间，待医生检查认为一切正常后，方可考虑怀孕，以免再次引发宫外孕。

葡萄胎

葡萄胎是一种妊娠期的良性肿瘤，是胚胎的滋养细胞绒毛水肿增大，形成大小不等的水泡，相连成串，像葡萄一样，故称葡萄胎。

发生葡萄胎的准妈妈，一般表现为闭经后的6～8周不规则阴道流血，最初出血量少，为暗红色，后逐渐增多或继续出血。可伴有阵发性下腹痛，腹部呈胀痛或钝痛。一般能忍受，常发生于阴道流血前，也可伴有妊娠呕吐。患有葡萄胎的准妈妈，在孕早期就有妊娠高血压综合征，征象如高血压、下肢水肿和尿中有白色絮状沉淀。在妊娠4个月左右，临近自行排出时可发生大出血，并可见到葡萄样组织。

一旦发现以上症状，应及时将准妈妈送医就诊。葡萄胎一旦确诊后应及早手术，以求保留子宫，避免其向远处转移。

孕早期性生活需谨慎

孕早期，胚胎正处在发育阶段，特别是胎盘和母体子宫壁的连接还不紧密，如果这时进行性生活，很可能由于动作的不当或精神的过度兴奋，使子宫受到震动，极容易使胎盘剥离引起流产。所以，孕早期性生活一定要小心谨慎。

孕早期性生活姿势

在性生活的姿势方面，最需要关注的，不是男上或女上的问题，而是是否压迫腹部和是否很深入，太深入或太压迫腹部就不太好了。其实女性阴道最敏感的部位是阴道的前1/3，所以不必要深入，浅尝即可。

一般来说，孕早期还不需要注重姿势上的调整，只要准爸爸准妈妈感觉到舒服就可以了。

好孕链接

准妈妈的乳房非常敏感，过分地抚摸、挤压可能引起乳房内部损伤，引起乳腺增生等。而且受到内分泌的影响，准妈妈的乳房对爱抚的反应更加强烈，虽然这种变化对性生活有提升作用，但容易引起子宫收缩，从而造成流产或早产。因此，孕期不宜过多地刺激准妈妈敏感的乳房，尤其是在怀孕早期或晚期。

孕早期准爸爸准妈妈的性生活建议

在孕早期，准妈妈可能会因妊娠反应而性欲减退。因此，如果孕早期准妈妈对性生活没有兴趣的话，准爸爸应该理解，不能勉强，并且应该照顾好准妈妈的身体和情绪。

如果准妈妈对性生活兴趣缺乏，或者担心性生活对宝宝不利而不愿意进行性生活的话，也可以鼓励准爸爸自慰，或是彼此互慰，以免影响夫妻感情。

好孕链接

孕期性生活中一旦发生性交腹痛，应禁止性生活。此外，在日常就有性交腹痛的准妈妈在孕期进行性生活时一定要咨询医生，谨慎对待性生活。

四、营养大讲堂

准妈妈要注意补充哪些营养

如果准妈妈的身体状况一直很好，营养供给均衡，也没有节食经历，那么在本月的营养供给和饮食选择上，不需要花费太大的心思。因为在怀孕初期，准妈妈的基础代谢与正常人没有显著区别。

多数准妈妈会有恶心、呕吐及食欲不振的早孕反应现象，应注意休息，适当调整饮食，当然少食多餐是最好的办法。准妈妈可以不必拘泥于一日三餐的固定习惯，想吃的时候就吃，尤其要多吃富含蛋白质、维生素和矿物质的食物。准妈妈可以吃一些易消化、少油腻、味清淡的食物。

早晨可以吃一些牛奶、鸡蛋、面包、饼干等。每餐食量不宜太多，以免引起呕吐。有些准妈妈喝汤或吃油腻食品时会感到恶心，因此吃饭时少喝汤，两

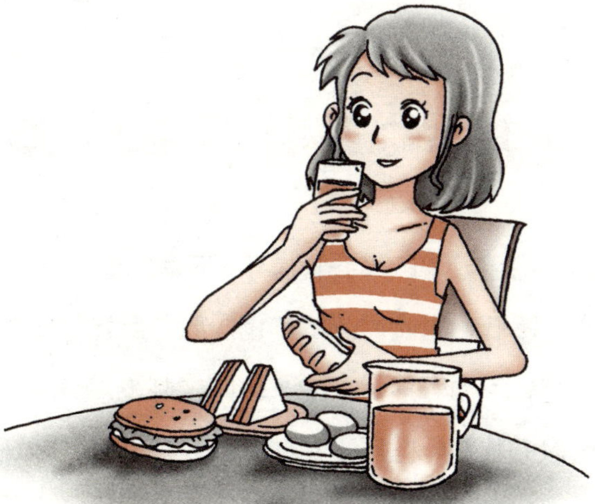

准妈妈早餐可以吃些牛奶、鸡蛋等食品

餐之间可以喝一些果汁、菜汁等。多吃蔬菜水果，也可减轻恶心的症状。

孕期健康早餐应该怎么吃

准妈妈在孕期一定要吃早餐，而且要保证质量。早餐应该吃温、热的食物，以保护胃气。热稀饭、热燕麦片、热奶、热豆花、热面汤等热食，都可以起到温胃、养胃的作用。尤其是寒冷的冬季，这点特别重要。准妈妈需要改掉早餐吃油条的习惯，炸油条使用的明矾含有铝，铝可通过胎盘侵入宝宝大脑，影响宝宝智力发育。

在合理的早餐营养结构中的三大产热营养素，即蛋白质、脂肪、碳水化合物的产热值的比例应该在12：25～30：60。

好孕链接

本月末，有些准妈妈会有晨起恶心的症状，这往往是由空腹造成的，可以早晨醒来先吃一些含蛋白质、碳水化合物的食物，如温牛奶加苏打饼干，再去洗漱，就会缓解症状。

爱吃酸味食物的准妈妈需要注意哪些问题

准妈妈怀孕后，胎盘分泌的某些物质有抑制胃酸分泌的作用，能使胃酸显著减少，消化酶活性降低，影响胃肠的消化吸收功能，从而使准妈妈产生恶心欲呕、食欲下降、肢软乏力等症状。由于酸味能刺激胃分泌胃液，有利于食物的消化与吸收，所以多数准妈妈都爱吃酸味食物。另外，酸性食物有利于铁的吸收，可促进血红蛋白的生成，酸性物质还参与游离钙形成钙盐在骨骼中沉积的过程，利于胎儿骨骼的形成，所以准妈妈多吃些酸味食物很有好处。

不过，孕期吃酸味食物应科学对待，不要多吃人工腌制的酸菜和醋制品。人工腌制的酸菜、醋制品虽然有一定的酸味，但维生素、蛋白质、矿物质、糖类等多种营养几乎丧失殆尽，而且腌菜中的致癌物质亚硝酸盐含量较高，过多地食用显然对母体、胎儿健康无益。所以，从营养角度来看，喜吃酸食的准妈妈，最好选择既有酸味又营养丰富的番茄、樱桃、杨梅、石榴、橘子、酸枣、葡萄、青苹果等新鲜水果，其所含有的丰富的维生素C，也是准妈妈和胎儿所必需的营养物质。对胎儿形成细胞基质、产生结缔组织、心血管的生长发育、造血系统的健全有着重要的作用，同时还可以帮助准妈妈增强身体的抵抗力，有助于铁的吸收。

哪些准妈妈不宜喝牛奶

牛奶虽然营养丰富，但是患有以下疾病的准妈妈不宜喝。

❶ 患有缺铁性贫血的准妈妈。食物中的铁需在消化道中转化成亚铁才能被吸收利用。患有缺铁性贫血的准妈妈若喝牛奶，体内的亚铁就会与牛奶的钙盐、磷盐结合成不溶性化合物，影响铁的吸收利用，不利于恢复健康。

❷ 患有返流性食道炎的准妈妈。研究证实，含有脂肪的牛奶会影响下食道括约肌的收缩，从而增加胃液或肠液的返流，加重食道炎症状。

❸ 患有消化道溃疡的准妈妈。牛奶虽可缓解胃酸对溃疡面的刺激，但因其能刺激胃肠黏膜分泌大量胃酸，会使准妈妈的病情加重。

❹ 乳糖不耐受的准妈妈。牛奶中乳糖含量较高，但必须在消化道乳糖酸作用下分解为半乳糖和葡萄糖后才能被人体吸收。如果准妈妈属于乳糖不耐受体质，食用牛奶后就会引起腹痛、腹泻。

❺ 患有胆囊炎和胰腺炎的准妈妈。牛奶中脂肪的消化需要胆汁和胰脂酶的参与，饮用牛奶将加重胆囊和胰腺的负担，进而加重病情。

普通人每天需喝8杯水，那准妈妈该怎么喝水呢

由于孕期代谢的需求增加，水的需求也会随之增加。准妈妈需要掌握安全的饮水原则，以保障孕期及时补充水分，同时避免受到不良水质的危害。那么，准妈妈应该怎样饮水呢？以下几点准妈妈要切记。

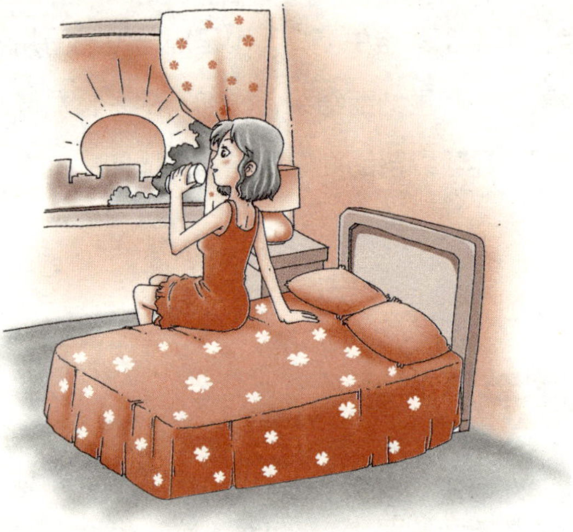

准妈妈早晨起床后应喝一杯新鲜的温开水

❶ 清晨起床后应喝一杯新鲜的温开水。早饭前30分钟喝200毫升25℃～30℃的新鲜开水，可以温润胃肠，使消化液充分分泌，以便促进食欲，刺激肠胃蠕动，有利于定时排便，防止痔疮、便秘。

❷ 不要喝久沸或反复煮沸的开水。水在反复沸腾后，水中的亚硝酸银、亚硝酸根离子以及砷等有害物质的浓度相对增加。喝了久沸的开水以后，会导致血液中的低铁血红蛋白结合成不能携带氧的高铁血红蛋白，从而引起血液中毒。

❸ 切忌口渴时才喝水。口渴说明准妈妈体内水分已经失衡，脑细胞脱水已经到了一定的程度。准妈妈饮水应每隔2小时一次，每天的饮水量达到1600毫升。

❹ 不要喝没有烧开的自来水。自来水中的氯与水中残留的有机物相互作用，会产生致癌物质。

❺ 不要喝保温杯沏的茶水。将茶叶浸泡在保温杯的水中，多种维生素被大量破坏，茶水苦涩，有害物质增多，饮用后易引起消化系统及神经系统紊乱。

❻ 不能喝在热水瓶中贮存超过24小时的开水。随着瓶内水温的逐渐下

降，水中含氯的有机物会不断地被分解成为有害的亚硝酸盐，对准妈妈身体的内环境极为不利。

孕期可以吃火锅吗

火锅最好还是少吃为妙。

准妈妈的饮食是非常重要的，良好的饮食习惯有利于胎儿的成长发育。虽然火锅可以刺激食欲，但是辛辣与刺激性的食物会造成准妈妈胃肠蠕动加速、胀气、痔疮发作等不适。同时有的食物中含有一些寄生虫，也会对胎儿产生一定的影响。据有关资料表明，羊群中弓形虫的感染率为61.4%，猪为0.6%，牛为13.2%，鹅为35%，而狗尤为惊人，达70%以上。而吃火锅时的短时间加热并不能杀死寄生在肉片细胞内的弓形虫幼虫，准妈妈进食后，弓形虫幼虫可能在肠道中穿过肠壁随血液扩散至全身，并通过胎盘传染给胎儿，严重者可发生流产、死胎，或影响胎儿脑的发育而发生小头、大头（脑积水）或无脑儿等畸形。所以说，准妈妈最好减少吃火锅的次数。

准妈妈如果偶尔食用火锅，一定要将肉片煮熟煮透，同时也不能吃得太辣。而且，准妈妈在吃火锅时除了要注意食物营养外，还需特别留意以下各项。

❶ 最好自己在家准备，除汤底及材料应自己安排外，食物卫生也是最重要的。切记，无论在酒楼或在家吃火锅，任何食物一定要烧透，才可进食。

❷ 应尽量避免用同一双筷子取生食物及进食，这样容易将生食上沾染的细菌带进肚里，造成泻肚及其他疾病。

❸ 假如火锅的位置距自己太远，不要勉强伸手取食物，以免加重腰背压力，导致腰背疲倦及酸痛，可以请准爸爸或朋友代劳。

❹ 怀孕期间可能会出现呕吐反胃现象，因此胃部的消化能力自然降低。吃火锅时，准妈妈若胃口不佳，应减慢进食速度及减少进食分量，以免食后消化不了，引致不适。

孕期每天吃多少肉合适

肉类含有丰富的优质蛋白质，我们平时经常吃的肉类包括猪肉、牛肉、羊肉、鸡肉和鱼肉，这些肉类的蛋白质含量在16%～26%之间，而且这些肉类中所含的氨基酸最容易被人体吸收利用。同时，肉类也是人体铁、铜、锌、镁等营养素的最好来源之一。

对于健康的准妈妈而言，孕早期每天肉类的摄取量在100～150克为佳。孕中晚期要比孕早期每天多摄入蛋白质15～25克。而每个星期所摄入的肉类中最好包括200～300克的鱼肉。

吃鱼有什么好处，又有什么讲究

鱼类含有丰富的蛋白质、卵磷脂、钾、钙、锌等营养素，这些都是胎儿发育的必要物质，尤其是神经系统。鱼体内含有一种重要物质DHA，在脑细胞膜的形成中起着重要作用。据研究表明，实际上当受精卵开始分裂细胞时，胎儿通过胎盘从母体中获得DHA，进而影响胎儿的生长发育。如果准妈妈缺少DHA，则形成胎儿脑细胞膜的磷脂质不足，给胎儿大脑的形成和发育带来不良影响，甚至造成流产或生下脑细胞数较少的先天性弱智婴儿。因此，准妈妈应多吃水产品，以吸收足够的DHA，来满足胎儿生长发育的需要，在1周之内至少应吃一两次鱼或贝类。不过水产品也不是吃的越多越好，每周吃鱼不宜超过3次。

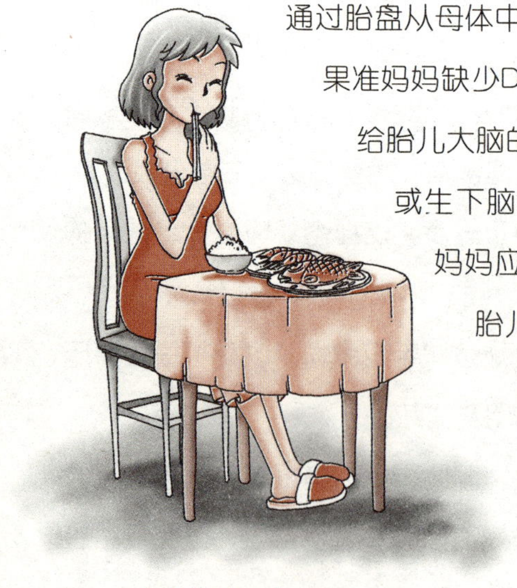

准妈妈要多吃深海鱼类

准妈妈怎样吃鱼才健康

❶ 多吃深海鱼类。鳟鱼、鲶鱼、

虾、三文鱼、黄鱼、蓝蟹及黑丝蟹等。

❷ 烹调的时候尽量采用水煮的方式，清淡饮食比较好。

❸ 对于鱼类过敏的准妈妈，不妨改吃孕妇专用的营养配方食品，以减少婴幼儿过敏体质的产生。千万不要勉强摄取鱼类，以免造成身体不适。

❹ 准妈妈要吃鱼，但是最好不要吃鱼油，因为鱼油会影响凝血机能，准妈妈吃多了可能会增加出血概率。

哪些鱼不能吃

❶ 稻田或者紧靠稻田的塘、堰养殖的鱼不要吃。农民种稻要施用一定量的农药或杀虫剂，这些有害物质污染田水，进而潜入鱼体蓄积起来。其中，鱼头的危险性最大，准妈妈更要避开。

❷ 厂矿尤其是化工厂附近水域里的鱼不能吃。工业废气、废水、废渣不断排放到这些水域中毒害鱼类，致使鱼肉中镉、铅、汞等重金属含量增加。

❸ 不要吃咸鱼。咸鱼含有大量二甲基亚硝酸盐，进入体内可以转化成致癌性很强的二甲基亚硝胺，增加胎儿出生后的患癌危险。

❹ 不要吃出现腐败迹象的鱼类。一些鱼腐败后，会分解形成大量组织胺，诱发强烈的变态反应，对准妈妈构成危险。

❺ 避免吃鲨鱼、鲭鱼、旗鱼及方头鱼，因为这4种鱼的汞含量可能会影响胎儿大脑的生长发育。

如何识别污染鱼

一般来说，鲜鱼体表应具有固有的色泽和光泽。黏液透明、完整或稍有花鳞，但紧贴鱼体，不易脱落。鳃闭合，鲜红而清晰。黏液透明无异味。眼球饱满，角膜亮而透明，肌肉结实而富有弹性。变质的鱼则不同，皮肤真皮层内的色素细胞所含的色素，易被氧化或溶于水或遇酸沉淀，使鱼体失去光泽。鱼体自溶后，组织变软，鱼鳞较易剥落。鱼鳃的血红蛋白分解，鳃色发生变化呈深褐色或灰白色。鳃丝上的黏液混浊，鳃丝黏结，眼球周围结缔组织变软，眼球下陷，眼内黏蛋白分解，角膜混浊。鱼体内细胞晶体组织破坏，肌肉弹性消失。

识别受污染的鱼，可以首先看鱼形，污染鱼体态畸形，头大尾细，肚皮鼓起，脊椎弯曲，皮肤颜色变化；其次看鱼眼，受污染的鱼眼睛混浊，有的甚至鼓出来；然后看鱼鳃，污染的鱼鳃不再光滑，且较粗糙，呈暗红色或褐色；最后闻气味，被污染的鱼往往带有难闻的气味，有的呈大蒜味，有的散发出氨味，还有的呈煤油味（如酚污染），失去了鱼类固有的鲜腥味。

好孕链接

鱼的烹调方式以水煮为佳，可以不放油。准妈妈吃鱼还应注意搭配，豆腐煮鱼就是一种很好的搭配方式，可使豆腐和鱼两种高蛋白食物得以互补。另外，鱼与大蒜和醋搭配也值得提倡。

五、护理大讲堂

怎样判断自己是否怀孕了

很多准妈妈经过了忐忑不安的受孕期后，不知道该如何检测自己是否真的怀孕了。以下几点，准妈妈可以参考。

❶ 如果准妈妈平时的月经都很规律，近期的性生活没有采取避孕措施的话，月经一旦超过10天以上没有来，就很有可能怀孕了。

❷ 如果平日里的精力都非常充沛，最近显得疲惫无力，而且对什么事都提不起兴趣，就要考虑是不是怀孕了（受妊娠初期激素分泌影响的缘故）。

❸ 如果早晨起床后有恶心、呕吐的症状，那么，很可能就是怀孕了。因为有一半的准妈妈在怀孕的早期都会有呕吐、恶心等妊娠反应。

❹ 如果准妈妈发现自己的基础体温持续保持高温2个星期以上，甚至好像有轻微的感冒症状，就应该想到是不是怀孕了。

❺ 准妈妈可以在月经推迟2周后，用早孕试纸进行测试。

❻ 当然最保险的办法还是去医院检查（可参照下表）。

检查方法	怀孕特征	检查时间	准确率
妇科检查	子宫开始变大，宫颈及子宫下段变软和发紫色，阴道黏膜颜色变深等	受孕后2周	准确性几乎达100%
尿妊娠试验	收集清晨第一次小便，测定尿中有无"绒毛促性腺激素"，从而达到确诊怀孕的目的	停经5～20天后	可靠性达95%
B超检查	用一个超声探头，在腹部检查，从屏幕上可见到子宫里有幼小的胚胎囊	怀孕5周后	准确性达100%

什么时候去医院作检查

准妈妈在确定怀孕之后，应尽快去医院进行检查，一般情况下，孕早期的3个月内检查一次，以便及时识别早孕症状，及早开始保健；孕中期（孕13～28周）每月检查一次，以便及时筛选高危妊娠，如果发

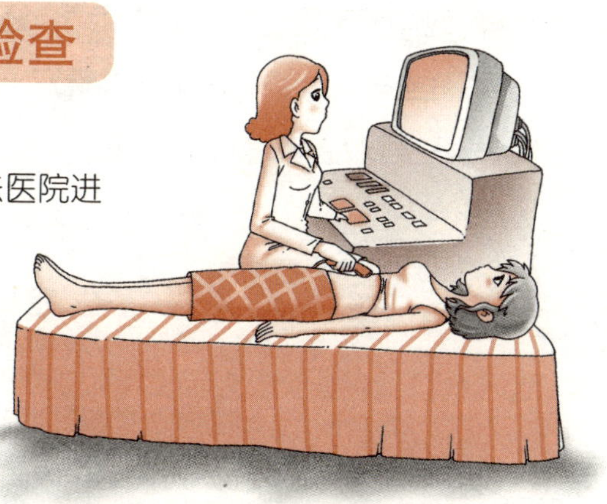

准妈妈确定怀孕后，应尽快去医院进行检查

现有高危因素，就需要酌情增加检查次数，并给予必要的纠正治疗；孕晚期（孕29～36周）每半月检查一次，以便及时发现影响正常分娩的各种因素及妊娠期并发症、合并症；孕36周以后至足月妊娠时，每周检查一次，以密切观察准妈妈和宝宝的情况，以便更好地为接生作好准备。如果准妈妈因为特殊情况延迟了去医院检查的时间，应该向医生说明在没有检查期间所发生的一切情况（如有无腹痛、阴道出血、发烧、有毒物质接触、头痛、头晕、眼花等不适，有无胎动异常、阴道流液等）。

第一次作产检时医生一般会问哪些问题

很多准妈妈都是第一次孕育胎儿，没有什么经验。那么去医院作检查的时候，医生一般会问准妈妈一些什么问题呢？如果准妈妈之前作好相应的准备，到时候就不会措手不及了。以下几个问题是医生比较常问的问题。

❶ 月经是否正常？一般会持续几天？最后一次月经是在几号？

❷ 有没有“害喜”的情况出现，如果有的话，大概是什么时候？

❸ 有没有做过刮宫手术？有没有流产过？

❹ 以前有没有生产过？如果有的话，以前怀孕的时候有没有出现过什么问题？

❺ 对药物有没有过敏史？

❻ 现在是不是正患有某种疾病，还在治疗当中？

❼ 准爸爸的年龄情况和身体情况。

❽ 夫妻双方有没有家族病史？

好孕链接

准妈妈第一次去医院检查，一定要空腹以便采血。因为第一次产前检查可能要花很长时间，所以准妈妈身边最好有人陪伴。同时建议准妈妈穿易于穿脱的衣物，并随身带好医保卡。

怎样预防溶血症

溶血症是指因母、婴血型不合而引起的同族免疫性溶血，使胎儿在宫内或出生后发生大量红血球破坏，出现一系列溶血性贫血、黄疸以及其他多种临床表现的疾病。

在孕1～12周内，按照孕期体检要求，准妈妈一般都会去医院作一次常规的产检。产检时医生会检查准妈妈的血型，以备生产时输血，并为可能的胎儿宫内死亡、新生儿核黄疸或新生儿溶血症情况作准备。溶血症往往发生在怀孕初期发生过先兆流产，或者怀第二胎的准妈妈身上。所以，如果准妈妈以前有不明原因的死胎、流产、新生儿重度黄疸史的话，打算再要宝宝的时候，应该和准爸爸提前去大型的医院进行血型检查，检测体内抗A、抗B抗体的情况。属于高危情况的准妈妈怀孕后，应定期检测，一般一个月就要进行一次复查。

如果准妈妈属于容易导致溶血病类型的，可在孕前先进行中药治疗来降低抗体，预防怀孕后宝宝患溶血症。在孕期也要按照医生的要求定期检查，并做好相应的防治工作。

准妈妈心理状况是否会影响到胎儿的健康

这是肯定的，如果准爸爸准妈妈的感情非常融洽，家庭的气氛非常和谐，那么受精卵就会“安然舒适”地在子宫内发育成长，生下的孩子会更加健康和聪慧。

准妈妈愉快乐观的情绪，会使血液中增加有利于健康发育的化学物质，令宝宝发育正常，分娩时也会比较顺利。反之，紧张、恐惧、焦虑、忧郁、悲伤的情绪，会使血液中有害于神经系统和其他组织器官的物质增加，并可通过胎盘影响胎儿发育，甚至导致胎儿畸形、早产、未成熟等。当准妈妈情绪过度紧张时，交感神经兴奋就会占优势，肾上腺皮质激素分泌增加，阻碍宝宝上颌的发育从而造成腭裂。如果临产时准妈妈受精神刺激而极度不安的话，有可能发生滞产或产后大出血。

孕早期准妈妈应注意调节哪些负面心理

在孕早期，准妈妈有3种心态是最要不得的。

过分担心的心理：有些准妈妈对怀孕没有科学的认识，容易产生既高兴又担心的矛盾心理。对自己的身体能否胜任孕育宝宝的任务、宝宝发育是否正常总是持怀疑的态度，把药物都拒于千里之外。

对早孕反应过于担忧的心理：其实严格说来，早孕反应是一种身体和心理因素共同作用而产生的症状。医学家发现，孕吐与心理因素有密切的关系。如准妈妈厌恶怀孕，那么绝大多数准妈妈会孕吐并伴有体重减轻的症状；如果准妈妈本身性格比较外露，心理和情绪变化很大，也会发生剧烈孕吐和其他反应。

心理过于紧张：有些准妈妈及家人由于盼子心切，对未来的生活又茫然无知，因为对住房、收入、照料宝宝等问题的担心，从而导致心理上的高度紧张。

好孕链接

准妈妈本人要尽可能做到凡事豁达，不斤斤计较，遇有不顺心的事，也不要去钻牛角尖。准爸爸和其他家人应关心和照顾准妈妈，不要让准妈妈受到过多的不良刺激，不要有可能引起准妈妈猜疑的言行，使准妈妈的心理保持在最佳状态。

哪些准妈妈不宜过性生活

如果准妈妈有以下5种情形中的一种或以上，在孕早期甚至整个孕期都应该谨慎性生活。最好咨询妇产科医生。

❶ 有习惯性流产史的准妈妈。

❷ 有子宫颈闭索不全史的准妈妈。

❸ 有早产历史或早期破水症状的准妈妈。

❹ 有阴道炎或重大内科疾病的准妈妈。

❺ 有产前出血或前置胎盘情形，应绝对禁止较深入的性交方式，以免引起大量出血。

怎样为准妈妈打造安全舒适的家居环境

一个良好的家居环境对已经怀孕的准妈妈来说，是非常重要的。卧室的气氛、通风效果，房间装修后残留的有害物等，都会影响到准妈妈的睡眠和健康，与宝宝的健康成长也有着密不可分的关系。

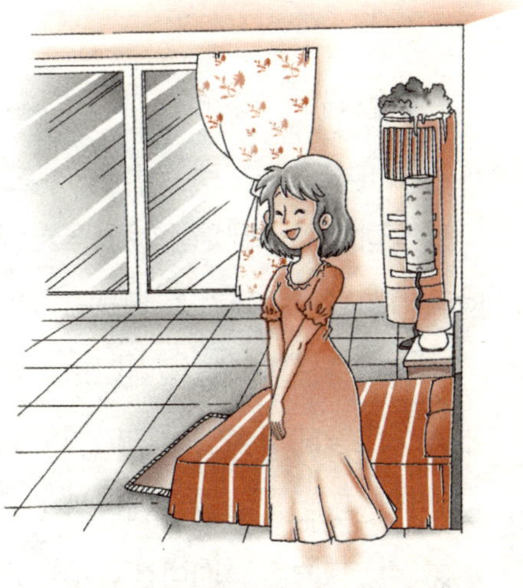
要为准妈妈营造温馨的居家环境

营造温馨卧室：卧室内的卧具摆放合适与否，与准妈妈的睡眠质量有直接的关系。卧室要选择采光、通风较好的地方，床铺要放在远离窗户、相对背光的地方，因为靠近窗户睡觉容易受风着凉，从窗户照进的强烈光线也影响睡眠。

保持室内通风：准妈妈一定要注意空气的流通，尽量少用空调，保持适当的温度和湿度。经常开窗换气，让新鲜空气不断流入，同时让室内的二氧化碳及时排出，减少空气中病原微生物的滋生。如果空气过于干燥，可用加湿器加湿，或是在室内放置两盆水。

给屋子去蟑灭螨：蟑螂能携带的细菌病原体有40多种，螨虫的分泌物足以引起过敏性哮喘、过敏性鼻炎和过敏性皮炎等变应性疾病，严重危害准妈妈和胎儿的健康。此外，地毯是螨虫栖息的良好场所，所以一定要注意清洁地毯。或者干脆把地毯卷起来，暂停使用。

购买家具认环保：如果孕期要购买新家具，就尽量购买真正的木制品家具。另外也可在家具外面喷一层密封胶，以防止甲醛雾气的散发。

房子装修要谨慎：装修材料中的有害物质，如甲醛、苯、甲苯、乙苯、氨等，无法在短时间内完全散发掉，不但有害于准妈妈的健康，还会增加胎儿先天性畸形、白血病的发病率。所以，怀孕前后如果打算装修房子的话，一定要选择环保、无污染的装修材料。装修之后至少要闲置3个月再入住。为了确保安全，可以在装修好后请卫生防疫部门进行甲醛检测。

准妈妈在孕早期可以进行哪些运动

准妈妈怀孕以后，基本上就被家里人列为重点保护的对象了，这个不能做，那个也不行。其实在孕早期，如果准妈妈一切都健康，参加一些不剧烈的运动是可以的。但是，如果准妈妈身体不太好那就最好不要做运动了，因为这时胚胎在子宫里还没有牢固地“扎下营盘”，运动失当很可能会导致流产。

通常情况下准妈妈可以进行步行、游泳、孕妇体操等运动。原来运动强度不大、且孕前习惯的运动仍可继续进行。不过，孕早期的运动时间不能太久，否则会导致胎儿摄取不到足够的氧气而影响发育。孕早期的运动一般以准妈妈不感到疲劳为度，也可在运动停止后15分钟之内心率能恢复到运动前的水平作为衡量运动量的标准。

好孕链接

运动时，准妈妈需注意以下几个方面：

在环境方面：准妈妈应在平整的水平面上运动，可以避免受伤。不要在炎热、潮湿的天气中进行锻炼。运动时注意体温不要超过38℃。

在衣着方面：准妈妈在运动时，应穿着宽松而舒适的运动衣，合脚、防滑的运动鞋。

在饮食方面：准妈妈应在进食后最少一个小时后再运动。运动前后和中间都要及时补充水分。进行运动计划时，摄入孕期需要的足够热量（每天比怀孕前多300卡）。

饲养宠物的准妈妈在孕期要注意哪些问题

一般在动物身上都会隐藏着一种肉眼看不见的小原虫——弓形虫，这种原虫寄生到人和动物体内就会引起弓形虫病。正常人感染弓形虫大多不表现出症状，只有少数人会发低烧、流鼻涕等，并且可自愈。但是准妈妈如果在怀孕早期感染这种病毒，很可能会传染给胎儿，容易引起死胎、流产、死产或畸形儿等严重后果。

在众多的宠物中，猫咪的粪便最容易传播弓形虫病毒。一只猫的粪便中每天可以排泄数以万计的弓形虫卵囊，并且，通过接触猫的唾液、痰或饮用受污染的水，亦或食用受污染的食物，都有被感染的危险。

除了小动物，生肉类食物，特别是猪肉、牛肉和羊肉也可能带有弓形虫。所以，准妈妈最好不要吃未熟的肉，加

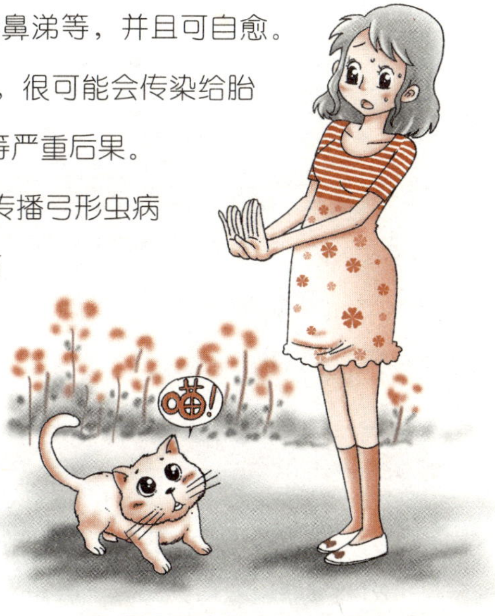

准妈妈要和猫咪保持一定距离

工生肉后、吃东西前都要洗手。

如果准妈妈在孕前就一直饲养宠物，孕期也不想离开宠物的话，就要特别注意宠物的卫生问题了。

❶ 在计划怀孕之前，带宠物去检查一下弓形虫病毒，防范于未然。

❷ 减少宠物在外游荡以及与其他动物接触的机会，特别注意不要让宠物在外面吃不干净的食物。如果自己动手替宠物清洁或喂饲时，最好先戴上手套，用完的手套也要第一时间彻底清洁或丢弃掉。当完成清洁或喂饲的工作后，切记要马上洗手。

❸ 不要和猫狗在一个房间活动，不要让它上床一起睡，接触宠物后要洗手。也不要让猫咪跳到准妈妈怀中蹭来蹭去。

❹ 处理宠物粪便的工作由准爸爸来代劳，若需要自己清理，那就戴手套，并且事后一定用肥皂洗手。

❺ 不要接触来路不明、卫生状况不明的小动物。

六、胎教大讲堂

在胎教之前，准爸爸准妈妈也要充实自己

胎教是通过培育，使每个普通的宝宝更健康、更聪明，提高其综合素质，而不会像某些宣传误导的那样，只要胎教就能培育出神童来。毕竟神童在人群中是

少数。准爸爸准妈妈不要把胎教神话，而要脚踏实地地科学地进行胎教。

实施胎教的主要目的是让胎儿的大脑、神经系统及各种感觉机能、运动机能发展更健全完善，为出生后接受各种刺激、训练打好基础，使宝宝对未来的自然与社会环境具有更强的适应能力。孕育健康、聪明的宝宝，不能急于求成，而要选择最佳的方案进行科学胎教。科学的胎教需要准爸爸准妈妈对胎教有正确认识，学习相应的知识、技能，用科学的方法进行。应按自然的发展规律，按胎儿的月龄及每个胎儿的发展水平进行相应的胎教。做到不放弃施教的时机，也不过度人为干预。在自然和谐中有计划进行胎教，才可能获得最大的效果。

胎教应从什么时候开始

当胎儿的感觉器官发育成熟，能够接收到外界传达的信息，并且能够产生反应的时候，胎教才可以开始实施。要建立宝宝的条件反射，需要3方面的物质基础。

❶ 要有反射中枢，也就是大脑、脊髓等中枢神经系统。

❷ 要有连接感受器、效应器及反射中枢的传出神经。

❸ 要有接受外界刺激的感受器和效应器，人的眼、耳、鼻、舌及体表都是天然自备的感受器。

胎儿大脑和各感觉器官的发育状态，可参考下表。

听觉	15周开始有听力，20周时听觉功能已经完全建立，25周时听力几乎与成人相当，28周时对音响刺激已经具备充分的反应能力
视觉	13周时视觉已经形成，29～32周，宝宝开始尝试睁开眼睛
触觉	一般而言，在12周左右，胎儿的触觉就形成了
大脑	12周时胎儿逐渐有了接受能力，16周时胎儿已能表示喜恶

每天的这个时段最适合进行胎教

中午12点：这时，人的视力处于最佳状态，可以明朗清晰地看到美丽的风景，准妈妈可以在这段时间去欣赏优美的绘画作品。

晚8—11点：这个时间是准妈妈听神经最敏感的时间，也是最佳胎教时间。准妈妈已经吃完饭，并稍作了休息，精神慢慢恢复，当然最好能和准爸爸一起进行胎教。

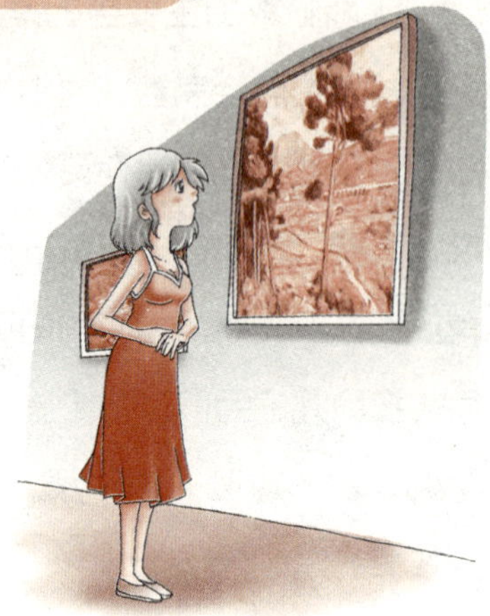

中午12点准妈妈可以进行美育胎教

胎教过的宝宝有哪些特点

不论是打算怀孕，还是已经怀孕的准妈妈，心中肯定都会有这样的疑问：胎教真的有传说中那样有用吗？经过胎教的宝宝，与没有经过胎教的宝宝有区别吗？以下便是经过胎教的宝宝所具有的特点。

❶ 经过胎教的宝宝不爱哭。虽然宝宝在饥饿、尿湿和身体不适时也会啼哭，但得到满足之后啼哭就会停止。

❷ 经过胎教的宝宝容易养成规律的作息习惯。经过胎教的宝宝感音能力也比较好，每当听到准妈妈的脚步声、说话声时就会停止啼哭。这样的宝宝比较容易养成正常的生活规律。

❸ 经过胎教的宝宝能够较早地与人交往，学习语言的能力也比较强。经过胎教的宝宝2个月时会发几个元音，4个月会发几个辅音，5～6个月发出的声音就能表达一定的意思了。

PART 3

2月方案：紧张而又惊喜的心情

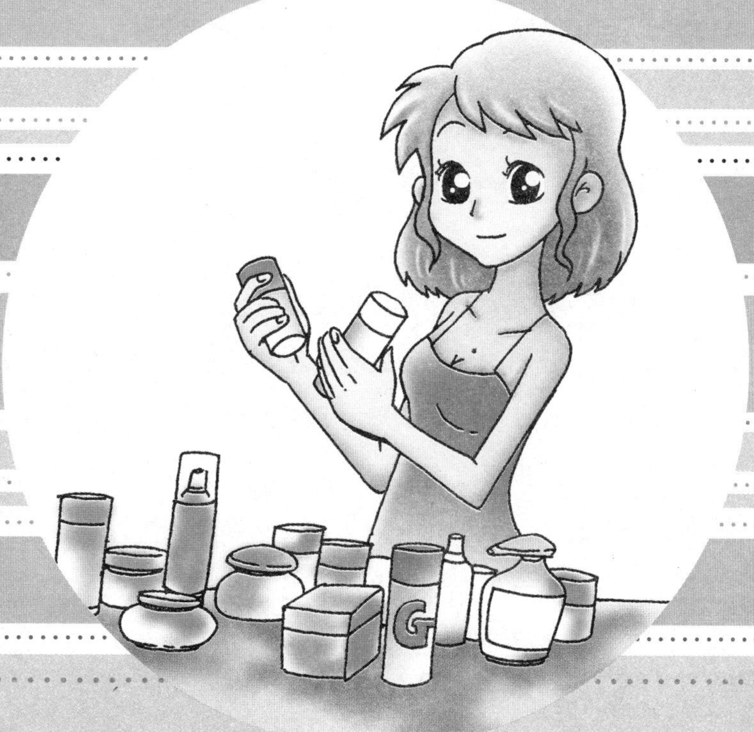

一、生理变化

准妈妈身体变化

进入到这个月，大部分的准妈妈会有头晕、乏力、尿频、嗜睡、恶心、口水增多等一系列的早孕反应。

这一时期，准妈妈的子宫大概有鸡蛋那么大，小腹部还看不出有什么变化，子宫底高度约10厘米，羊水量约20毫升，体重增加400～750克。多数的准妈妈会出现乳房增大、乳房胀痛、腰腹部酸胀、容易流汗、阴道分泌物增加等症状，所以准妈妈平时要多注意休息和清洁卫生。

宝宝对妈妈说

妈妈，妈妈，我小脸蛋的模样已经基本形成啦！有小嘴巴、小眼睛，还有小耳朵呢，不过眼睛的位置和爸爸妈妈的不太一样，它长在两侧，看上去会有些奇怪。还有，我的大脑发育很迅速哦，胃呀、肠呀、肝呀、小心脏呀也都发育成形了，手指脚趾也都有模样了呢。怎么样，宝宝很厉害吧？

到这个月末，我就长到2～3厘米高了，体重呢，在4克左右。妈妈，这段时间你千万不要做剧烈的运动，也不要过度地操劳，因为我还没有长结实，很容易受伤，家务活就让爸爸多做些吧，你安静地休养就行啦。

二、难题解决方案

怀孕后经常感觉很疲倦，怎样才能打起精神

孕早期身体开始悄然发生变化，一颗种子在体内萌芽，准妈妈的身体开始担负起孕育和保护这颗种子的重任，因此常会感觉到疲劳，坚持上班的准妈妈自然更是如此。消除疲劳的方式虽然有上百种，不过准妈妈多了小生命要孕育，所以，在选择消除疲劳的方式时还要考虑到安全问题。

饮食营养方案

防止疲劳要多吃和少吃的食物

不少食物具有消除疲劳、提振精神、舒缓压力的作用。富含B族维生素的食物，适当吃一些可以帮助准妈妈消除疲劳，对孕吐也有很好的缓解作用。

食物推荐： 蛋类、全谷类、豆类、海产类、瘦猪肉、奶类、酵母粉、绿色蔬菜、坚果类等均含有丰富的维生素。

避免摄取过多油炸食物、过于精细的主食、含淀粉过高的食物等，因为这些食物都会增加身体负担，让身体更加疲劳。

黄金配餐

孕期最理想的吃饭时间为早餐7–8点、午餐12点、晚餐6–7点，三餐之间最好安排2次加餐，进食一些点心（饼干、坚果）、饮料（奶、酸奶、鲜榨果汁等）和蔬菜水果等，可以适当补充能量，使下一餐用餐前不致太饿，也有利

于营养均衡。

这个时期的准妈妈容易感觉疲劳，可以这样安排自己的一日饮食。

早餐：主、副食搭配，干稀搭配。一些牛奶、粥、汤，配着吃三明治、面包、点心等主食，及鸡蛋、蔬菜等。如果早餐不习惯吃肉，可以尝试豆干、素什锦等豆制品。

加餐：可选择酸奶、奶酪配苹果。如果早餐喝牛奶会肠胃不适，可以加餐时喝，最好配2片饼干。

中餐：要吃好，不宜选择西式快餐。如果不得已而为之，别忘了给自己点一份蔬菜沙拉，并且以果汁、矿泉水代替碳酸饮料。

加餐：可以吃坚果、豆制品和饼干。

晚餐：只要确保营养，可以适当少吃一些主食，以降低摄入的热量。但是不能缺少肉类和新鲜蔬菜。

起居方案

保证睡眠质量和睡眠时间

睡眠质量降低也是准妈妈容易发生疲劳的原因之一。如果因为种种原因晚上真的无法睡好，那么建议准妈妈中午午休时小憩一会儿，即使是15分钟的小睡也能起到关键性作用。在办公室休息的准妈妈，午休时可能无法像在家中一样舒适，只能趴在桌上小眯一会儿，这时候就得注意高度的问题，趴睡时桌上最好垫个枕头，才不会造成腹部不舒服。

在家中午休的准妈妈要注意，午睡的时间不能太久，1个小时已经足够了。午睡时间太久反而会让准妈妈在晚上难以入睡。

做一些轻松的运动也可以缓解疲劳

适当的运动能有效改善疲劳的状况。孕早期可以选择散步这类轻松的运动。建议准妈妈坚持晚饭后就近到公园、广场、体育场、田野、宽阔的马路或乡间小路散步。最好和老公一起去散步，可以边散步边聊天，既能解除疲劳，又能增进夫妻间感情，对准妈妈和胎儿的身心健康均有益。散步的时间长短要根据准妈妈的个人感受来确定，每天的散步不要超过1小时。

散步原则： 准妈妈在散步的过程中，速度不要过快，以免身体振幅过大导致意外发生。

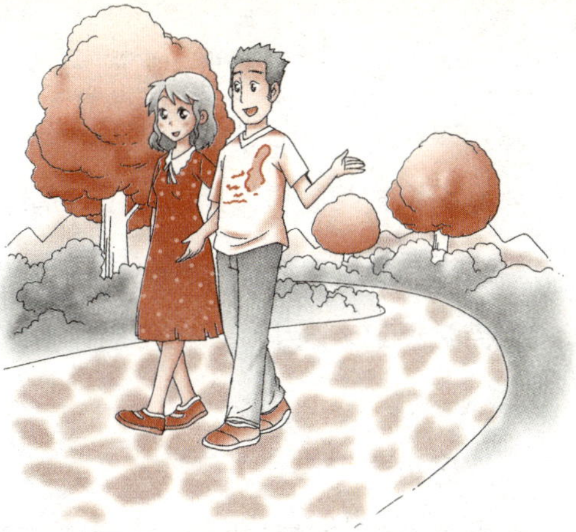

准妈妈可以通过散步来缓解疲劳

用热水泡脚

热水泡脚可以起到舒经活络、温暖全身的作用，消除一身的疲劳感。但孕期泡脚还有不少需要注意的事项。

温度： 水温以35℃～39℃为佳。**数据解读：** 准妈妈可以用手肘测试一下水温，和手肘温度差不多即可。也可以借助温度计，并在泡脚的过程中随时注意温度计的温度。因为高于39℃的水温只需要10～20分钟的时间，就能够让准妈妈的体温上升至38.8℃甚至更高，由于准妈妈的血液循环有其自己的特点，如果热水过度刺激，心脏和脑部可能会负荷不了其刺激，很可能会出现休克、晕眩和虚脱等情况。

时间： 泡脚的时间不能超过30分钟。否则长时间浸泡在高温热水中，会使母体体温暂时升高，破坏羊水的恒温，损害胎儿的中枢神经系统。泡脚的时间控制在20分钟左右，泡脚时间过长的话，会引发出汗、心慌等症状。

安全： 浴室内应增添防滑垫以防滑倒。泡完之后不要随意对脚部进行按摩，因为脚底是身体很多部位的反射区，如果随意按摩，可能引起宫缩，导致流产。按摩型的洗脚盆，怀孕期间就不要再使用了。此外，除非有专业人士的指导，否则泡脚时不要随意在水中添加药材。患有脚气的人，病情严重到起疱时，不宜热水泡脚，因为这样很容易造成伤口感染。

心理方案

可以尝试在音乐声中放松冥想。

一个人身心过度紧张，会削弱体内免疫系统的机能，冥思遐想带来的完全松弛，会减缓身体的紧张，缓解身心疲劳，还是防治许多疾病的有效方法。

准妈妈冥想的具体方法如下：背靠椅上，头部或靠或斜，顺其自然，闭目养神。然后想象一下以往的或者未来盼望的愉快美好的事情，比如在闭目沉思中，描绘腹中未来小天使的形象，一双明亮的大眼睛、双眼皮、高鼻梁、粉红小嘴……

沉思冥想每天可进行2～3次，必须在进食2小时以后进行，以空腹为宜，如早餐前或睡前做效果更佳。冥想的过程中可以听一些轻柔、放松的音乐。

音乐推荐： 冥想的时候听些轻音乐效果很不错，像神秘园、班德瑞、雅尼的作品，巴赫的《恰空舞曲》，马斯内的《泰绮斯冥想曲》，李斯特的《冥想》，德彪西的《月光》等。也可以选择专门的瑜伽冥想音乐，或准妈妈个人喜欢的轻柔抒情的流行音乐。

孕产专家告诉你

孕早期的这种疲劳感，一般到了孕中期就会开始消失了。但到孕晚期可能又会重新变得易疲劳起来，准妈妈一定要注意及时调节。也有些准妈妈整个孕期都会感觉容易疲劳，如果准妈妈对这种症状不太放心，建议去医院咨询医生，排除其他隐藏的问题导致的疲劳，如贫血、忧郁症，或甲状腺功能低下等。

孕吐好难受，还吃不下饭，怎么缓解这种恶心感

对于孕吐反应的原因，各有说法，有说是孕早期身体内分泌变化造成的，还有说这是孕早期母体排斥食物中有毒的成分，保护胚胎不受伤害的一种方式。不管是什么原因，准妈妈都不必过于担心，放松心情，保持愉快的情绪，对缓解早孕反应非常重要。

早孕反应会让准妈妈变得没有胃口，食量骤减。为了照顾好胎儿，准妈妈

要想办法克服早孕反应，保证孕期营养。

饮食营养方案

❶ 准妈妈还要多喝水，每天保证1600～2000毫升的正常饮水量（包括汤与饮料）。**数据解读：**如果准妈妈的生活节奏极为规律，最好早上起床后饮用1杯250毫升的水，上午10时左右1杯，午餐后1小时补充1杯，下午4时1杯，晚餐后1小时补充1杯，睡前再来1杯。这样可以使准妈妈每天的24小时都不会发生缺水。当然，什么事情都不是绝对教条的，准妈妈的饮水量还要根据自己活动量的大小、体重、季节、地理环境的变化等多种因素酌情增减。吸收足够的水分才能避免因呕吐造成的脱水。在喝水的时候，还可以在水中加少量食盐，以预防孕吐造成的低钠现象。

❷ 酸味食物能够开胃消食，减轻妊娠呕吐。建议准妈妈适量吃一些番茄、杨梅、石榴、樱桃、葡萄、橘子、苹果等新鲜带酸味的蔬果。但特别提醒准妈妈，要少吃山楂及其制品，因为山楂会加速子宫收缩，甚至引起流产。另外，人工腌制的酸菜、醋制品，营养成分基本遭到破坏，而且易产生致癌物亚硝酸盐等，对准妈妈和胎儿的健康都不利，尽量不吃或少吃。

❸ 由于胃口不好，准妈妈正餐可能会吃得很少，所以应该多准备些自己喜欢吃的开胃点心，带到办公室去，饿了就吃。家里也要多准备些零食点心，只要准妈妈觉得饿，就可以随时吃一些。

零食推荐：瓜子、红枣、板栗、巧克力、苏打饼干、烤面包、新鲜开胃的水果等。

❹ 注意少食多餐，不必强制自己进食，能吃的时候尽量吃，想吐的时候就吐出来，吐完可以再吃。

❺ 要尽量保证每天的热量需求，同时，注意保证优质蛋白质的摄入以及叶酸的补充。

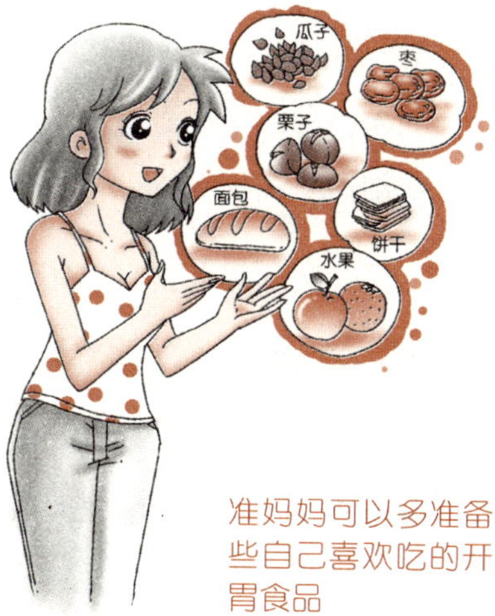

准妈妈可以多准备些自己喜欢吃的开胃食品

⑥ 在床边放些营养饼干或其他干粮，醒来之后就可以吃点东西。

⑦ 多吃一些清淡食物，尽量少吃煎炸等油腻的食物。

黄金配餐

准妈妈可以选择外形吸引你的感官、口感清爽、富有营养的食品。如番茄、黄瓜、彩色柿子椒、鲜香菇、新鲜平菇、新鲜红果、苹果等，它们色彩鲜艳，营养丰富，可诱发食欲。

选择的食物要易消化、易吸收，同时能减轻呕吐，如烤面包、饼干、大米或小米稀饭及营养煲粥。干食品能减轻恶心、呕吐症状，稀饭能补充因恶心、呕吐失去的水分。

食品要对味，烹调要多样化，并应尽量减少营养素的损失。

早餐：豆包或蒸饼50克，二米粥1碗（大米和小米50克），煮鸡蛋1个，蔬菜或咸菜适量。

加餐：牛奶300毫升，苹果1个。

午餐：面条150克，瘦肉50克，黄瓜50克，其他调料适量。

加餐：烤馒头片50克，橘子1个。

晚餐：米饭100克，鱼100克，番茄100克，胡萝卜50克，其他调料适量。

起居方案

① 远离厨房的油烟味，那种气味会加重准妈妈的早孕反应，让准妈妈更加没有进食欲望。如果情况允许，让家人或者保姆为你准备一日三餐。自己做饭的准妈妈，建议在做饭时加强厨房的通风状况，打开窗户或排风扇，或者干脆改用无油烟厨具烹调（比如微波炉）。

② 适当参加一些轻缓的活动，如室外散步、做孕妇保健操等，都可改善心情，减轻压力，缓解早孕反应。相反，如果活动太少，恶心、食欲不佳、疲倦等症状就会更为严重，长此以往便形成恶性循环。**温馨提示：**准妈妈在孕吐期间不要做一些剧烈的运动，否则会加重孕吐。

③ 孕吐期间要注意不要过度劳累，因为，在疲惫的情况下，孕吐状况会加剧。建议准妈妈要多注意休息，最好能在中午小睡片刻。晚上要充分休息，早点就寝。保持室内的空气清新，睡觉的时候将窗户略微打开一点。

④ 起床或站起来时动作要慢，刚吃完饭时不要马上躺下。饭后刷牙，清晨刷牙经常会刺激产生呕吐，不妨先吃点东西再刷牙。

⑤ 尽量避免待在温度过高的地方，因为太热的空气会增加恶心的感觉。

安享孕期一点通

当准妈妈发生呕吐反应时，可以尝试以下的小窍门来缓解呕吐症状。

① 喝一杯生姜茶（一定要事先征询医生的意见）。生姜可以帮助缓解孕吐症状。**快乐DIY：**切两片硬币大小的生姜，然后用开水浸泡5～10分钟。取出生姜，加入红糖、蜂蜜、柠檬或橘皮，一杯姜糖茶就做好了。

② 吃几颗酸梅。酸梅是非常有效的止吐食物，但是准妈妈一定不要吃得太多。因为酸梅吃得太多，反而会导致胃酸过多而不适。酸梅中的盐分也很高，下肢水肿的准妈妈最好不要吃，以免加重水肿的程度。

③ 起床前，将一勺蜂蜜含在嘴里，可以帮助身体吸收一部分糖分，使血糖浓度不致过低，孕吐的次数也会减少。

④ 孕吐厉害的时候，准妈妈可以采取用大拇指轻按内关穴（手臂内侧中央手腕上方两横指宽处）来缓解症状。

孕产专家告诉你

准妈妈如果孕吐反应比较严重，可以在医生指导下，适当服用维生素B_1、维生素B_6，来缓解孕吐症状，帮助增进食欲，减少不适感。

如果准妈妈呕吐得特别剧烈，持续的时间过长，正常的营养摄入都不能保证，导致身体脱水（没有小便，或小便是黑黄色），体重下降，并出现晕眩、心跳加速或呕吐次数频繁，不能进食，呕吐物中夹有血丝等症状，就需要咨询专家，并去医院了解有无诸如甲状腺功能亢进等怀孕前没有发现的疾病存在。

必要时可能需要住院治疗。否则会影响到准妈妈和胎儿的健康。

怀孕后情绪易激动，喜怒无常，有什么方法可以调整

怀孕之后，女性体内的孕酮和雌激素分泌会发生变化。激素水平的重大变化可能会影响神经递质——大脑中控制情绪的化学物质。这种变化一般主要发生在怀孕早期以及在孕晚期分娩之前。同时，在心理上，怀孕也使准妈妈经历一个人生巨大的转折点，许多不可预知的事情也会让准妈妈变得容易紧张、焦虑，患得患失。面对这些情绪变化，准妈妈需要学会自我调节与放松，这样对胎儿和自身的健康都十分有益。

起居方案

❶ 身体健康的准妈妈应该适当进行有规律的体育锻炼。体育锻炼是一种很好的“神经安定剂”，它不仅能改变人的心理状态，有利消除忧郁等不良情绪，而且还能在一定程度改善因性格缺陷所带来的负面情绪。**运动推荐：** 急躁易怒的准妈妈可选择下棋、打太极拳、慢跑、长距离的步行等缓慢且又需要耐心的运动。因为急躁者一般忍耐力较差，即刻满足感很强。这类运动可以培养一种延迟满足的心理，有助于改善急躁性格。对孕期缺乏信心的准妈妈可以选择广播操、孕期体操等相对简单的运动。这些简单的运动可以让准妈妈很快就获得成功的满足感，能不断在成功中建立自信心。

❷ 要经常休息，每天都要保证充足的睡眠。睡眠缺乏会削弱免疫系统、大脑学习和记忆等功能，长久下去会导致准妈妈情绪失去理智。而足够的睡眠，除了能使机体得到充分的休息，体力增加，疲劳感消除外，更为重要的是，能使神经机能尽快恢复，避免不良情绪的发生。

❸ 多花点时间与准爸爸待在一起，和准爸爸聊聊天，把自己的烦恼和苦闷都倾诉出来，寻求准爸爸的理解和支持。这样，即使自己偶尔因为小事喜怒

无常，也可以得到准爸爸的迁就。千万不要独自生闷气。

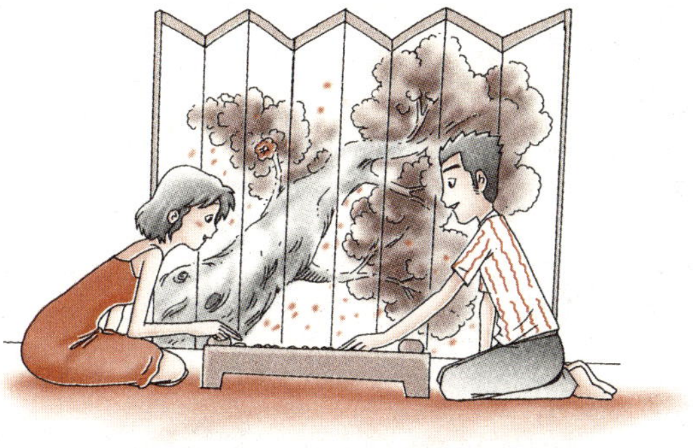

准妈妈要多花点时间跟准爸爸待在一起

④ 如果准妈妈发现自己的情绪已经出现了轻度的焦虑，可以尝试练习瑜伽的冥想。一直坚持瑜伽练习的准妈妈，还可以在专业教练的指导下，练习孕期瑜伽。这对于控制和调整情绪十分有好处。

⑤ 不要把自己封闭在家里，在身体条件允许的前提下，应适当参加一些社交活动和户外活动，如跟朋友相约看电影、跟其他准妈妈交流孕期感受。

饮食营养方案

① 注意补充钙质和维生素D。人体缺钙的时候容易感到焦虑、疲惫和伤感。建议补充富含维生素D的强化食品，如牛奶和酸奶，或晒晒太阳。也可以在医生指导下，服用钙片。**食物推荐：**脾气不好的准妈妈，可以尝试在主食中多增加燕麦、大麦、豆类、红薯的比例，这些食物可以帮助人体保持稳定的血糖水平，减少情绪波动。也可以选择生吃水果或拌沙拉，这些水果包括苹果、梨、橙子、樱桃、草莓、西瓜、菠萝和黑莓等。

② 注意适当食用富含B族维生素的食物。尤其要注意补充维生素B_6、维生素B_{12}和叶酸。**食物推荐：**香蕉、南瓜、动物肝脏、糙米、绿叶蔬菜、蛋、鸡肉、奶类等均富含B族维生素，这些可以舒缓情绪的食物也被称为“快乐食物”。

③ 少喝碳酸饮料，少吃油炸食物以及含有大量人造黄油的西式糕点。这些食物会让准妈妈变得更加易怒。还要少吃巧克力、少喝咖啡，这些食物中的咖啡因，可使人心情沮丧，加重抑郁。

情绪方案

❶ 遇到因为自身或胎儿健康问题而产生的忧虑情绪，可以通过阅读相关的孕产期书籍，或者直接咨询妇产科医生来解决，也可以和有过孕产经验的妈妈们多多交流，而不要独自胡思乱想。

❷ 面对自然分娩的恐惧，准妈妈可以通过学习分娩知识，缓解对未知疼痛的恐惧。并和家人一起为未出世的宝宝准备一些必需品，把对分娩从恐惧逐渐变为急切的盼望。

❸ 遇到人际关系的问题时，如与公公婆婆或同事沟通出现问题时，建议多和准爸爸或者朋友交流，寻求帮助。要及时缓解与身边亲友的关系，不要因为怀孕而忽略他人感受。

❹ 准爸爸不应该把怀孕看成是准妈妈一个人的任务。要多陪陪准妈妈，并跟准妈妈一起学习相关的孕产知识，尽可能陪伴准妈妈作孕期体检和分娩前的相关训练，给准妈妈充足的安全感和心理满足感。

安享孕期一点通

❶ 当心里出现担心、紧张、抑郁或烦闷时，要学会转移自己的注意力。可以去做一件自己喜欢、会让自己快乐的事，如浇花、听音乐、欣赏画册、阅读等。

❷ 一个人独处时有烦恼或苦闷时，或者不愿意跟别人分享自己的心情的时候，不妨写写日记，用文字来一吐心声，释放内心的压抑感。

❸ 换一个发型，买一件新衣服，装点一下房间，都会给准妈妈带来一种新鲜感，从而改变沮丧的心情。

孕产专家告诉你

不良情绪不仅会加重妊娠反应，让准妈妈食欲更差，影响营养的摄人，还会使机体内分泌腺的功能及血液成分发生变化，以致神经系统和心血管组织中有害的化学物质增加，后者通过胎盘传递给胎儿，产生种种不适的感觉，使胎动的频率猛增。长时期的不良情绪，会影响胎儿的正常发育，导致宝宝出生后情绪不够稳定，自我控制能力差，易罹患多动症及其他身心疾病。孕期不良情绪严重的，可导致胎儿畸形，甚至流产。

如果准妈妈感觉自己的情绪波动超出了一般正常的状况，那么，最好去看一下专业的心理医生。出现以下任何一种状况，最好也及时寻求心理医生的帮助。

1. 经常性地焦虑和烦躁不安。
2. 夜间思维活跃难以入睡。
3. 觉得自己不能定时睡觉定时吃饭。
4. 对任何事情都无法长时间地集中注意力。
5. 有短暂的记忆力衰退现象。

三、你应该了解的

孕期准妈妈享有的法律权利

孕期的准妈妈是享有法律规定的特殊权利的。如果单位侵犯了准妈妈的法定权益，准妈妈可以向劳动监管部门投诉，或者直接诉诸于法律。以下是准妈妈的法律权权利。

❶《中华人民共和国妇女权益保障法》第二十七条：任何单位不得因结婚、怀孕、产假、哺乳等情形，降低女职工的工资，辞退女职工，单方解除劳动（聘用）合同或者服务协议。但是，女职工要求终止劳动（聘用）合同或者服务协议的除外。

❷《中华人民共和国劳动法》第二十九条：女职工在孕期、产期、哺乳期内，用人单位不得解除劳动合同。

❸《中华人民共和国劳动法》第六十一条：不得安排女职工在怀孕期间从事国家规定的第三级体力劳动强度的劳动和孕期禁忌从事的劳动。对怀孕7个月以上的女职工，不得安排其延长工作时间和夜班劳动。

流产的原因

流产是指妊娠28周内，由于某种原因而发生妊娠终止的现象。如发生在妊娠12周以内，称为早期流产；如发生在12周以后者，称为晚期流产。流产最主要的信号就是阴道出血和腹痛（主要是因为子宫收缩而引起腹痛）。如果准妈妈发现自己阴道有少量流血，下腹有轻微疼痛或者感觉腰酸下坠，这可能就是流产的前兆，也是胎儿给你传递的“危险信号”。

导致自然流产的原因很多，比如遗传基因缺陷、免疫因素、母体疾病因素甚至是环境因素，都可能引起自然流产。一般有以下几种原因。

❶ 胚胎发育不正常，是早期流产最常见的原因。极少数发育不正常的胚胎，即使保住，在出生后也会造成宝宝某些功能异常或畸形。

❷ 准妈妈如果患有急慢性疾病，比如贫血、高血压、慢性肾炎、心脏病，容易导致流产。患有子宫畸形、盆腔肿瘤、宫腔内口松弛或有裂伤等生殖器官疾病的准妈妈，也有可能造成流产。

❸ 准妈妈受到含汞、铅、镉等有害物质或有毒环境的影响，或者受到物理因素如高温、噪声的干扰和影响，也可导致流产。

❹ 准妈妈若受到病毒感染，母体的病毒通过血液进入胎盘，会导致流产。另外，准妈妈的内黄体功能失调，或者甲状腺功能低下也会造成流产。

❺ 如果准妈妈和胎儿双方免疫系统不适应会导致母体排斥胎儿，以致发生流产。

胎儿出现危险的信号

准妈妈怎样知道胎儿是否健康、安全？若出现以下信号，准妈妈就一定要注意了。

阴道流血：一旦阴道流血，预示着胎盘可能发生了一部分剥离。随着孕期的延长，剥离了一部分的胎盘对胎儿的供血不足，有可能造成胎儿发育迟缓。当先兆流产造成胎盘剥离达1/3时，胎儿就会有生命危险，当剥离面积达1/2时，胎儿必死无疑。发生宫外孕时也会发生阴道流血。少见的阴道流血原因还有葡萄胎。

妊娠剧吐：在孕早期，准妈妈会出现食欲减退、恶心、呕吐的孕吐现象。一般在怀孕3个月后会自行消失，这属于正常生理现象。但一些准妈妈出现过分剧烈的孕吐就应引起重视了，当怀孕出现异常，造成HCG（绒毛膜促性腺激素）过高（最典型的是葡萄胎），孕吐就会增强。

突发腹痛：多见于先兆流产、宫外孕、恶性葡萄胎、早产和胎盘早剥等，准妈妈应及时就医，查明原因。

面部和四肢浮肿迅速加重：当准妈妈发生妊娠高血压综合征时就会出现这种情况。严重者因水肿1周内体重会增加500克。如患此病，胎盘血管也会发生痉挛，造成胎儿的血液和营养供应不良，严重的可使胎儿的供血减少2/3，胎儿的发育会明显迟缓，出生时也常属低体重儿。

胎动过多或胎动过少：如胎儿缺氧、胎盘功能不佳易造成这些异常，胎动消失意味着胎儿已经死亡。

阴道流水：妊娠后期羊膜破裂羊水流出，就是阴道流水。一般阴道流水后，胎儿在12～24个小时左右就会诞生到人世。有时阴道发生流水几天甚至十几天胎儿还未降临人世，这时胎儿失去了完整的羊膜保护，受感染机会较多，同时脐带也容易脱垂，造成胎儿死亡。因此，准妈妈一旦发现阴道流水，要立即去医院检查。

四、营养大讲堂

准妈妈在本月需要注意哪些饮食细节

本月是胎儿器官形成的关键期，为了保证各种营养素的供给，确保胎儿和准妈妈的健康，本月以及此后的饮食安排要注意以下几点。

食物要多样化：准妈妈要根据孕早期每日膳食结构安排每日饮食，保证每天各类食物的摄入量和适当比例。每天三餐的食物品种不同，每周的食物品种不重复。

食物要易于消化：动物性食物中的鱼、鸡、蛋、奶，豆类食物中的豆腐、豆浆，均便于消化吸收，并含有丰富的优质蛋白质，且味道鲜美，准妈妈可以经常选用。大米粥、小米粥、烤面包、馒头、饼干、甘薯，易消化吸收，含糖分高，能提高血糖含量，改善准妈妈因呕吐引起的酸中毒。酸奶、冰淇淋等冷饮，较热食的气味小，有止吐作用，又能增加蛋白质的供给量，准妈妈可以适量食用。

少食多餐：孕早期，特别是妊娠反应严重的准妈妈，不要拘泥于进食时间，只要想吃就可以吃。睡前和早起时，坐在床上吃几块饼干、面包等点心，可以减轻呕吐，增加进食量。

烹调要符合准妈妈口味：怀孕后，很多准妈妈饮食习惯发生了变化，有的准妈妈喜欢吃酸的，有的喜欢吃辣的，因此要根据准妈妈的口味选择烹调方法。多数准妈妈不喜欢油腻的煎炸食物，所以烹调以炒、炖和清蒸为主。

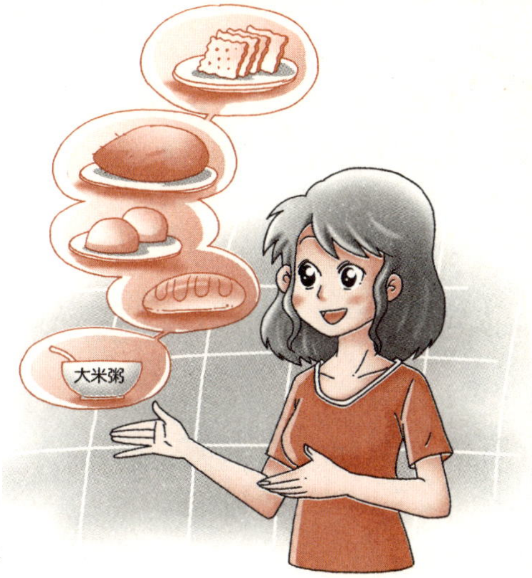

孕2月准妈妈的饮食要易于消化

准妈妈每日需要摄入的食物量是多少

根据中国营养学会推荐的标准，孕早期，准妈妈每日的热量摄入为2100千卡；孕中期，准妈妈每日所需热量为2300千卡；孕后期，准妈妈每日所需的热量为2600千卡。

从以上的营养学数据可以看出，怀孕之后，准妈妈每日所需的热量并没有增加太多，所以，怀孕之后没必要大吃大喝。准妈妈每日所需的各类食物总量，可以参考下页表。

要保证准妈妈每日摄入足够的营养，就必须做到均衡膳食，即全面提供符合卫生要求、营养全面、配比合理的膳食标准和膳食配方。身体在完成各种代谢活动时，需要蛋白质、脂肪、碳水化合物、水、各种维生素、矿物质和必需的微量元素，以及纤维素等40多种营养素。没有任何一种食品具备这么多的营养素。所以，准妈妈每天的饮食结构要全面、合理。

每日所需各种食物总量

鸡蛋	1～2个
主食（米、面）	300～500克
蔬菜	500～800克
瘦肉、鱼、虾	200～250克
豆类食品	100～200克
鲜奶	250克左右
水果	200～250克
糖	20克左右（尽量少吃）

同时，准妈妈要少吃油炸食品、高热量食品、含糖分高的食品等，这些食物不仅没有营养，热量还很高，容易导致肥胖，对宝宝的健康也不利。

好孕链接

营养学家们发现，宝宝出生后的饮食习惯深受准妈妈饮食习惯的影响。如果准妈妈胃口不好、偏食，或吃饭过程常被干扰，甚至有一餐没一餐的，那么，宝宝就经常表现出没有胃口、不喜欢吃东西、常吐奶、消化吸收不良，甚至较大宝宝出现明显的偏食现象等。所以，准妈妈一定要养成良好的饮食习惯。

维生素B_6可以抑制孕吐，该怎么补呢

维生素B_6是人体内一种重要的辅酶，在人体氨基酸的代谢中发挥着重要的作用，与氨基酸吸收、蛋白质合成有密切的关系。怀孕期间，准妈妈需要充足的蛋白质来满足胎儿生长发育的需要，对维生素B_6的需求也随之增加。如果这

个时期体内缺乏维生素B_6，将导致蛋白质的代谢受阻。不少准妈妈在孕早期都会出现食欲不振、呕吐等早孕反应，如果适量服用一些维生素B_6，可以明显地减轻这些症状。

但是，过量服用维生素B_6或服用时间过长，也会造成严重后果。主要表现为胎儿出生后容易兴奋、哭闹，容易受惊、眼球震颤、反复惊厥，有的宝宝甚至在出生后几小时或几天内就出现惊厥。这主要是由于准妈妈过多使用维生素B_6，使宝宝产生对维生素B_6的依赖，出生后维生素B_6的来源不像在母体里那样充分，宝宝无法适应这种维生素B_6从充足到匮乏的变化，体内中枢神经系统的抑制性物质含量降低的缘故。有这种毛病的宝宝，在1～6个月龄时还会出现体重不增的现象。如果诊治不及时，将会出现智力低下的后遗症。

对于准妈妈来说，怀孕的前两个月，每天服用10毫克维生素B_6能够明显减轻呕吐等早孕反应。如果妊娠反应较重，则可以在医生的指导下加大维生素B_6的剂量。准妈妈可以多吃一些动物肝脏、鱼、蛋、豆类、谷物、葵花子、花生仁、核桃等食物，这些食物中均含有较多的维生素B_6。

好孕链接

准妈妈不应过多、过久地服用维生素B_6。需要服用时，一定在医师的指导下适量服用，这样对准妈妈和宝宝都有利。维生素B_6在酸性环境下才比较稳定，叶酸则需要碱性的环境。如果吃含叶酸的食物或叶酸补充剂的同时服用维生素B_6，由于与稳定环境相抵触，二者的吸收率都会受影响。所以，维生素B_6不能和叶酸一起服用，时间最好间隔半小时以上。

准妈妈发生孕吐期间需要补充营养剂吗

很多准妈妈特别担心孕吐会影响胎儿的营养供给，不知道是否需要补充一些营养剂来增强营养。其实，除了一些孕吐现象比较严重的准妈妈需要补充营养剂外，一般情况的孕吐是不需要补充营养剂的。

准妈妈一旦发生孕吐现象，应该顺其自然，因为孕期呕吐症状一般都较轻微，而且多数在妊娠12周左右自行消失。虽然孕吐暂时影响了营养的均衡吸收，但在怀孕初期，胎儿主要是处于器官形成阶段，对营养的需求相对后期要少。真正解决孕吐的最好办法是消除思想顾虑，适当调整饮食。

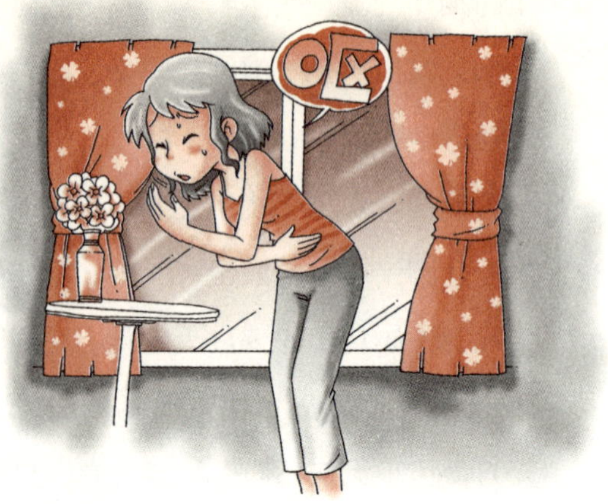

一般情况下的孕吐不需要补充营养剂

有些准妈妈呕吐现象比较严重，为了保证母体及胎儿健康之需，就应补充营养剂。比如服一些B族维生素和维生素C，可以减轻妊娠反应的不适。确定是否需要吃营养剂，需到医院作生化检查，看自己是否存在营养不良的问题，根据医生的建议有针对性地调整膳食并吃补充剂。

虽然孕吐一般情况下不会影响身体健康，但也有约1%的准妈妈情况十分严重，导致脱水，体重下降。一旦出现脱水、晕眩、心跳加速或呕吐次数频繁、不能进食、呕吐物中夹有血丝等症状，必须马上去医院。

怀孕后要喝“孕妇奶粉”吗

如今，市场上出现了各种专门为准妈妈准备的“孕妇奶粉”，它在牛奶的基础上，特别添加了叶酸、钙、铁、DHA等各种孕期所需要的营养成分，那么准妈妈怀孕后必须要喝孕妇奶粉吗？

事实上，孕早期胚胎较小，生长比较缓慢，准妈妈所需热能和营养素基本上与孕前相同。并且怀孕后，准妈妈会比较注意饮食营养，而早期所需的营养又和普通人一样，所以在孕早期不需要马上食用孕妇奶粉，再加上早孕反应，准妈妈可能也没有胃口喝孕妇奶粉。

到了妊娠中、晚期，可以将牛奶换成孕妇奶粉，以保障充足的营养。因为随着恶心、呕吐等不适慢慢减退、消失，准妈妈的胃口越来越好，胎儿所需的营养也越来越多了，即便均衡饮食，也有相当一部分准妈妈由于食量、习惯等，仍难以获得满足胎儿生长及自身健康的诸多营养素，尤其是钙、铁等。所以建议有条件的准妈妈可以在孕中、晚期，把孕期所需的牛奶换成孕妇奶粉，来弥补营养不足。

孕期可以吃中药进补吗

一般不主张孕期吃中药进补。

很多准妈妈在怀孕以后，亲戚朋友会送一些参类、桂圆、鹿茸、百合等中药补品让其滋补身体，可又不知道哪些有益，哪些有害。其实对于大部分准妈妈来说，妊娠期间通常处于“阳有余而阴不足，气有余而血不足”的状态，所以进补时应依循“宜凉忌温热”的原则。即使准妈妈体质较为虚弱也不能盲目服用滋补药品，因为体虚有气虚、血虚、阴虚、阳虚之分，补药也有补气、补血、补阴、补阳之分，若服用不当，将会适得其反。建议准妈妈在进补前，应在医生的指导下，根据自身体质，适量合理地服用一些补品。

一般来说，准妈妈进补最好选用清补、平补之品，如生白术、淮山药、百合、莲子等。凡属温热补品，如鹿茸、鹿角胶、胡桃肉等均不宜服用。桂圆性味甘、温，有益心脾、补气血和安神作用，但甘温之品能助火，火动阴血，对母婴的健康有害无益。至于参类，如果是太子参或西洋参，它们有清补、平补的作用，可以服用，但如果是人参，准妈妈就不要服用了。中医认为，人参是大补元气的，准妈妈久服或用量过大，会阴虚火旺，对安胎十分不利。

生个优秀宝宝的饮食秘诀有哪些

准妈妈在怀孕期间如果能有意识地进食某些食物，会对腹中胎儿的生长发育起到意想不到的微妙作用，精巧科学地调配饮食，能帮助准妈妈生出一个称心如意的漂亮宝宝。

改善偏黑的肤色：有的准爸爸准妈妈肤色偏黑，准妈妈可以多吃一些富含维生素C的食物。因为维生素C对皮肤黑色素的生成有干扰作用，从而可以减少黑色素的沉淀，日后生下的宝宝皮肤会白嫩细腻。这类含维生素C丰富的食物有番茄、葡萄、柑橘、菜花、冬瓜、洋葱、大蒜、苹果、刺梨、鲜枣等蔬菜和水果，其中尤以苹果为最佳。

告别粗糙的肤质：如果父母皮肤粗糙，孕妇应该经常食用富含维生素A的食物，因为维生素A能保护皮肤上皮细胞，使日后宝宝的皮肤细腻有光泽。这类食物如动物的肝脏、蛋黄、牛奶、胡萝卜、番茄以及绿色蔬菜、水果、干果和植物油等。

告别矮小的身材：如果父母个头儿不高，应吃些富含维生素D的食物。维生素D可以促进骨骼发育，促使人体增高，它的这种效果尤其对胎儿、婴儿最为明显。此类食品有虾皮、蛋黄、动物肝脏以及蔬菜等。

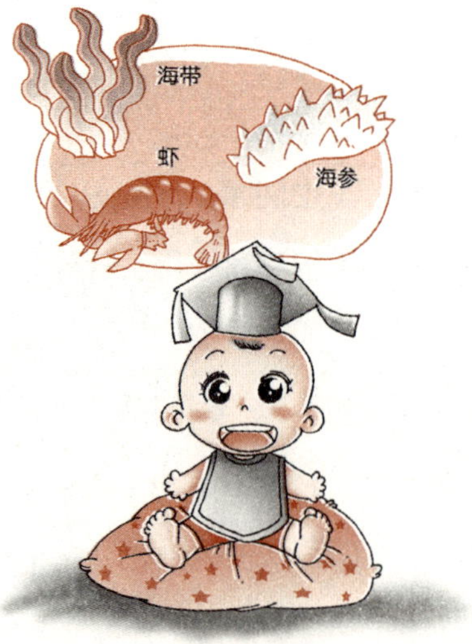

海产品有利于宝宝大脑的发育

培育光泽油亮的乌发：如果准爸爸准妈妈头发早白或者略见枯黄、脱落，那么，准妈妈可多吃些含有B族维生素的食物。比如瘦肉、鱼、动物肝脏、牛奶、面包、豆类、鸡蛋、紫菜、核桃、芝麻、玉米以及绿色蔬菜，这些食物可以使宝宝发质得到改善，不仅浓密、乌黑，而且光泽油亮。

拥有聪明的大脑：相信所有的准爸爸准

妈妈都想提高宝宝的智力。准妈妈在怀孕期间多吃些含碘丰富的食物，比如海带等海产品，用以补充胎儿对碘的需要，促进胎儿甲状腺的合成，有利于胎儿大脑的良好发育。这类食品尤以海带为最佳，海带含有丰富的蛋白质、脂肪酸和钙、铁等微量元素。食用海带不仅可以补碘，还可以促进人体新陈代谢、提高机体抗感染能力，起到补脑健脑的作用。

拥有良好的视力：视力不佳或患有近视的准爸爸准妈妈，往往会有这样的忧虑，担心胎儿会遗传上他们的眼疾。有这种状况的准妈妈，可以多吃些富含维生素A的食物，比如动物肝脏、蛋黄、牛奶、鱼肝油、胡萝卜、苹果等，其中尤以鸡肝含维生素A为最多。胡萝卜还可以促进血色素的增加，从而提高血液的浓度。

好孕链接

妊娠后3个月是胎儿脑细胞和脂肪细胞增殖的“敏感期”。在这个时期，准妈妈一定要注意增加蛋白质、磷脂和维生素的摄入，应多吃奶类、蛋类、瘦肉、肝、鱼、豆类制品和青菜，保证食品的充足供应。

钙和维生素D的摄入量要充足。准妈妈严重缺钙会影响胎儿的骨骼、牙齿的构成，甚至可能导致胎儿畸形。注意补充铁等微量元素，应常吃蔬菜、海虾等。

蜂蜜对于准妈妈来说是一种极好的保健品，准妈妈经常食用蜂蜜，不仅能够补充各种营养素，还可以润燥通便，使准妈妈心情舒畅，增强身体的消化和吸收功能。

怎样才能保证食物中的营养不流失呢

为了保持食物中的营养，准妈妈在日常生活中应该做到以下几点：

❶ 买回来的新鲜蔬菜不要放得太久。制作时应先洗后切，最好一次吃完。炒菜时应大火快炒，3～5分钟即可。煮菜时应水开后再放菜，可以防止维

生素的流失。做馅时挤出的菜水含有丰富营养，不要丢弃，可以用来做汤。

❷ 烹制肉食时，最好把肉切成碎末、细丝或小薄片，大火快炒。大块肉、鱼应先放入冷水中用小火炖熟烧透。

❸ 淘米时间不宜过长，不要用热水淘米，更不要用力搓洗。米饭以焖饭、蒸饭为宜，不宜做捞饭，否则会使营养成分大量流失。

❹ 熬粥时不要放碱。

五、护理大讲堂

如何缓解早晨起床后的恶心感

早晨起床后的恶心叫晨吐，是孕期的正常反应。缓解晨吐，首先要在心理上放松。准妈妈可以把晨吐看做是身体对胎儿生长的一种保护机制，是使准妈妈和胎儿免于食物过敏和保护胎儿器官生长，不受化学药物影响的最自然的方法。这样可以避免发生晨吐时，准妈妈情绪低落。以下几种小方法也可以帮助准妈妈缓解孕早期的晨吐。

❶ 早晨起床时动作要慢。

❷ 在床边放一些小零食，如饼干、全麦面包等，每天在睡前以及起床前吃一点儿，可以减轻晨吐。

❸ 吃姜可以缓解恶心的症状，不过每天吃姜不可超过3次。香蕉也有不错

的镇定功效，可以减轻恶心、晨吐。

④ 喝水时加些苹果汁和蜂蜜，或者吃些苹果酱，可以起到保护胃的作用。

⑤ 清晨刷牙经常会刺激产生呕吐，不妨先吃点东西再刷牙。

如何让准妈妈睡得更香

在怀孕的早期阶段，准妈妈如果没有规律的睡眠习惯，就会影响到胎儿的生长发育，严重的还会导致胎儿生长发育停滞。同时准妈妈本人也会因为大脑休息不足引起大脑过劳，使脑血管长时间处于紧张状态，出现头痛、失眠、烦躁等不适。所以在孕早期，准妈妈应该调整好自己的睡眠时间和作息规律。如何才能让准妈妈踏踏实实地睡好觉呢？

① 准妈妈要养成良好的睡眠习惯，提升睡眠质量，首先就要改掉夜半入睡的不良习惯，建立身体生物钟的正常规律。保证在每天晚上11点之前进入睡眠。睡前用温热水泡脚，或喝一杯牛奶，都可以帮助准妈妈尽快入睡。

② 改正睡眠姿势。不正确的睡眠姿势也会降低睡眠的质量。孕期的最佳睡觉姿势是左侧卧，这种姿势可以令更多的血液和养分送达胎盘处。保持腿和膝盖弯曲，并在两腿之间垫一个枕头。避免仰睡或俯睡。

③ 由于内分泌的变化，会导致准妈妈频繁上厕所，造成了准妈妈睡眠质量下降。这时，准妈妈千万不要因为不想夜里起来而不喝水。每天应该保证8杯水的饮水量。只需在睡前的2个小时不喝水即可。此外，睡前不要喝咖啡、浓茶等易引起兴奋的饮料，也不看刺激性强的图书或电视节目。

④ 营造绝佳的睡眠环境。准妈妈可以将办公用品搬到另一间房去，把明亮耀眼的聚光灯换成柔和的或可以调档的灯，选择透气性好的棉麻质床单和被套等。要记得经常把卧具放在阳光下晾晒消毒，同时保持卧室的通风与采光。

准妈妈在孕期可以化妆吗

在孕期，准妈妈可以偶尔化淡妆，但绝不能浓妆艳抹。化妆品的配方是否真的天然安全是难以说清的。因为化妆品抽查中经常发现部分化妆品有害物质超标。所以，为了确保孕期安全，尤其是敏感的孕早期，还是尽量少化妆的好。如果是必须化妆的准妈妈，可以参考以下建议。

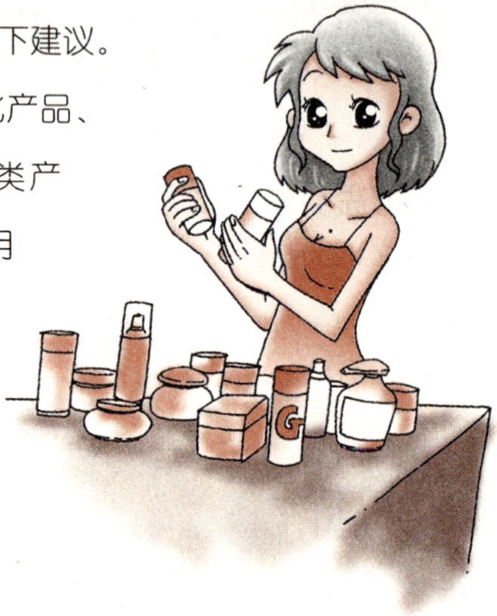

孕期准妈妈可以偶尔化淡妆

❶ 最好使用同一品牌。像高科技生化产品、祛痘祛斑的特殊保养品、含激素及磨砂类产品，不要使用。建议准妈妈最好使用婴儿用的安全皮肤护理品。

❷ 选择透气性好、油性小、安全性强、含铅少、不含激素且品质优良的产品，否则天气热时不利于排汗，影响代谢功能。

❸ 妊娠期不文眼线、眉毛，不绣红唇，不拔眉毛，改用修眉刀。尽量不要涂抹口红，如果使用，喝水时、进餐前应先抹去，防止有害物质通过口腔进入体内。

❹ 每次妆容的清洗一定要彻底，防止色素沉着。

准妈妈做家务时的注意事项有哪些

准妈妈在怀孕以后，应尽量少做家务，一些比较重的体力活可以交给准爸爸来代劳。如果需要自己做的话，需注意以下事项。

❶ 准妈妈擦、抹家具和扫地、拖地时要注意不可劳累，不要长时间弯腰压迫到腹部。到孕晚期更不可弯腰干活。打扫卫生时要避免使用冷水，拖地板

不可用力过猛。

❷ 清洁剂中的化学剂，对准妈妈和胎儿有严重影响。研究表明，在怀孕早期，洗涤剂中的某些化学物质有致畸的危险。准妈妈应注意自我保护，尽量减少接触化学品的机会，使用清洁用品时戴上橡胶手套。

❸ 准妈妈拿取高处的物件，或者晾晒衣物时，注意不可登高，也不要勉强踮脚取高处物件。

❹ 洗衣服时不要把手直接浸入冷水中，尤其是在冬春季节更应注意。准妈妈着凉、受寒有诱发流产的危险。洗衣时不要压迫腹部，洗手时建议使用性质温和的洗手液。

❺ 将放在地上的东西拿起或放下时，注意不要压迫腹部。要屈膝落腰，完全下蹲，单腿跪下，拿住东西，伸直双膝站起。

哪些美容产品在孕期要慎用

祛斑霜：很多祛斑霜都含有铅、汞等化合物以及某些激素，长期使用会影响胎儿的发育，有发生畸胎的可能。

染发剂：据调查，染发剂有引发皮肤癌和乳腺癌的可能，也可导致胎儿畸形。

脱毛剂：脱毛剂是化学制品，会影响胎儿健康。

冷烫精：冷烫精会影响胎儿的正常生长发育，少数准妈妈还会对其产生过敏反应。

指甲油：指甲油里含有一种叫“酞酸酯”的物质，这种物质若被人吸收，不仅对人的健康有害，而且容易引起流产及胎儿畸形。

香薰精油：部分精油对胎儿的发育不利，还可能造成流产。要尽量少用香薰美容护肤，孕早期最好不用。准妈妈在使用精油前，一定要咨询相关的专业人士和妇产科大夫。

孕期洗脸有哪些讲究

皮肤护理也是准妈妈在孕期需要做好的工作之一，脸部的保洁工作——洗脸，便是护肤的重要环节。孕期洗脸有哪些讲究呢？

❶ 洗脸要用软水，不能用硬水。软水是指河水、溪水、雨水、雪水、自来水。硬水是指井水、池塘水。因为地下的硬水富含钙、镁、铁，直接用硬水洗脸，会使皮肤脱脂，变粗糙，毛孔外露，皱纹增多而加速皮肤衰老。硬水需要通过煮沸使之软化后再使用。

❷ 洗脸时水温控制在34℃左右。准妈妈可以将开水凉至34℃左右洗脸，此时水的性质与生物细胞内的水十分接近，不仅容易透过细胞膜，溶解皮脂，开放汗腺管口使废物排出，而且有利于皮肤摄入水分，使面部柔软细腻，富有弹性。温度低于20℃会对皮肤的滋养不利，还会引起面部血管收缩，使皮肤苍白，枯萎多皱。如果高于38℃，则会引起血管和毛孔张开，使皮肤松弛无力，容易出现皱纹，还会使血管的弹性减弱，导致皮肤出现淤血。

❸ 为保持脸部的清洁，准妈妈应该每天多洗几次脸。

如何预防流产

很多准妈妈怀孕以后，都会担心流产的问题。该如何避免流产的发生呢？以下几点安全妊娠的建议可供准妈妈参考。

❶ 在适宜年龄生产，可以减少流产的发生。

❷ 生活有规律。起居应以平和为上，如早晨多呼吸新鲜空气，适当地活动，每日保证睡眠8小时，条件允许可以午睡一会儿。既不要过于贪睡，也不要太过劳累。养成每日定时大便的习惯，保证大便通畅，但避免用泻药。

❸ 选择合适的饮食。薏米、山楂、螃蟹、甲鱼不宜多吃。选择富含各种

维生素及矿物质的食品，如各种蔬菜、水果、豆类、蛋类、肉类等。

④ 注意个人卫生。多换衣，勤洗澡，但不宜选择盆浴。因为脏水和细菌会进入阴道可能引发感染。特别要注意阴部清洁，防止病菌感染。衣着应宽大，腰带不宜束紧。平时应穿平底鞋。

⑤ 避免使腹部紧张或受压迫的动作，如弯腰、搬动重物、伸手到高处去取东西及频繁地上楼下楼等活动。

⑥ 不要乘坐震动很剧烈的交通工具，如坐汽车时尽量坐在前排。

⑦ 保持心情舒畅。自然流产是因为准妈妈大脑皮层下中枢兴奋亢进所致，实验证明，神经系统的机能状态对流产起着决定性的作用，因此妊娠期精神要舒畅，避免各种刺激。

⑧ 一旦发生流产征兆，就应卧床休息，必要时去医院就诊。对有自然流产史的准妈妈来说，妊娠3个月以内、7个月以后应避免性生活，习惯性流产的准妈妈此期应严禁性生活。

好孕链接

自然流产是淘汰缺陷胎儿的一种机制，不是完全有害的。因此，一旦发生流产，准妈妈也不必过于伤心。

噪声对准妈妈和胎儿有哪些危害

噪声会影响准妈妈的中枢神经系统，使准妈妈内分泌功能紊乱，还会使胎心加快，胎动增加，诱发子宫收缩而引起早产、流产、新生儿体重减轻及先天性畸形等。

胎儿内耳蜗处在生长发育阶段，极易遭受噪声损害，大量低频率噪声可进入子宫被胎儿听到，影响耳蜗发育。如果胎儿的内耳受到噪声影响，可能会使脑的部分区域受损，严重影响大脑的发育，导致胎儿出生后智力低下。同时高分贝的噪声会损害胎儿的听觉器官。

有调查研究证实，准妈妈若受过85分贝以上的噪声影响，胎儿在出生前就已丧失了听觉的灵敏感。胎儿的耳蜗发育会一直持续到出生后，因此，准妈妈在整个孕期都应尽量远离噪声环境。

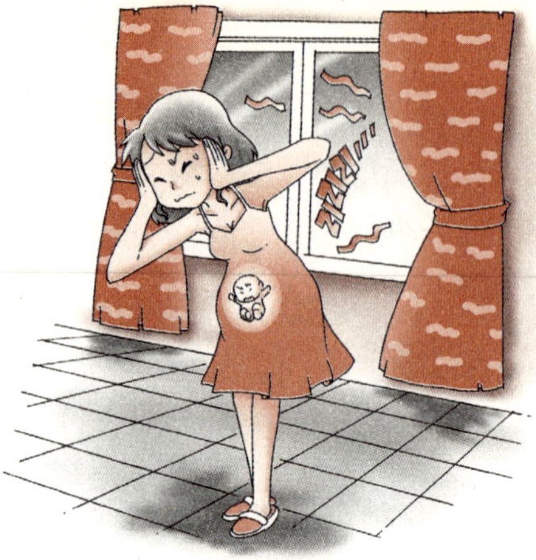
准妈妈要尽量远离噪声环境

孕早期外出旅行注意事项有哪些

准妈妈在怀孕早期应尽量避免外出旅行，如果实在不得不外出，应注意以下几个方面。

❶ 首先要确定是否为宫内正常妊娠。因为异位妊娠极有可能发生异位妊娠灶破裂，从而导致大出血。因此，外出前一定要经过B超检查，确认是宫内正常妊娠。

❷ 以往有习惯性流产史的准妈妈，怀孕早期要避免外出旅行。因为外出长途旅行，由于疲劳或路途颠簸极有可能导致流产。同时要注意妊娠中有没有出现阴道见红等先兆流产现象或者是腹痛现象。

❸ 外出长途旅行最好选择卧铺，软卧或者硬卧的下铺，最好结伴而行。

❹ 预防感冒和感染风疹等疾病，并注意作好卫生防护，勤洗澡、勤换内衣，多喝水，以防由于长途旅行抵抗力降低，导致泌尿系感染和阴道炎的发生。

❺ 尽量避免用药。但可以服用叶酸制品。

❻ 一旦出现腹痛、阴道见红症状，应立即就近看医生。

口腔总有一股怪味，怎样去除呢

很多准妈妈怀孕以后都会遇到这样一种情况：嘴巴里面常常会莫名其妙有股怪味。这样的困扰令很多准妈妈不安，有的准妈妈选择吃糖来缓解，有的则选择吃水果。那么，具体有哪些有效的方法来缓解呢？

清洁舌苔：当嘴巴出现怪味时，在刷牙后可以顺便清洁一下舌苔，并彻底清除残留在舌头上的食物，这样有助于消除口腔内的异味，并可恢复舌头味蕾对于味道的正确感觉，而不至于对食物口味越吃越重。

时常漱口、喝水：准妈妈可以时常漱口，将口中的怪味去除。也可以准备一些降火的饮料，或茶水、果汁等，以除去口腔中的异味，并且同时注意饮食前后的口腔卫生。

避免食用辛辣、生冷食物：为了顾及准妈妈口味的改变和爱好，各式酸、甜、苦、辣的食物，孕期都可以酌量食用，但应避免食用过于辛辣的食物，以免令肠胃无法负荷。

变换食材、烹饮法：准妈妈可以尽量选择好看又好吃的食物，促进食欲。尝试将各种肉类食品用可口的调味料略微腌过，或排除较油腻的猪、牛肉，改食用鸡肉、蛋类或鱼类，以减少恶心反应。不时变换饭菜的花样，改变色香味及食物的形态，以提高饮食的兴趣。在食物中拌入适量番茄、洋葱、蒜、香菜等，加重食物的味道，避免苦的味道而加强酸味或甜味。

好孕链接

孕期的口腔异味也有可能是牙龈问题引起的，所以准妈妈在怀孕之前检查一下牙齿是非常必要的。同时很多疾病也会引发味觉改变或口臭，如上呼吸道、喉咙、鼻孔、支气管、肺部发生感染的时候都会有此现象。而患有糖尿病，肝或肾有问题的准妈妈，也会有口味改变的问题。如果准妈妈有特殊疾病史，或发生口气及味觉显著改变的情形，应由医生诊治以鉴别诊断。

六、胎教大讲堂

胎儿最害怕准妈妈的坏情绪

准妈妈的精神状态，不仅可以影响本人的食欲、睡眠、精力、体力等几个方面的状况，而且可以通过神经和体液的变化，影响胎儿的血液供给、心率、呼吸和胎动等许多方面的变化。所以，如果准妈妈情绪不佳，可能对胎儿产生不利影响。

孕早期准妈妈如果情绪过度紧张，可能导致胎儿发生兔唇；如受到惊吓、恐惧、忧伤、悲愤等严重刺激，或其他原因造成的精神过度紧张，会使胎儿大脑皮层与内脏之间不平衡，关系失调，引起胎儿循环紊乱，严重者可造成死亡。所以准妈妈平时一定要注意情绪的调节，多散散步，看一些轻松的书籍，听听舒缓的音乐等，都可以帮助准妈妈缓解不良的情绪。

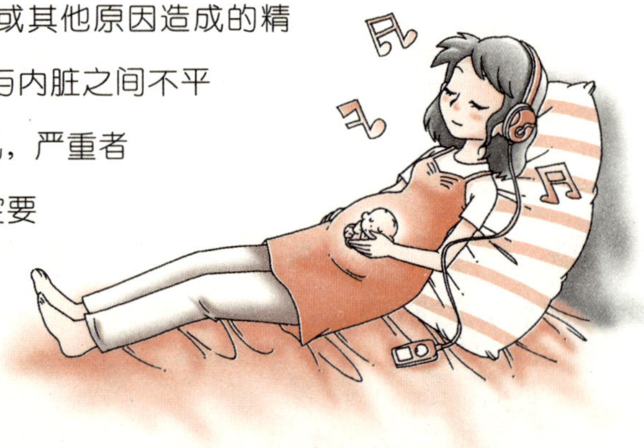
准妈妈要注意调节不良情绪

标准深呼吸，让准妈妈有个好心情

这种呼吸方法可在胎教训练开始前进行，对稳定情绪和集中注意力非常有效。

在进行呼吸法时，准妈妈可以选择任何场所，可以在床上，也可以在沙发上；要尽量使腰背舒展，全身放松，双目微闭，手可以放在身体两侧，也可以放在腹部。衣服尽可能穿得宽松一些。

准备好以后，用鼻子慢慢地吸气，以5秒钟为标准，在心里一边数1、2、3、4、5……一边吸气。肺活量大的准妈妈可以选择6秒钟，感到困难的话可以选择4秒钟。吸气时，准妈妈要让自己感到气体被储存在腹中，然后慢慢地将气呼出来，用嘴或鼻子都可以。总之，要缓慢、平静地呼出来。呼气的时间是吸气时间的两倍。也就是说，如果吸时是5秒钟的话，呼时就是10秒。就这样，反复呼吸1～3分钟，准妈妈就会感到心情平静，头脑清醒。

实施呼吸法的时候，尽量不去想其他事情，要把注意力集中在吸气和呼气上。一旦习惯了，注意力就会自然集中了。准妈妈在每天早上起床时、中午休息前、晚上临睡时，各进行一次这样的呼吸法，这样，妊娠期间动辄焦躁的精神状态可以得到改善。

准爸爸的任务：带准妈妈去散步吧

散步是孕早期最适宜的运动。准妈妈心情不好的时候，准爸爸可以带准妈妈去一个绿树成荫、花草茂盛的公园散步，让清新的空气和优美的环境化解准妈妈心中的不良情绪。

边走边聊天，尽职尽责地做一个情绪“垃圾桶”，让准妈妈尽情吐露出心中的苦恼和担忧。

每天都跟胎儿一起听会儿音乐

在本月，胎儿的听觉器官已经开始发育，而且神经系统也已经初步形成，尽管发育的还不是很成熟，但已经具备了可以接受训练的最基本条件。因此从这个月的月末开始，就可以给准妈妈和胎儿放一些优美、柔和的乐曲。每天放1～2次，每次放5～10分钟。这不仅可以激发准妈妈愉快的情绪，还可以对胎儿的听觉给以适应性的刺激作用，为进一步实施的音乐胎教和听觉胎教开个好头。在优美的音乐声中，准妈妈因恶心呕吐引起的不适得到缓解，也有利于胎儿的发育。

音乐的曲调、节奏、旋律、响度不同，对人体可产生不同程度的情感和理性共鸣。在孕2月里，准妈妈可以听一些镇静、舒心、促进食欲等类型的音乐。如：二胡曲《二泉映月》、民族管弦乐曲《春江花月夜》等。

PART 4

3月方案：逐渐适应度过孕早期

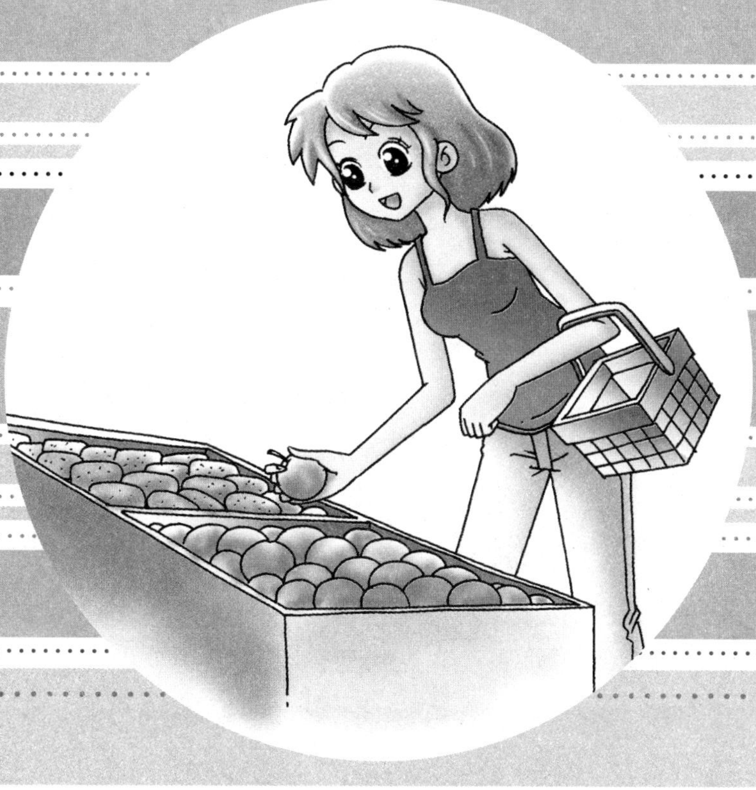

一、生理变化

准妈妈身体变化

这个月准妈妈的腹部开始凸出，但不是很明显。子宫会渐渐增大如一个成年男人拳头的大小，子宫底高度约12厘米，羊水量约50毫升。并且增大的子宫开始压迫位于前方和后方的膀胱和直肠，会使准妈妈出现尿频的现象，并且伴有尿不尽的感觉，由于压迫直肠，准妈妈有时候会出现毫无原因的便秘和腹泻。

这一时期，准妈妈的身体会有明显变化，阴道内的乳白色分泌物明显增多；乳房进一步增大、胀痛；乳晕、乳头出现色素沉着。并且这段时间，准妈妈的妊娠反应明显，尤其是前2周，准爸爸和家人一定要多体贴和关心准妈妈，帮助准妈妈度过这一时期。过了这段难熬的时间，妊娠反应就会随着孕期的增加而开始减轻，不久就会自然消失的，准妈妈一定要加油！

宝宝对妈妈说

妈妈，我现在已经成为真正意义上的宝宝啦！那条一直跟着我的小尾巴已经完全没有了，骨头也在逐渐地变硬，手指和脚趾的指甲也在慢慢地长出来，不过头部太显眼了，这点我很不满意。还有，我的皮肤现在是透明的，从外面都能看到皮下的血管和内脏呢，好恐怖哦！

到这个月底，我就能长到7～9厘米高了，体重在20克左右。我现在已经能在羊水中自由地转动了，有时候我的左腿和右腿还能交替地做屈伸运动呢，手也能伸向脸部了。而且现在我已经有了输尿管啦，有的时候我还会在妈妈的肚子里面偷偷地尿尿呢。

二、难题解决方案

怎么做才能避免长出妊娠纹

妊娠纹一旦产生便很难消除，**名词解释：** 由于激素分泌的变化，准妈妈的皮内弹力纤维减弱，脆性增加，皮下毛细血管及静脉壁变薄、扩张。同时，准妈妈的腹部以及乳房等部位都在增大，变脆弱的肌肤很容易出现不同程度的损伤或断裂，腹部出现的一条条的纹就叫妊娠纹。所以最好的方法是从怀孕最初就作好预防妊娠纹的计划。而这个计划中，最重要的部分，就是将孕期体重增长控制在合理范围内，每个月体重增长不宜超过2千克，整个怀孕过程中体重增长应控制在11～14千克。

饮食营养方案

1. 适当多吃富含维生素C的食物，如柑橘、草莓、蔬菜等；多吃富含维生素B_6的牛奶及其制品，建议准妈妈每天早晚各喝1杯脱脂牛奶。适当多吃富含维生素E的食物，如卷心菜、葵花子油、菜子油等，增强皮肤抗衰老的能力。

❷ 调整饮食习惯，尽量吃新鲜水果，少喝果汁；喝脱脂奶，少喝全脂奶；喝清汤，少喝浓汤；多吃低糖水果，少吃饼干和沙拉。注意控制糖分摄入，少吃色素含量高的食物，避免导致体重增长过快，以及色素沉积。

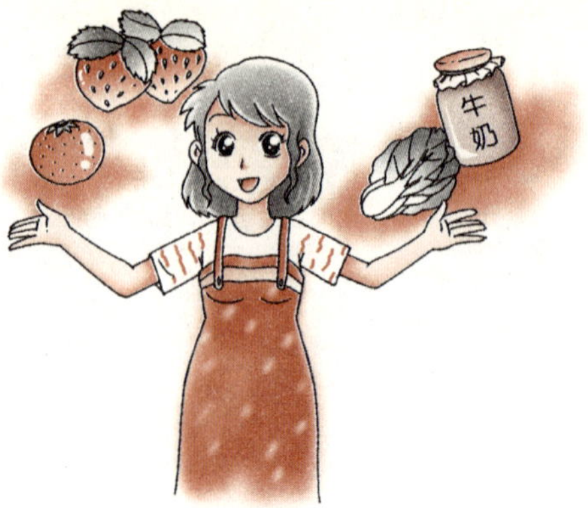

多吃富含维生素C的食物预防产生妊娠纹

❸ 适当多吃纤维丰富的蔬菜、水果和富含维生素及矿物质的食物，以此增加细胞膜的通透性和皮肤的新陈代谢功能。还可以适当吃些对皮肤内胶原纤维有利的食品，增强皮肤弹性。

❹ 既要保证均衡、营养的膳食，又要避免摄入过多碳水化合物和过剩的热量，导致体重增长过多。

❺ 保证充足的睡眠，这是恢复肌肤活力，增强肌肤弹性的不二法门。

起居方案

❶ 按摩帮助消除妊娠纹。**最佳拍档：** 准爸爸是给准妈妈做腹部按摩的最佳拍档。不过，为了保护好腹中的胎儿，在作腹部按摩之前，准爸爸一定要作好准备：去掉手上的戒指、手表等物件，洗净双手，擦干，把手搓热，然后给准妈妈的腹部抹上一层按摩霜或按摩油，用指尖轻柔缓慢地做环行运动，就像在给皮肤搔痒。建议准妈妈调暗室内灯光，放一些轻音乐，然后选择一个尽可能舒适的姿势躺着，愉快地享受准爸爸的贴心服务。

❷ 除纹霜或者按摩膏要以安全温和为标准，不要使用含有维生素A醛、维生素A酸、果酸、水杨酸等物质的产品。橄榄油对于消除妊娠纹是一个不错的选择。**快乐DIY：** 将2粒美容用的VE胶囊剪开，滴入强生婴儿润肤油里，盖上盖子摇匀，让两者充分混合。怀孕期间，经常涂抹在容易长妊娠纹的部位，能有效地预防妊娠纹。

❸ 从怀孕3个月开始到生完后的3个月内，坚持作轻柔的腹部按摩，可以增加皮肤弹性。配合除纹霜同时使用，不仅让按摩更容易进行，并能保持肌肤滋润，避免过度强烈地拉扯，可以有效预防妊娠纹生成或淡化已形成的细纹。

❹ 适当多吃一些富含胶原蛋白和弹性蛋白的食物，如猪蹄、动物蹄筋和猪皮等，可以一定程度上增强皮肤的弹性，有一定的预防效果。

❺ 为减少腹部妊娠纹出现的可能，怀孕前以及怀孕之后准妈妈都应注意适当锻炼身体，一方面可以增加腹部肌肉和皮肤的弹性；另一方面可以控制体重增长速度。

❻ 如果准妈妈觉得肚子过大、过重，身体和皮肤都感觉到沉重的压力时，可以使用托腹带，分担腹部的重力负担，减轻皮肤过度地延展拉扯。

安享孕期一点通

妊娠纹一旦产生，要想完全消除是比较困难的。准妈妈产后要想减淡妊娠纹的痕迹，可以尝试以下小方法。

用鸡蛋清、橄榄油敷抹腹部。具体做法是取鸡蛋清1个，加入几滴橄榄油调匀。把腹部洗净后，按摩10分钟，再把调好的蛋清涂抹在腹部，边抹边按摩。抹完之后，可以用纯棉的白条布裹在腰腹部，白天裹好，晚上睡觉时放开，第二天更换。因为蛋清有收紧皮肤的作用，这样不仅有助于产后妊娠纹的消失，还有助于体形的恢复。

孕产专家告诉你

准妈妈想快速地祛除妊娠纹，可以通过医学美容的方法来实现。消除妊娠纹应该是越早治疗越好，也就是妊娠纹还是紫红色的时候治疗。如果妊娠纹颜色已转淡，治疗的效果就不是很理想了。镭射微磨皮手术，也可以改善疤痕组织，减轻妊娠纹。

孕期尿频真让人心烦，怎样才能减少小便次数

由于孕激素会引起盆腔充血，加大膀胱承受的压力，所以准妈妈在孕早期容易发生尿频。这种症状到孕中期会得到缓解。到了孕晚期，由于胎头下降进入骨盆腔，向前压迫膀胱，准妈妈可能会再次发生尿频。另外，怀孕后母体的代谢产物增加，同时胎儿的代谢产物也要由母体排出，因而大大增加了肾脏的工作量，也会使尿量增加，引起尿频。

尿频是孕期的正常反应，准妈妈不必为此担心。如果觉得尿频影响到日常生活，可以通过以下方法进行适当的调整。

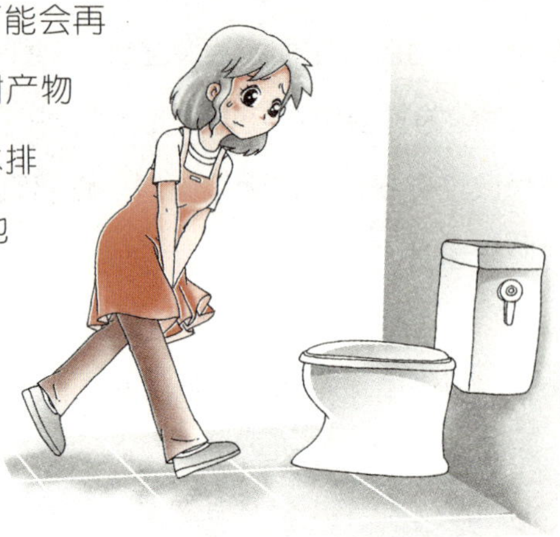
尿频是孕期的正常反应，准妈妈不必过分担心

饮食营养方案

❶ 注意保证饮水量。有些准妈妈为了减少上厕所的次数而刻意少喝水，甚至口渴才饮水，这是不对的。水是维持准妈妈身体机能的主要物质，缺水会影响胎儿的发育。

❷ 可以调整饮水时间，在白天保证水分摄入，控制盐分，为避免在夜间频繁起床上厕所，可以从傍晚时就减少喝水。

❸ 晚上少吃利尿食物，如西瓜、茯苓、冬瓜、海带、玉米须等。

起居方案

❶ 有了尿意应及时排尿，切不可憋尿。如果憋尿时间太长，会影响膀胱的功能，以至于最后不能自行排尿，造成尿潴留。**温馨提示：** 建议准妈妈在出门前、参加会议或活动前及自由活动期间，应及时排净小便。

❷ 坚持锻炼骨盆底肌肉的张力，利于控制排尿。**温馨提示：**骨盆放松练习：四肢跪下呈爬行动作，背部伸直，收缩臀部肌肉，将骨盆推向腹部。并弓起背，持续几秒钟后放松。这有助于预防压力性尿失禁。注意做这个动作时要量力而行，不可勉强。

❸ 休息时要注意采取侧卧位，避免仰卧位。侧卧可减轻子宫对于输尿管的压迫，防治肾盂、输尿管积存尿液而感染。

❹ 还要注意保持外阴部的清洁，保持内裤干爽通气，避免因不注意卫生导致尿路感染。养成便后由前往后擦的习惯，避免将肛门附近的污渍带入前阴。

❺ 孕期阴道分泌物会比较多，再加上尿频的关系，准妈妈要坚持每日清洗外阴2～3次。最好采用淋浴方式清洗，如果无淋浴条件，可以用盆代替，但要专盆专用，不要和别人混用，也不要和洗脚盆混用。毛巾、用具都应该是单独的，毛巾使用后还要暴晒杀菌。用盆洗时，还要注意从前向后洗。**用品推荐：**准妈妈清洗外阴部位时，用稍高于体温的温开水或者温盐水，盐和水的比例为1：100即可。少用洗液等清洁产品，否则可能造成菌群紊乱，反而容易引起疾病。

安享孕期一点通

容易因尿频而发生尿失禁的准妈妈，可以使用护垫，避免发生漏尿这样的尴尬事件。不过护垫要注意经常更换，以保持外阴部位干爽透气。尽量不要选择使用那些有添加剂或者有香味的卫生护垫，这对于部分准妈妈来讲，可能会增加过敏的概率。夏季身体容易出汗，在不必要的情况下尽量不要使用卫生护垫。

孕产专家告诉你

正常的尿频只是小便频繁，身体不会出现其他症状和不适。如果尿频同时伴有尿痛、尿不尽（小便后仍有尿意）、尿色异常，或有发热、腰痛等症状，则有可能患泌尿系统感染，必须咨询医生并进行治疗，以免影响准妈妈和胎儿的健康。

孕期该如何护理私密处，告别炎症困扰

准妈妈在怀孕以后，体内雌激素随妊娠的进展而增多，雌激素有促进宫颈腺体和子宫内膜腺体分泌的作用，使阴道黏液量增加。因此白带要比以前多一些，呈乳白色，无臭味，如蛋清样，这是正常现象。不过即使是正常情况下的白带增多，准妈妈也要注意保持外阴清洁，不要让细菌有任何可乘之机，因为一旦护理不当就很容易感染上炎症。

孕期具体护理私密处卫生的方法，准妈妈可以参照以下建议。

起居方案

❶ 保持外阴清洁，每天用温开水清洗外阴2～3次。切忌将手指伸入阴道内掏洗，也不要用碱性皂清洗阴道，这样会使阴道呈碱性，利于致病菌的侵入与繁殖。**数据解读：**水温要适度，最好是100℃的开水冷却到45℃左右后再使用。

❷ 为了防止交叉感染，必须准备专用的水盆及浴巾，以清洗外阴。用盆洗外阴时，应由前向后洗，注意不要把脏水灌入阴道内。**温馨提示：**如果准妈妈阴部有发炎现象，在淋浴时，切忌使用肥皂或含有香精成分的刺激性用品，也不可使用过热的热水淋浴，以避免加剧红肿或瘙痒的症状。

❸ 勤换内衣、内裤，洗净的衣裤不要放在阴暗角落凉干，应放在太阳底下暴晒。内裤的洗涤最好以中性肥皂单独清洗，不要和其他衣服一起洗。

❹ 大便后，要从前面向后面揩拭，避免将肛门周围的残留大便或脏物带入阴道内。

❺ 不要穿太紧的裤子或裤袜，尽量保持通风干燥。

饮食营养方案

❶ 加强营养，多吃富含蛋白质、维生素、矿物质的食物，如瘦肉、蛋类、蔬菜、水果等。

❷ 少吃淀粉类、糖类以及刺激性的食物。

❸ 多喝水，每天保证1600～2000毫升的饮水量。

安享孕期一点通

很多准妈妈孕前都有用护理液清洗阴道的习惯，虽然没有确切资料说明护理液怀孕期间不可以用，但还是建议准妈妈在孕期前3个月和后3个月不要用。因为这个时期是胎儿脑部及其他重要部位发育的时期，所以最好用清水洗，尽量少用清洗剂，避免坐浴，也不要冲洗阴道，否则会影响阴道正常的酸碱环境而引起感染。

准妈妈在洗澡过后，别急着穿上内裤，可穿上宽松的长衫或裙子，等阴部风干后，再穿内裤，这样可以有效地预防阴部痛痒！

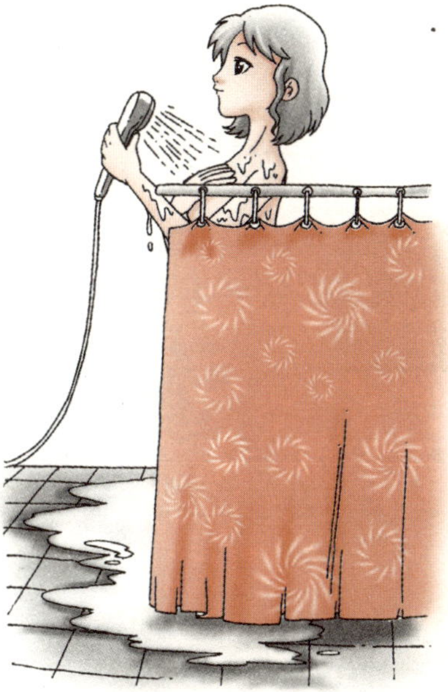

孕期的准妈妈最好淋浴

孕产专家告诉你

准妈妈在怀孕期间，子宫颈本身具有保护机制，细菌要上行感染进而影响腹中胎儿的概率不大，但如果感染严重或治疗不及时，细菌上行经早破的胎膜到达子宫，就有可能会殃及胎儿，使胎儿发生宫内感染。孕妇念珠菌混合其他细菌感染还可引起胎膜早破、早产等。

当准妈妈阴道分泌物出现异常或有瘙痒等症状出现时，应该尽快去医院就诊。提供以下几种情况供参考。

❶ 阴道分泌物出现黄色、绿色、灰色、凝块等，有时还伴有下腹疼痛的现象，准妈妈必须尽快就医诊治。

❷ 进行性生活时，最好避免使用润滑剂。如果使用润滑剂后出现红肿、瘙痒情况，必须立刻就医。

三、你应该了解的

教你看B超单上的数据

在孕期，准妈妈一般会遵照医嘱去医院做3～4次B超，B超单上会给出目前胎儿的许多数据。一般情况下，孕早期和孕中期时，准妈妈应该关注胎儿的几个发育测量的指标，如：双顶径、头围、腹围和股骨长度。到了孕后期，准妈妈则需要注意羊水指数、胎盘位置、脐血流指数等指标。B超单上的测量数据是否在正常范围内，准妈妈可以参考下页的“孕期正常参数值表”。（双顶径（BPD）：胎儿头部从左到右最长的部分；腹围（AC）：胎儿肚子一周的长度；股骨长（FL）：胎儿大腿骨的长度。）

孕期正常参数值表

孕周	双顶径（平均值）cm	腹围（平均值）cm	股骨长（平均值）cm
16周	3.62±0.58	10.32±1.92	2.10±0.51
18周	4.25±0.53	12.41±1.89	2.71±0.46
20周	4.88±0.58	14.80±1.89	3.35±0.47
22周	5.45±0.57	16.70±2.23	3.82±0.47
24周	6.05±0.50	18.74±2.23	4.36±0.51
26周	6.68±0.61	21.62±2.30	4.87±0.41
28周	7.24±0.65	22.86±2.41	5.35±0.55
30周	7.83±0.62	24.88±2.03	5.77±0.47
32周	8.17±0.65	26.20±2.33	6.43±0.49
34周	8.61±0.63	27.99±2.55	6.62±0.43
36周	8.81±0.57	29.44±2.83	6.95±0.47
38周	9.08±0.59	30.63±2.83	7.20±0.43
39周	9.21±0.59	31.34±3.12	7.34±0.53
40周	9.28±0.50	31.49±2.79	7.40±0.53

如果准妈妈发现胎儿的情况和以上提供的参照有出入的话，也不必惊慌，因为每个胎儿在子宫中的发育状况不可能是完全一样的。有时候胎儿体位不同、医生操作差异等，都会引起数字误差。

高危妊娠

高危妊娠是指怀孕期间存在一些对准妈妈和胎儿、新生儿的不利因素或合并症，而造成对准妈妈、胎儿、新生儿有较大的危险的妊娠。常见的高危妊娠往往有以下情况。

年龄：小于18岁、大于35岁的第一次生产的准妈妈，40岁以上的已经分娩过一个孩子的准妈妈。或身材过矮（身高在1.4米以下），体重过轻（小于45公斤）或过重（大于85公斤）的准妈妈。

妊娠合并内科疾病：在怀孕期间同时有高血压、心脏病、肾炎、肝炎、肺结核、糖尿病、血液病、严重贫血、哮喘、甲状腺功能亢进、子宫良性肿瘤等内科病两种或两种以上。

怀孕期间异常：如母子血型不合、胎儿发育不良、过期妊娠、骨盆太小、多胎妊娠、胎盘位置不对、羊水太多或太少等异常情况。

如果准妈妈有以上情况，应积极听从医生的话，配合监护和治疗。另外还需要增加营养和注意休息，并且保证情绪稳定。

本月可知胎儿有无先天性疾病

优质的胚胎和胚胎发育的环境是胎儿健康的必要条件。优质的胚胎是精子和卵子的高质量结合。这需要孕前就开始重视，怀孕时再开始采取措施为时已晚。因为胚胎各个器官的发育在怀孕后12周内就已基本完成，胎儿身体主要系统的雏形已经形成。也就是说胎儿是否有先天性疾病，早在怀孕期的前3个月就有了定论。

人类胚胎形成过程如饺子：卵子受精后很快变成有三层“板”的圆盘状，如饺子皮。“饺子皮”弯曲卷成圆筒，两头封口捏紧、弯曲，胚胎就形成了。如果某一层“饺子皮”由于某种原因没有捏紧，就会出现胎儿的畸形。“饺子皮”的前端没有捏紧，未来胎儿脑部或面部发育会出现畸形；“饺子皮”的中部没有捏紧，胎儿心脏、脊柱或是其他内脏发育会出现畸形；“饺子皮”末端没有捏紧，胎儿四肢或是泌尿系统会出现畸形。所有这些畸形统称为“出生缺陷”，即先天性畸形。

健康的母体是胚胎顺利发育的关键。所以从计划怀孕那天起，准妈妈就要注意对身体的维护了。适当锻炼、调理饮食、合理工作和休息，让自己处于一个最佳状态迎接小生命的到来。

四、营养大讲堂

准妈妈需要注意哪些营养

在孕早期的3个月，虽然胎儿的身体发育比较缓慢，但脑部的发育却在怀孕第7周开始出现雏形，神经管开始发育，3个月后神经管闭合，大脑和脊椎开始发育。因此这个阶段是胎儿脑组织增殖的激增期，是胎儿成长的关键阶段，准妈妈要特别注意多吃富含DHA、胆碱的海产品、花生等，以及充足的蛋白质，满足胎儿脑部发育所需营养。

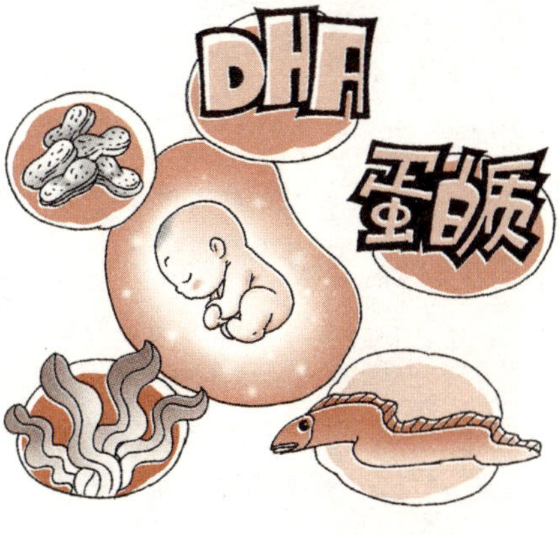

本月准妈妈要注意多吃海产品，满足胎儿脑部发育所需营养

研究表明，孕早期的3个月，如果镁摄入不足，会影响到胎儿以后的身高、体重和头围大小。孕期保证摄入充足的镁还可以预防妊娠抽搐、早产等，对产后准妈妈的子宫肌肉恢复也很有好处。准妈妈可以多吃色拉油、绿叶蔬菜、坚果、大豆、

南瓜、甜瓜、香蕉、草莓、葵花子和全麦食品等，来保证镁的摄入。

由于早孕反应，以及增大的子宫压迫胃和其他消化器官，孕早期准妈妈常会出现消化不良、食欲不振等情况。这时孕妇除了少吃多餐外，在饮食结构方面应挑选容易消化的、新鲜的食物，尽量避免吃油炸、辛辣的食物。维生素B_6在麦芽糖中含量最高，每天吃1～2勺麦芽糖不仅可以防止妊娠呕吐，而且可使准妈妈精力充沛。富含维生素B_6的食品还有香蕉、马铃薯、黄豆、胡萝卜、核桃、花生、菠菜等植物性食品。动物性食品中以瘦肉、鸡蛋、鱼等含量较多。

哪些食物易导致流产

有流产征兆的准妈妈需禁食以下食物：

螃蟹	性寒凉，可用于活血祛淤，也因而对妈妈不利，尤其是蟹螯，易引发流产
甲鱼	性寒，有滋阴益肾的功效，但同时还有着较强的活血散淤作用，孕期的妈妈若误食容易造成流产
马齿苋	性寒凉而滑利，对于子宫有明显地兴奋作用，能使子宫收缩次数增多、强度增大，易造成流产
桂圆	性温味甘，极易助火，动胎动血。准妈妈食用后可能会出现燥热现象，容易引起腹痛、“见红”等流产症状，甚至引起流产或早产
杏、杏仁	味酸性热，有滑胎作用
山楂	对子宫有收缩作用，准妈妈若大量食用山楂食品，会刺激子宫收缩，甚至导致流产
芦荟	芦荟含有一定的毒素，中毒剂量为9～15克。普通人可能会在食用后8～12小时内出现恶心、呕吐、剧烈腹痛、腹泻、出血性胃炎等中毒反应。而准妈妈若饮用芦荟汁，会导致骨盆出血，甚至造成流产。产后也不宜饮用芦荟汁，否则会通过乳汁刺激胎儿，引起下痢
薏米	对子宫平滑肌有兴奋作用，可促使子宫收缩，因而有诱发流产的可能

怀孕后喝牛奶好还是喝酸奶好

酸奶和牛奶都是最受欢迎的奶类。营养专家推荐，准妈妈最好每天喝250～500毫升的牛奶，以满足孕期对钙的需求量的增加。而酸奶是鲜奶经过乳酸菌发酵制成的，在营养价值上不仅和鲜牛奶一样，还有抑制腐败菌繁殖，减少腐败菌在肠道中产生毒素的作用。此外，准妈妈在怀孕期间容易便秘，酸奶中的益生菌则可以缓解便秘，增加对营养的吸收。从这个意义上说，酸奶显然具有一定的优势。

从营养成分上来看，酸奶和牛奶之间的差别不大，它们之间最主要的差别体现在营养的吸收利用与两者的功效上。相对而言，酸奶中的钙、磷等矿物质更容易被人体吸收。牛奶具有很好的安神功效，准妈妈在孕期饮用，可以减少失眠的困扰。酸奶则含有益生菌群，对肠道非常有好处，准妈妈适当饮用可以加强肠胃的消化吸收功能，还可以缓解孕期便秘。准妈妈可以根据自身的需要来进行选择。

在妊娠中后期，准妈妈每日需要的钙摄入量又有所提高，所以建议在选择奶制品时，最好是牛奶和酸奶交替喝，这样对补钙可以起到更佳的效果。

这里必须说明的是，牛奶和酸奶都不宜空腹饮用，并且不少准妈妈可能有乳糖不耐反应，喝了牛奶之后会发生腹泻的状况，这时最好用酸奶来代替牛奶。需要提醒早孕反应强烈的准妈妈，由于酸奶的pH值较低，饮用时可能会出现泛酸的情况，这一时期要适当避免饮用酸奶。

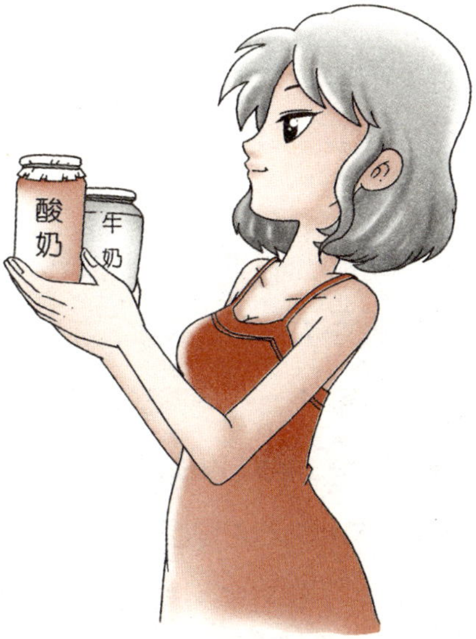

准妈妈可以根据自己的需要交替喝牛奶和酸奶

准妈妈能吃冰镇食物吗

在怀孕早期，多数准妈妈会胃火上升，即便不是在特别热的夏天，也想吃冰淇淋、喝冰水来缓解燥热。

建议准妈妈最好不要吃冰镇食物，尤其是孕早期的准妈妈更要注意克制。最大限度也只是偶尔吃一支冰淇淋，如果某天超过了两支，或者一天内喝冰水超过总需要量的一半，就可能伤及脾胃，影响吸收和消化功能。或许一开始准妈妈没觉出有什么不对劲，但时间久了，就会出现大便不畅、下身分泌物增多等现象，严重的还可能导致阴道炎，影响正常分娩。不仅如此，脾胃功能下降，会增加肠道疾病的感染、发病率，增大用药风险。

建议准妈妈吃常温下的新鲜蔬果，以补充身体水分；用凉白开代替冰水。同时，准妈妈要注意营养均衡，调养好身体，才能从根本上防止胃火上升带来的“口燥”。

准妈妈吃鸡蛋，需要注意什么

鸡蛋中含有丰富的蛋白质和卵磷脂，是准妈妈补充营养的首选。但是要想让营养能够充分地被吸收，在饮食搭配上要注意以下几点。

鸡蛋不要与白糖同煮：很多准妈妈有吃糖水荷包蛋的习惯。其实，鸡蛋和白糖同煮，会使鸡蛋蛋白质中的氨基酸形成果糖基赖氨酸结合物。这种物质不易被人体吸收，对健康会产生不良作用。

鸡蛋不要与豆浆同食：很多准妈妈喜欢在早上喝豆浆的时候吃个鸡蛋，或是把鸡蛋打在豆浆里煮。豆浆性味甘平，有很多营养成分，单独饮用有很强的滋补作用。但是豆浆中含有一种特殊的胰蛋白酶，与蛋清中的卵松蛋白相结合，会造成营养成分损失，降低二者的营养价值。

适合准妈妈吃的零食都有哪些

由于孕早期的妊娠反应，准妈妈的食欲会有所降低，所以零食就成了准妈妈手边的必备食物。准妈妈可以选择一些营养丰富、低糖、低热量、高膳食纤维的食物来充当零食。以下几种可供参考。

红枣：红枣被称为“天然维生素丸”，富含能使人延年益寿的维生素P，名列百果之首，并且维生素C的含量也很高，同时还富含蛋白质、脂肪、钙、磷、铁、胡萝卜素及B族维生素等多种营养成分。具有补血安神、补中益气、养胃健脾等功效，还能防治妊娠期高血压，非常适合准妈妈食用。

瓜子：瓜子的种类很多，如葵花子、西瓜子、南瓜子等。葵花子中富含维生素E，西瓜子中富含亚油酸，南瓜子中则含有蛋白质、脂肪、碳水化合物、钙、铁、磷、胡萝卜素、维生素B_1、维生素B_2等多种营养成分，且比例均衡，非常有利于人体的吸收和利用。

板栗：板栗富含蛋白质、脂肪、碳水化合物、钙、磷、铁、锌、B族维生素等多种营养成分，有补肾强筋、养胃健脾、活血止血等功效。准妈妈常吃板栗既可以健身壮骨，利于胎儿的健康发育，又可以消除自身的疲劳。

花生：花生又称“长寿果”或“植物肉”。它的味道香甜，有和胃、健脾、润肺、化痰、养气等功效。花生所含的人体必需的不饱和脂肪酸远比动物油多。另外，花生中的糖、钙、磷、卵磷脂、胆碱以及维生素A、维生素B、维生素E、维生素K等含量也很丰富。准妈妈每天吃一点儿花生可以预防产后

好孕链接

准妈妈除了上述几种零食外，也可以吃一定量的水果、酸奶、煮熟的鸡蛋、粗纤维饼干等。每次吃零食的量不要太多，最好在两餐之间吃，离正餐远一点儿，这样就不会影响正餐的进食量。并且不要边看书或边看电视边吃零食，一来不卫生，二来不利于消化。

缺乳。花生的内衣（即红色薄皮）中含有止血成分，可防治再生障碍性贫血。但花生脂肪含量较多，食用要适量，不可过多。花生受潮后易霉变，能致癌，所以应将其放在干燥处保存，霉变后一定不要再食用。

准妈妈该如何科学地食用水果

很多准妈妈由于妊娠反应剧烈，往往依靠吃水果来减轻妊娠反应，或者在没有胃口的时候，选择用水果代替正餐。其实这些行为都是错误的，准妈妈在孕期吃水果一定要适量，而且食用方法也需要注意。那么，孕期究竟该如何科学食用水果呢？

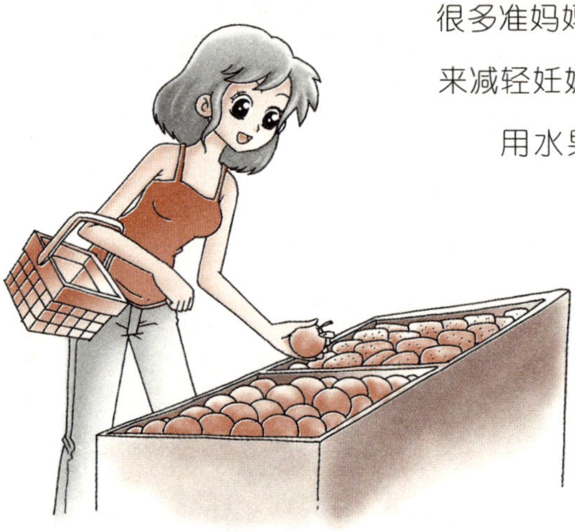

准妈妈吃水果一定要适量

❶ 每天食用水果最多不要超过500克，而且要尽量选择含糖量低的水果，不要无节制食用西瓜等高糖分水果。

❷ 吃水果最好在两餐之间。

❸ 水果中含有发酵糖类物质，因此吃后要漱口。

❹ 进食瓜果一定要注意饮食卫生，生吃水果前必须洗净外皮，不要用菜刀削水果，避免将寄生虫卵带到水果上。

好孕链接

建议非常喜欢吃水果的准妈妈，最好在怀孕第24周到第28周时，去医院进行定期血糖测定，随时监控，避免“妊娠糖尿病”的发生。

五、护理大讲堂

准妈妈可以经常泡热水澡吗

不可以。

因为高温环境可能造成胎儿无脑或脑神经缺陷。有研究显示，在怀孕的前3个月，如果准妈妈让身体温度持续超过39℃以上，容易造成发育中胎儿脊髓缺损。尤其是在怀孕第一个月，这种伤害的发生机会明显增高。因此，准妈妈在孕早期的3个月内，禁止泡热水澡，也杜绝接触其他的高温环境。洗澡的时候，最好把水温控制在38℃以下，并缩短洗澡的时间。

孕早期之后，准妈妈泡热水澡也要因个人体质而定。因为此时准妈妈的血液循环和常人不同，在经历冷、热水的过度刺激后，心脑负荷可能无法像一般人那样调节得那么好，很可能产生休克、晕眩或虚脱的情况。所以，建议准妈妈采用其他方法替代泡热水澡，比如淋浴，虽然用热水淋浴并不是那么舒适并且可能会有点烫，但这是一种相对比较安全的放松方式。

家中不宜摆放哪些花草植株

并非所有的绿色植物都绝对安全、环保，有些绿色植物非但不环保，反而要吸收氧气或释放有毒气体；还有一些绿色植物会释放一些令人不愉快的气体或让人皮肤过敏。因此，室内的绿色植物不宜摆放过多，特别是卧室，准妈妈在室内摆放绿色植物时，一定要弄清植物的生态习性，以免起到反作用，污染了室内环境。以下植物，准妈妈最好不要摆放在家中。

容易产生过敏的花草：如洋绣球、紫荆花等。紫荆花所散发出来的花粉如果与准妈妈接触过久，会诱发哮喘症或使咳嗽症状加重；洋绣球花（包括五色梅、天竺葵等）散发的微粒，如果与准妈妈接触，会使准妈妈的皮肤过敏引发瘙痒症。

松柏类植物：包括玉丁香、接骨木等，这类植物会分泌脂类物质，放出较浓的松脂味，对人体的肠胃有刺激作用，闻久了，会引起恶心、食欲下降，尤其对已怀孕的准妈妈影响较大。

本身含有毒性的花草：含羞草、郁金香、夹竹桃、秋水仙等有微毒的植物，如果过多接触含羞草会引起毛发脱落、眉毛稀疏；郁金香花朵含有一种毒碱，接触过久，会加快毛发脱落；夹竹桃可分泌一种乳白色液体，长期接触会使准妈妈出现昏昏欲睡、智力下降等症状。

耗氧性花草：如丁香、夜来香等，它们进行光合作用时，大量消耗氧气，影响人体健康。夜来香在晚上还会散发出大量刺激嗅觉的微粒，闻得太久，会使准妈妈感到头晕目眩、郁闷不适，甚至失眠。兰花、百合花的香气也会让准妈妈过度兴奋而引起失眠。

准妈妈如何健康使用手机

孕早期是胚胎组织分化、发育最为关键的时期，如果准妈妈长期不正确地使用手机，可能会对胎儿器官发育产生影响。准妈妈在妊娠早期应尽量少使用手机，以避免对胎儿造成危害。在使用时可参考以下建议。

① 手机的充电器在充电时，周围会产生很强的电磁波，能杀死人体内的免疫细胞，所以，准妈妈应远离手机充电插座30厘米以上，切忌放在床边。

② 在信号接通的瞬间最好把手机放在离头部远一点的地方，这样可以减

少80%～90%的辐射量。

③ 在通话过程中，让手机与大脑相距15厘米。建议最好使用耳机，以避免手机天线靠近头部，从而减少辐射的直接危害。有座机的时候最好改用座机通话。

④ 不要把手机挂在胸前，或者靠近腹部，因为即使在待机状态下，手机周围也存在电磁波辐射，虽不及接通时危害大，但长时间也会对准妈妈和胎儿造成伤害。

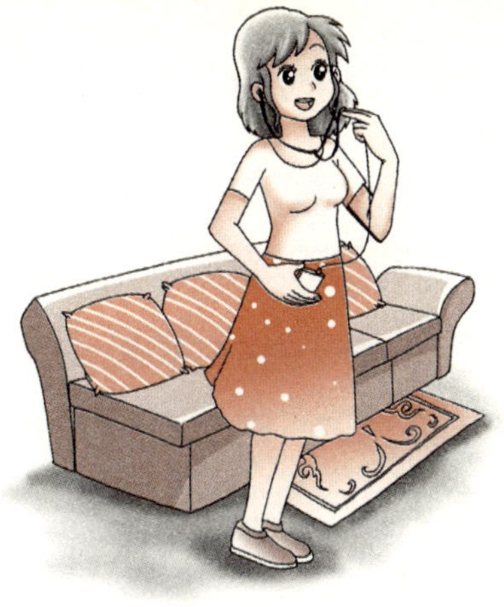
在通话过程中准妈妈最好使用耳机

⑤ 多吃一些胡萝卜、豆芽、番茄、油菜、海带、卷心菜、瘦肉、动物肝脏等富含维生素A、维生素C和蛋白质的食物，以便加强机体抵抗电磁辐射的能力。

照B超对胎儿是否有害

B超是超声传导，不存在电离辐射和电磁辐射，是一种声波传导，这种声波对人体组织没有什么伤害。但如果声波密集在某一固定地方，又聚集很长时间的话，就会有热效应，这种热效应达到一定程度时，可能会对人体组织产生不良的影响，影响细胞内的物质。高强度的超声波可通过它的高温及对组织的腔化作用，对组织产生伤害。但事实上，医学使用的B超是低强度的，对胎儿是没有危害的，至今尚没有B超检查引起胎儿畸形的报道。所以，目前，各医院在产科领域中使用的B超检查对胎儿是安全的。

不过，这并不意味着在整个妊娠期都可以随意地作B超检查，而没有时间和次数的限制。有研究证明，如果照B超的时间超过了20分钟，就会对胎儿产生不可逆的不利影响。所以，建议准妈妈每次做B超的时间不要超过5分钟。整个孕期如果没有出现异常状况的话，只照3～4次B超即可。

准妈妈如何选择合适的胸罩和内裤

胸罩的选择

随着乳房的不断增大，准妈妈以前的胸罩可能就不太合身了，胸罩太紧会压迫到乳房，还会因与乳头磨擦而影响以后的哺乳。所以，建议准妈妈最好重新购买胸罩。选购时可参考以下建议。

❶ 准妈妈可以选择舒适、吸汗、透气的纯棉质面料。色调应该选择明亮、轻快的，如白色、粉色、淡蓝色等可以带来好心情的颜色。

❷ 合适的肩带应该在肩胛骨和锁骨之间，这样才不会有束缚感。在选购的时候，最好试穿一下，可以举手、耸肩，看看它是否会掉下来或感到不适。

❸ 孕期最好选择全罩杯的胸罩，并有软钢托支撑。

❹ 一般是每2个月为一个阶段，每个阶段至少准备2套内衣。当然，具体还要看准妈妈乳房的变化情况，应该以穿戴舒适为准则。

❺ 不要穿戴过紧的胸罩，有可能会导致细微纤维进入乳腺管造成堵塞。另外，不要贴身穿化纤衣服或羊毛类的衣服。胸罩要单独清洗。

❻ 准妈妈的内衣首先应该方便穿脱、清洗，尤其是在孕晚期，最好选择搭扣在前面的。

内裤的选择

孕期准妈妈在挑选内裤时，可参照以下几点。

❶ 由于准妈妈的阴道分泌物增多，所以最好选择透气性好、吸水性强及触感柔和的纯棉质内裤。因为纯棉材质对皮肤无刺激，不会引发皮疹。

❷ 准妈妈可以选择孕妇专用内裤，这种内裤一般都有活动腰带的设计，方便准妈妈根据腹围的变化随时调整内裤的腰围大小。一般裤长是加长的，高腰的设计可将整个腹部包裹，具有保护肚脐和保暖的作用。

❸ 在妊娠晚期，准妈妈还可以选择有前腹加护的特殊孕妇内裤，这种内

裤可以起到托腹带的功效，减轻准妈妈的身体负担，让准妈妈轻松过孕期。

准妈妈唇部干燥时可以用润唇膏吗

一般建议准妈妈不要使用。

润唇膏本质上是外用药品，各个厂家的选料、配方、制作技术都不同，虽然有些产品标明是孕妇唇膏，但实际上大部分唇膏是合成剂，成分多样，给判断能否使用该种药品带来较大困难。

准妈妈最好选用天然的维生素E来滋润嘴唇；还可以通过补充花生油或者是天然植物油来改善嘴唇干裂的症状。

不同肤质的准妈妈如何护理皮肤

进入孕期之后，由于体内激素水平的变化，准妈妈的皮肤可能这个月很油，下个月就变得很干燥，面对这种难以预测的皮肤变化，准妈妈不必特别担忧，以下方法可以帮助准妈妈缓解困扰。

干性皮肤护理

随着胎儿的生长发育，可能需要从准妈妈的体内吸收更多的血液和水分，其中的来源就是准妈妈的皮肤，因此准妈妈身体内所需要的水分会大量增加，所以可能很难保持皮肤的水润，特别是手和脚。

首先，准妈妈需要保持房间湿度适宜，并且不要频繁地洗澡。其次，应每天使用温和的洗面乳调整干性皮肤，使用具有保湿作用的润肤霜，并且外出时一定要涂防晒霜。如果准妈妈的皮肤出现脱皮等现象，一定要使用专业的磨砂膏将死皮祛除。并且每周使用一次保湿滋润的面膜。

油性皮肤护理

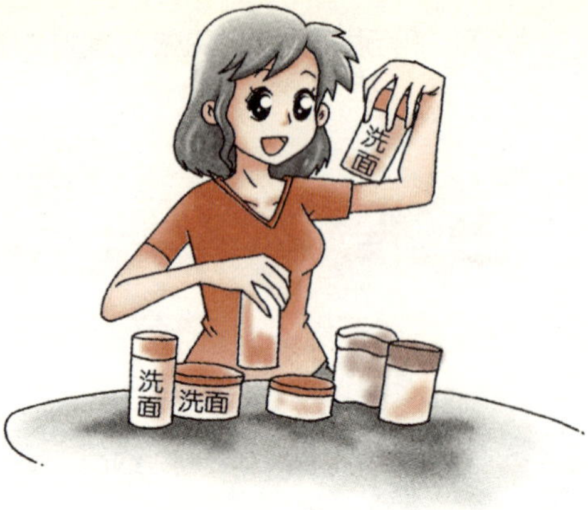

孕期准妈妈要特别注意护理皮肤

在怀孕的前3个月，由于身体内的雌性激素水平激增，许多准妈妈都会经历一个痘痘爆发的阶段，特别是怀孕前就属于油性皮肤的准妈妈。由于怀孕的前3个月是胚胎发育的重要阶段，所以对付这个时期的皮肤问题不能使用一般的祛痘产品。

在这个阶段，准妈妈要避免选用一些流行的含有水杨酸等磨砂作用的洗面乳、化妆品和润肤霜。但如果怀孕3个月后仍然出油很多的话，可以使用一些比较温和的产品，因为这时胎儿已经进入正常的发育阶段了。

准妈妈可以使用温和的洗面乳清洁面部，一天两次，避免使用一些滋润型的产品，因为所含有的润肤剂可能会堵塞毛孔。另外，要加强保湿，每周使用一次面膜导出毛孔油脂，尽量避免阳光的照射，外出的话一定要使用防晒霜。

怀孕后经常下厨做饭的准妈妈，应该注意哪些问题

厨房是粉尘、有毒气体密度最大的地方。因为煤气或液化气的成分十分复杂，燃烧后在空气中会产生多种对人体极为有害的气体，尤其是对准妈妈的危害更严重。其中放出的二氧化碳、二氧化硫、二氧化氮、一氧化碳等有害气体，要比室外空气中的浓度高出好多倍，加之煎炒食物时产生的油烟，使得厨房被污染得更加严重。

当这些大量有害气体被吸入体内后，会通过呼吸道进入到血液中，再通过胎盘屏障进入胎儿的组织和器官内，由此，会使胎儿的正常生长发育受到干扰和影响。所以准妈妈最好少去厨房，如果需要去，一定要尽量减少停留时间，并注意以下几点。

❶ 厨房应安装抽油烟机，因油烟对准妈妈不利，可危害胎儿，炒菜、炸食物时，油温不要过高。

❷ 淘米、洗菜，尤其在春冬季，尽量不用手直接浸入到冷水中，避免因着凉受寒而诱发流产。

❸ 有早孕反应时，尽量不要去厨房，因油烟和其他烹调气味会加重恶心、呕吐。

❹ 烹饪过程中，尤其在妊娠晚期，应注意不要让锅台直接顶压已经膨出的腹部。

❺ 能坐在椅子上操作的就坐着做，以减轻腿部疲劳、水肿。

牙齿保健有哪些方法

孕期，由于准妈妈口腔细菌分泌的毒素作用引起牙龈炎，使牙龈平滑光亮、暗红色肿胀、容易出血，有时还形成触之易出血的硬肿块。而且准妈妈在怀孕后，由于分泌素的作用使得口腔中的唾液变为酸性，对牙齿有腐蚀作用而造成龋齿。加之早孕时偏好酸性食物，并使得胃部常泛酸水至口腔中，加剧龋齿。所以，准妈妈更要注重口腔卫生，以下方法可供参考。

❶ 选择刷毛柔软的牙刷，免得碰伤牙龈，少吃坚硬和刺激性的食物，如辣椒、酒，多吃软而富含维生素C的新鲜蔬菜和水果，以减少毛细血管的渗透性。

❷ 坚持早晚及进食后漱口，如果吃酸性零食引起了牙齿过敏，可嚼川椒粒或选用脱敏牙膏，不能刷牙时可选用漱口水代替。

❸ 每次孕吐后用20%的苏打水漱口，中和胃酸对牙齿的腐蚀。发生牙龈炎时避免吃刺激性食物，要进食有营养的软食。

❹ 如果有必须拔掉的牙齿，宜在妊娠3～7周之间进行，避免引发流产和早产。经常叩动上下牙齿，增加口腔唾液的分泌，其中一些物质具有杀菌和洁齿作用。

六、胎教大讲堂

准妈妈爱漂亮，胎儿最开心

事实上，美容、穿衣也是胎教，准妈妈完全有必要精心打扮自己。

姣好的容颜会给准妈妈带来许多欢乐，怀孕了，准妈妈就更应精心打扮。一方面对自己容颜、服装的关心会使准妈妈忘掉妊娠中不快的反应；另一方面，他人看到准妈妈漂亮的容貌而发出的由衷称赞，会使准妈妈保持自信、乐观，心情舒畅。

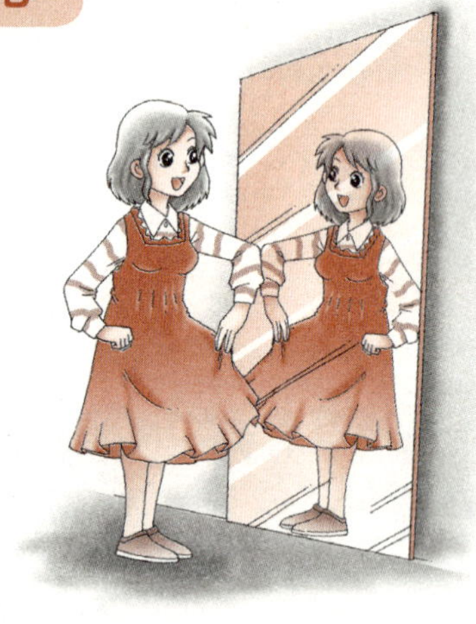

准妈妈爱漂亮，宝宝最开心

建议准妈妈选一些颜色明快、合适得体的孕妇装束，打理好一头干净利索的头发，偶尔还可以化个淡妆（注意选择安全化妆品，并避免浓妆），让自己精神焕发，充满自信。让胎儿在出生前就感受到美女准妈妈的个人魅力。

作一个胎教计划，每天执行

其实制订一个妊娠期间胎教的总课程是非常必要的，因为准妈妈和胎儿是“一心同体”的，如果准妈妈的生活没有规律，胎儿当然不会有很规律的生活节奏。因此，准妈妈应该每天合理、有规律地对胎儿进行胎教，以培养胎儿良好的生活规律。准妈妈可以根据自己的实际情况制订一个胎教计划，以下计划可供准爸爸准妈妈参考。

	时间	生活、行动	胎教内容
上午	6：00	起床，准备早饭，洗衣服	听舒缓的轻音乐
	7：00	吃早饭，收拾饭桌	给胎儿讲在洗脸间、厨房的行动及早饭内容
	8：00	打扫房间	唱歌
	9：00		给胎儿读幼儿画册、讲故事并与其对话
	10：00		
	11：00	吃午饭	
	12：00	午睡	
下午	1：00	做做针线活	通过对话与胎儿进行交流
	2：00	可以写日记、记账等杂事	
	3：00	散步	进行自然科学的学习
	4：00	去超市购物	
	5：00	小憩片刻，准备晚饭	听音乐
晚上	6：00	吃晚饭	
	7：00	收拾饭桌、洗澡	
	8：00		准爸爸准妈妈互相配合与胎儿进行对话
	9：00	阅读（报纸、杂志等）	
	10：00	睡觉	休息

胎教不只是准妈妈可以做

其实胎教不只是准妈妈一个人的事，要靠家庭全体成员共同进行。特别是准爸爸，应多关心和体贴准妈妈。此外胎儿最爱听准爸爸的声音，胎儿的听觉更容易接收低频声音，准爸爸最好能每天定时和准妈妈一起给胎儿抚摸、对话、唱歌、呼唤他的名字。家里的其他成员对胎教也很重要，因为胎教主要是让准妈妈有个好心情，而情绪的好坏主要取决于与之关系亲密的人的态度。所以说进行胎教需要全家人的共同努力，要为准妈妈创造一个和谐、温馨、祥和、甜美的家庭生活环境，使准妈妈始终保持良好的心境，这才是最好的胎教。

胎教过程中最不适合做的4件事

胎教不当也会给胎儿带来危害，除不良情绪能影响胎儿健康外，不合理的语言教育、运动教育以及噪声等，都会给准妈妈和胎儿带来隐患。

❶ 忌不良情绪。准妈妈精神紧张，大喜大悲，情绪不定，使母体内的激素分泌异常，造成对胎儿大脑发育的危害。因此，准妈妈要使自己精神愉快，心情舒畅，对生活充满希望。

❷ 忌噪声。噪音能使准妈妈内分泌腺体的功能紊乱，从而使脑垂体分泌的催产激素过剩，引起子宫强烈收缩，导致流产、早产。因此，准妈妈要警惕身边的噪声，不要受噪声影响，更不要听震耳欲聋的刺激性音响。

❸ 忌不合理的运动胎教。与胎儿做运动联络时，要轻抚胎儿，每天2～4次为宜，有时胎儿也会不遵母命，此时就要耐心等待，不要急于求成。

❹ 切忌大声粗暴地训话，这样会造成胎儿烦躁不安。等胎儿生下来以后，会变得十分神经质，以致对语言有一种反感和敌视态度。

准爸爸准妈妈一起来做抚摸胎教吧

抚摸时间

一般以早晨和晚上开始做为宜，每次时间不要太长，5～10分钟即可。

抚摸胎教的好处

❶ 抚摸胎教能够激发胎儿活动的积极性，促进运动神经的发育。经常受到抚摸的胎儿，对外界环境的反应会比较机敏，出生后翻身、抓握、爬行、坐立、行走等大运动发育都能明显提前。

❷ 抚摸胎教可以锻炼胎儿皮肤的触觉，并通过触觉神经感受体外的刺激，从而促进了胎儿大脑细胞的发育，加快胎儿的智力发展。

❸ 在进行抚摸胎教的过程中，不仅让胎儿感受到父母的关爱，还能使准妈妈身心放松、精神愉快，也加深了一家人的感情。

PART 5

4月方案：令人激动的胎心音

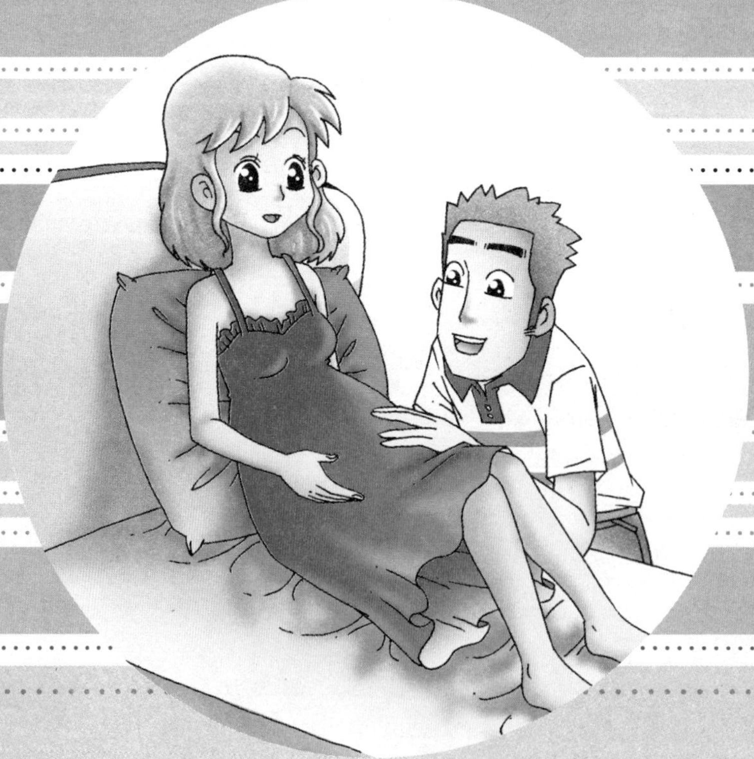

一、生理变化

准妈妈身体变化

到这个月底，准妈妈的体重会比孕前增加2.5～4千克。小腹隆起已经比较明显，子宫已如一个正常宝宝的头部大小，子宫底在肚脐与耻骨联合之间，整个子宫已经被宝宝、胎盘与羊水占满，并随着宝宝的增长，逐渐增大。

这一时期，准妈妈能明显感觉到乳房增大，而且乳头周围发黑的乳晕变得更加清晰。恶心、呕吐等早孕现象已经逐渐消失，准妈妈的胃口开始增大，心情也比较稳定。尿频、白带多的现象依然存在，基础体温逐渐呈低体温状态，并且一直会持续到分娩结束。

从现在开始，准妈妈需要按照医生的要求，定期去医院检查，观察胎儿、胎盘、胎心、母体的变化状况，以便发现问题及时处理。

宝宝对妈妈说

妈妈，我现在已经知道自己到底是男孩还是女孩啦，你想不想知道呀？好想告诉你，不过现在还不是时候，妈妈可要耐心等待哦。还有，我现在的听觉神经已经基本上发育成熟了，能听到好多好多的声音呢，妈妈，你现在可以整天对着我唠叨了，我会是妈妈的小耳朵，仔细地听妈妈讲的每一句话，才不会像准爸爸那样嫌你啰唆呢！

到这个月底，我就能长到10～20厘米高了，重量在120克左右。现在胎盘已经形成了，我以后会长得更快的，妈妈可要好好地加强营养哦。虽然我的肌肉和骨骼都在发育当中，但是我的手脚已经能够稍微地活动了，不过我现在气薄力小，妈妈可能感觉不到我在动弹。等我再长大一些的时候，就能踢妈妈的肚子啦！

二、难题解决方案

妊娠牙龈炎反复发作，如何防治呢

由于准妈妈体内的孕激素增多，使得牙龈毛细血管扩张、弯曲，弹性减弱，血液淤滞，从而引发牙龈炎。另外，牙齿排列不整齐，有牙垢，口腔卫生差和喜欢张口呼吸等因素，也容易导致准妈妈发生妊娠期牙龈炎。

牙龈炎在给准妈妈带来痛苦的同时，还会影响到胎儿的健康发育。如果准妈妈患有牙龈炎，病菌就会从牙龈进入体内，使准妈妈的免疫系统作出反应，诱发子宫收缩，宫颈扩张，引发早产。并且口腔病所产生的细菌毒素有可能进入血液循环系统，通过胎盘影响胎儿，使胎儿在宫内受到感染，影响胎儿的正常发育，甚至导致畸形。

饮食营养方案

❶ 少吃零食和甜食。减少零食及少吃甜食和黏性大的食物，是降低牙龈炎发病率最有效的方法。吃甜食会使准妈妈的唾液pH值改变，口腔内的酸碱平衡就会被打破，很多准妈妈很难做到及时地清理口腔，所以使得妊娠牙龈炎的发病率增加。本来孕前没有牙龈炎的准妈妈，由于孕后毫无顾忌地吃零食和甜食，也会患龋病等牙龈炎症。**知识链接：** 准妈妈每日进食的糖量应该控制在50克以下。

❷ 摄取充分的营养。蔬菜、水果、米饭、鱼、肉、蛋、奶类都要均衡摄取，这样不仅可以减少牙龈炎的发生，而且还能为胎儿提供成长所需的钙质、磷、维生素等，尤其是钙质（如牛奶、鱼虾之类），不但有助于胎儿发育及长出坚固牙齿，还可以帮助准妈妈维护自身的身体健康。

❸ 餐后漱口，早晚刷牙。

起居方案

❶ 适当地咀嚼一些不含蔗糖的口香糖。如木糖醇口香糖，木糖醇是一种从白桦树或橡树中提取的甜味剂，不含蔗糖，因此不会引起蛀牙。这种口香糖具有促进唾液分泌、减轻口腔酸化、抑制细菌和清洁牙齿的作用，如果准妈妈怀孕期间能在餐后和睡觉前咀嚼一片，每次咀嚼5分钟以上，对于牙齿和牙龈健康是很有帮助的。**数据解读：** 研究发现，坚持每天食用木糖醇含量占50%以上的木糖醇口香糖，可以使蛀牙的发生减少70%左右。

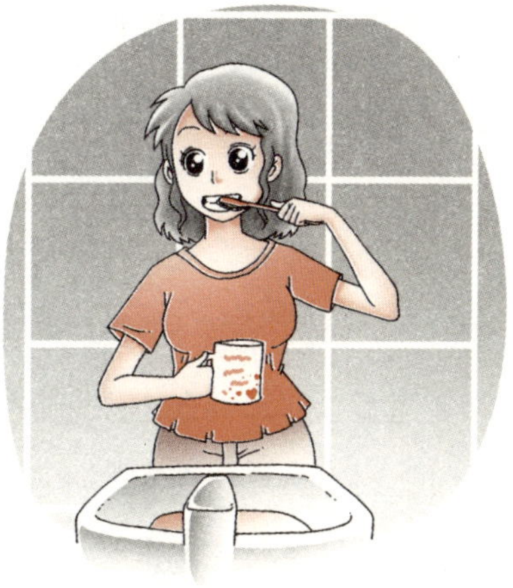

餐后及时刷牙漱口，可以有效防治牙龈炎

❷ 餐后要及时漱口，坚持每日两次有效刷牙。对于容易感染蛀牙的准妈妈，可以适当用一些局部使用的氟化物，如氟化物漱口液、氟化物涂膜等。

❸ 适量的运动。准妈妈在平时可做上下叩齿动作，这样不仅能增强牙齿

的坚固性，同时可增加口腔唾液分泌量，其中的溶菌酶具有杀菌、洁齿作用。

❹ 作好定期口腔检查和适时的口腔治疗。孕期口腔疾病发展较快，定期检查能保证早发现、早治疗，使病情限于小范围。

安享孕期一点通

准妈妈在妊娠期因为口腔组织敏感性增高，刷牙时建议选用刷头小、刷毛软、磨毛的保健牙刷。这样不仅清洁效率高，而且不会损伤牙龈，牙刷最好每个月更换一次。**刷牙方法：** 三三三刷牙法，即每次在饭后3分钟之内刷牙，每颗牙的3个面——内侧、外侧、咬合面都要刷，每次刷牙不能少于3分钟。

如果准妈妈由于吃酸性零食过多而引起牙齿过敏，建议嚼含川椒粒，或在刷牙时使用脱敏牙膏。如果出现齿龈出血或是水肿，最好使用能消炎止血的药物牙膏。如果有龋齿，要选用含氟或含锶的牙膏。适量用氟可以减少龋病和牙周病的发生，因此推荐准妈妈长期使用含氟牙膏。

孕产专家告诉你

准妈妈在计划怀孕前，应该进行一次全面完整的口腔健康检查，如果已经患有牙病，最好在怀孕前就给予正确的治疗。

有不少准妈妈在出现牙龈炎时没有及时去医院诊治，认为孕期的任何治疗都会影响到胎儿。专家告诫已患牙龈炎的准妈妈，一旦出现口腔问题，一定要及早就医，牙科药物许多是局部用药，对准妈妈来说是安全的，所以准妈妈不要因害怕药物会给胎儿带来副作用而拒绝就医。如果应对措施不当，导致的后果可能比牙龈炎本身更严重。

胃部有灼烧感，怎样减轻这种不适呢

到怀孕后期，随着胎儿的不断长大，腹部的空间越来越小，胃部会被挤压，从而造成胃酸被"推"回食道，导致胃部泛酸，造成烧灼的感觉。

同时，准妈妈在怀孕期间，胎盘会分泌一种叫孕酮的激素，使子宫的平滑肌变得松弛。但这种激素也会使隔离食道和胃的阀门（也叫贲门）变松，导致胃酸回流到食道里，从而产生不舒服的烧灼感。孕酮还会减慢食道和肠的波状收缩，使消化变慢。这些都会导致准妈妈从胸部到咽喉之间产生烧灼感。也就是所谓的胃灼热。

饮食营养方案

❶ 在发生胃灼热期间，应避免食用容易引起胃肠不适的饮料和食物，如碳酸饮料，咖啡因饮料，巧克力，酸性食物，肉类熟食，薄荷类食品，味重、辛辣、油炸或脂肪含量高的食品。

❷ 白天应尽量少食多餐，使胃部不要过度膨胀，即可减少胃酸的逆流。睡前2小时不要进食，饭后半小时至1小时内避免卧床。

❸ 放慢吃饭的速度，细嚼慢咽。不要在吃饭时大量喝水或饮料，以免胃胀。吃东西后嚼块口香糖，可刺激唾液分泌，有助于中和胃酸。

❹ 多吃富含β-胡萝卜素的蔬菜，及富含维生素C的水果，胡萝卜、甘蓝、红椒、青椒、猕猴桃以及一些谷类食物和水产品都是不错的选择。

营养解读： 只有在饮食中同时含有维生素C和维生素E等的重要抗氧化剂时，β-胡萝卜素才能发挥它的抗癌作用。大量吸烟或喝酒者应该小心服用β-胡萝卜素，因为它会提高患心脏病和癌症的概率。

起居方案

❶ 穿着宽松舒服的衣服，不要让过紧的衣服勒着腰和腹部。**安睡窍门：** 睡觉时多垫几个枕头或楔形的垫子，垫高上半身，有助于使胃酸停留在胃里，促进消化。

❷ 保持适当的运动，每天散散步或做一些力所能及的家务，不但能够促进消化，防止胃酸倒流，还有利于胎儿的生长发育。

③ 睡觉时，尽量以枕头垫高头部15厘米，以防止发生逆流。

④ 若有抽烟习惯的准妈妈，必须戒烟，因为抽烟会加速胃酸的分泌。

心理方案

准妈妈要保持良好的心情，避免发生不愉快的事情，因为任何精神方面的不良刺激，都会招致消化不良，加重身体的各种不适。准妈妈最好多听音乐或观赏美术作品，以使自己心情愉快。

孕产专家告诉你

对于本身有胃病的准妈妈，在无法鉴别是由胃炎还是妊娠引起的胃烧痛时，建议到医院咨询医生，防止胃炎的加重。另外如果准妈妈呕吐得很厉害，出现一些酸中毒的症状，也应及时去医院就诊。

准妈妈应怎样科学地补钙呢

钙是人体内含量最多的矿物质，准妈妈怀孕以后，消耗的钙量要远远大于普通人，若准妈妈没有注意补充钙，血钙浓度就会降低，会出现抽筋、酸痛、浮肿等现象，严重的话会形成高血压、难产、牙齿松动、骨质软化症、产后乳汁不足等病症，进而影响未来的健康。同时胎儿发育所需要的钙是由母体透过胎盘来供给的，其中有99%用来制造骨骼，如果准妈妈饮食摄取的钙不足，可导致胎儿的骨骼与牙齿发育不良，新生儿也因为血钙低而容易惊厥，易有水肿发生。另外，由于钙对智力发育与神经系统十分重要，缺钙更会影响胎儿将来的智力发展。所以，孕期补钙是准妈妈的一项重要工作。

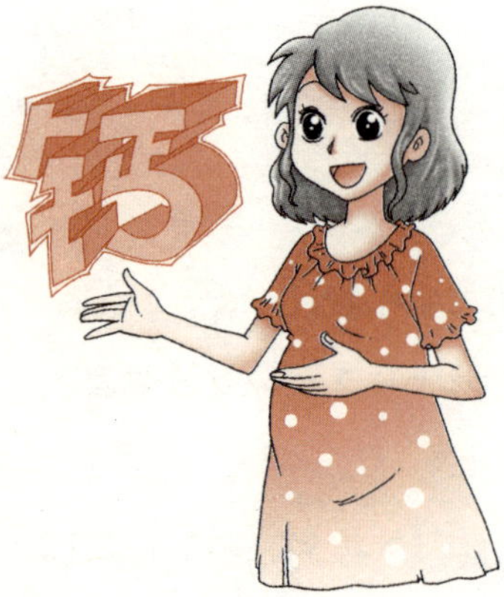

准妈妈在孕期要学会科学补钙

饮食营养方案

❶ 进行可靠有效的食补。准妈妈在饮食中应有意安排富含钙质的食物摄人，特别是早期孕吐反应剧烈的准妈妈更要加强。多吃一些虾皮、腐竹、黄豆以及绿叶蔬菜等含钙量丰富的食物，并且保证每天2袋牛奶的摄人量。

数据解读：一般成人每天钙的供给为800毫克。孕期准妈妈需要保证胎儿骨骼的正常发育，又不动用自身的钙，建议到孕中期以后，准妈妈每天补充1000毫克钙，晚期可达1200毫克。

❷ 补钙的同时还要注意补充磷。如果磷摄人不足，钙磷比例不适当，尽管补充了足够的钙，钙的吸收和沉积并无明显增加。海产品中磷的含量十分丰富，如海带、虾、蛤蜊、鱼类等，另外蛋黄、肉松、动物肝脏等也含有丰富的磷。

❸ 从怀孕中期开始补充维生素D和钙剂。怀孕16周后，准妈妈可以在医生的指导下每天服用补钙制剂，尤其是出现缺钙症状的准妈妈，可以一直服用至怀孕36周。**营养解读：**准妈妈在两餐之间服用钙剂，可避免食物中不利因素的影响，有利于钙的利用，而且分次服用钙剂比集中服用的效果更好。

❹ 不要过多地摄人食盐。摄人食盐过多会增加钙从尿中流失。成人摄人0.5克盐/日，尿中的含钙量不变，若增加至5克，则尿中的钙量显著增加。

❺ 酒精、可乐饮料、菠菜等食物中含有植物酸、草酸和鞣酸，会与钙离子结合形成不溶性的钙盐，影响钙的吸收，准妈妈在补钙期间需要注意。

❻ 铁对钙的吸收有一定的抑制作用，同样，钙对铁的吸收也不利，如果准妈妈有缺铁性贫血，那么补钙与补铁的时间最好隔开。

黄金配餐

早餐：麦片牛奶羹

将50克麦片放在带盖杯子中，适量开水冲人，加盖闷5分钟。喝的时候加人200毫升热牛奶。泡麦片时，还可加人一大勺炒熟打碎的黑芝麻。

点评：主食里麦片的含钙量最高，与牛奶、黑芝麻同饮，可以起到很好的补钙作用。早餐要吃得丰富，还可吃含钙量较高的芝麻酱、卤鸡蛋、全麦面包等，经常变换搭配。

中餐：木樨肉、虾皮汤

木樨肉：瘦肉丝100克，鸡蛋1个，干黑木耳、黄花菜各30克。先单独炒鸡蛋，然后炒肉丝。肉丝炒以前先用生抽、味精腌一下，炒时拌一点红薯芡粉。然后油烧热，放葱花、姜末，煸炒泡好的木耳、黄花菜。最后放盐、鸡精和炒熟的鸡蛋、肉丝，翻炒几下出锅。炒黄花菜时可放少许水，以免炒出的菜太干。

虾皮汤：在锅中加入一两碗清水，开火烧开。将虾皮和紫菜放入锅内，冬瓜、黄瓜、番茄或菠菜，家中有什么菜，根据自己喜好，随意放一两样。如果午餐蛋白吃得少，可以将一个鸡蛋搅碎，甩入锅中。

点评：虾皮、紫菜富含钙质，经常食用，对于预防缺钙很有帮助。但做这些菜肴时，注意尽量少放油，如果做木樨肉需要炒3次，可以待肉丝出锅时，将锅中剩下的一点油烧热，再炒木耳等。

晚餐：皮蛋嫩豆腐

将内酯豆腐用小刀划成方块，放入微波炉中大火加热3分钟取出，撒上切碎的皮蛋，淋上生抽、香油即可。

点评：这道菜中钙和磷的含量十分丰富，比例适中，有助于钙的吸收。

起居方案

准妈妈平时应该多晒太阳。阳光中的紫外线能穿透到皮肤下面，使皮下的7-脱氢胆固醇变成维生素D，维生素D能大大促进胃肠道对钙、磷等矿物质的吸收，准妈妈如果多晒太阳，就能得到足量的维生素D，从而使胎儿的骨骼和牙齿变得更结实，肌肉变得更强壮。准妈妈最好选择在上午或午后晒太阳，要避开正午的阳光，以免晒伤皮肤。**知识链接：**准妈妈如果在阳台上晒太阳，必须打开窗户，因为紫外线的波长为296～310nm，不能穿透普通的玻璃，隔着玻璃晒太阳，基本上没有什么效果。

另外，钙容易与草酸、植酸等结合，影响钙的吸收，因此补钙最佳时间应是在睡觉前、两餐之间。注意要距离睡觉有一段的时间，最好是晚饭后休息半小时，因为血钙浓度在后半夜和早晨最低，最适合补钙。

安享孕期一点通

蔬菜中含有的草酸，与钙结合形成草酸钙，不利于钙的吸收。像菠菜、苋菜、韭菜、茭白等，含草酸就比较高，建议准妈妈在食用之前用开水氽烫一下，使草酸溶于水中。准妈妈在喝骨头汤的时候不妨放点醋，因为在一定的酸性环境下，骨头中的钙离子容易游离出来，有助于钙的吸收。

孕产专家告诉你

一旦腿脚抽筋比较严重，或微量元素检查钙缺乏较多，准妈妈就必须在医生的指导下服用钙剂。切勿擅自服用，因为准妈妈服钙片过多不仅容易造成胎儿颅缝过早闭合导致难产，甚至会使胎盘过早老化引起胎儿发育不良。另外，钙摄入量过高不利于其他微量元素，如铁、锌、镁、磷的吸收利用，尤其是缺铁，容易引起贫血。

三、你应该了解的

学会测量宫底高

准妈妈怀孕以后，子宫的增大有一定规律性，每月的增长也有一定的标准。每月的产检，妇产科的医生会通过给准妈妈测量宫底高及腹围，估计胎儿在宫内的发育情况。因此，从宫底高的增长情况也可以推断妊娠期限和胎儿的发育情况。自测方法如下：

测量前，准妈妈需要排空膀胱。然后平躺在床上，保持全身放松。然后将测量尺的末端放置于耻骨联合的上缘顶端，测量尺平置在腹部上，到达宫底顶端，读取两者之间的距离。

妊娠24周之后，准妈妈获取的子宫底测量数据通常会与孕周数（24周时宫底高约为24厘米，此后同理）吻合，也可能存在一些差异（增加或减少1～2厘米）。如果测量数据与预期孕周宫底高度的差异超过1～2厘米，增加可能意味着多胎妊娠或羊水过多，减少则提示宝宝发育不良。

准妈妈也可以参考下表中的数据，自己估算宫底高：

第三个月末	子宫底约在耻骨联合上缘2～3横指	第七个月末	子宫底在脐上3横指
第四个月末	子宫底达脐和耻骨联合上缘之间	第八个月末	子宫底在脐和剑突之间
第五个月末	子宫底在脐下2横指	第九个月末	子宫底在本月达到最高点，在剑突下2横指
第六个月末	子宫底与肚脐持平	第十月时	宫底下降回复到8个月末水平

好孕链接

建议准妈妈使用非弹性材料制成的测量尺，如裁缝使用的尺子。此外，由于孕晚期及分娩时取仰卧位可能导致宫底高度读数较高，由此导致读数以及孕龄估计的错误。因此建议测量宫底高度时，准妈妈采取半卧位。

唐氏综合征筛查

唐氏综合征筛查，是通过检测准妈妈血液中甲型胎儿蛋白（AFP）及人类绒毛膜促性腺激素（β-hCG）的浓度，检查胎儿是否存在染色体方面的异常。其检查时间控制非常严格，一般是在孕期的16～18周之间，无论是提前或是错后，都会影响检查结果的准确性。如果错过了时间段，无法再补检，只能进行羊膜穿刺检查。

“唐氏综合征”在医学上称为21三体综合征，又称先天愚型。人类细胞的染色体对数应该为23对（46条），其中一半来自父亲，一半来自母亲。正常人有22对常染色体，而另一对是决定性别的性染色体。唐氏综合征的病因就是在患者的第21对染色体上多了1条染色体，因为多了1条21号染色体，所以称21三体综合征。

目前在活产的新生儿中，唐氏综合征发生率是1/800～1/700。患有唐氏综合征的新生儿多为小于胎龄儿或早产儿，表现为肌张力低下、韧带松弛，随着发育表现为智力严重低下，智商20～25，同时还可能伴有先天性心脏病、消化道畸形，成年后可能伴有白内障、精神异常。唐氏综合征是一种偶发的疾病，患者存活年限是20～30年。以前认为只有35岁以上的准妈妈怀孕才有可能生这样的孩子，经过统计，只有25%～30%的唐氏综合征发生在35岁以上的年龄组，70%～75%的病例出生于年轻的孕妇。所以每一个怀孕的准妈妈都有可能孕育先天愚儿，因此每个怀孕的准妈妈都应该作常规唐氏综合征筛查。

检查时医生会将甲胎蛋白值、绒毛膜促性腺激素值，以及准妈妈的年龄、体重、怀孕周数等数值输入电脑，由电脑计算出胎儿出现唐氏综合征的危险性。如果化验结果显示危险性低于1/270，就表示危险性比较低，胎儿出现唐氏综合征的机会不到1%。但如果危险性高于1/270，就表示胎儿患病的危险性较高，应进一步作羊膜穿刺检查或绒毛膜采样检查，这样可以查出

80%的先天愚儿。同时此项检查还可以检查神经管缺损、18三体综合征以及13三体综合征的高危准妈妈。

胎儿体重测量方法

胎儿现在长多大了？是很多准爸爸准妈妈关心的问题。

胎儿大小的主要标志是胎儿体重和身长，特别是体重，是衡量胎儿发育情况的重要内容。测量胎儿体重的方法较多，有的则相当复杂，目前大致有两种简便方法：

❶ 胎儿先露部分（胎儿最下方的部分，胎头或胎臀）尚未入骨盆时，可用下述公式：胎儿体重（克）=[子宫底高度（厘米）−12]×155。

❷ 胎儿先露部分已入骨盆时，用下述公式：胎儿体重（克）=[子宫底高度（厘米）−11]×155。

例如，孕妇妊娠40周，子宫底高度为33厘米，用上述（2）公式计算得胎儿体重为3410克，说明胎儿发育良好。

好孕链接

准妈妈在孕期应注意增加营养，特别要注意食物的多样化，以保证胎儿先天发育良好，这是优生的重要环节。不过，补充营养也应适当，否则体重增加过快，胎儿过长，也会增加孕期负担和分娩中的困难。

四、营养大讲堂

准妈妈需要注意哪些营养

进入本月后，准妈妈的早孕反应逐渐消失，会一反先前恶心呕吐、无食欲的状况，变得胃口大开、食欲旺盛。因为正在迅速成长的胎儿需要更多的营养和热量。准妈妈可以放心地吃各种平时喜欢吃，因为担心发胖而不敢吃的东西了。但不要一次吃得过多、过饱，或一连几天大量食用同一种食品。这时期食品的种类应该丰富，包括充足的蛋白质（肉、蛋、奶）；适量的碳水化合物（五谷杂粮）；低脂食品（鱼、奶）；多种维生素和微量元素（水果、蔬菜）；富含钙和铁的食物（海带、鱼虾）以及适量的水。注意少吃高糖食物，这些食物会令准妈妈体重超标，甚至诱发妊娠糖尿病。

本月开始，准妈妈需要增加锌的摄入量。缺锌会造成准妈妈味觉、嗅觉异常，食欲减退，消化和吸收功能不良，免疫力降低。富含锌的食物有生蚝、牡蛎、肝脏、口蘑、芝麻、赤贝等，在生蚝中含量尤其丰富。不过每天膳食中锌的补充量不宜超过20毫克。

妊娠14周左右，胎儿的甲状腺开始起作用，制造自己的激素。而甲状腺需要碘才能发挥正常的作用。如果准妈妈摄入的碘不足，胎儿出生后甲状腺功能低下，会影响中枢神经系统，尤其是大脑的发育。鱼类、贝类和海藻等海鲜是碘最丰富的食物来源，所以准妈妈每周至少要吃两次。

吃海鲜有哪些注意事项

海鲜的味道鲜美，很多准妈妈都爱吃，不过吃的时候还是有很多讲究的。

因为海鲜容易被污染，其中富集了一些砷。本来五价砷毒性较小，但是如果被维生素C之类的还原剂还原成三价砷，也就是砒霜（三氧化二砷），毒性会急剧上升，于是就有了中毒危险。同时，慢性砷中毒还可能引起多种癌症。所以，孕期准妈妈在食用海鲜的时候，一定要记住以下的建议。

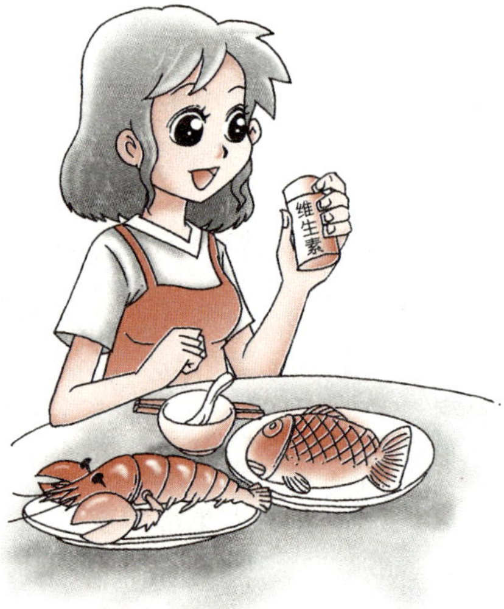

食用海鲜的前后半天内，不要吃维生素C片

❶ 食用海鲜的前后半天内，不要吃维生素C片，最好也不要大量吃水果等富含维生素C的食物。尤其要少吃寒凉食物，以免引起腹泻。

❷ 蔬菜和粗粮当中的纤维可以促进重金属的排出，因此适合搭配食用。

❸ 假如对产品的环境质量不能十分放心的话，吃海鲜河鲜不要超过每天一种，数量不要超过100克。

❹ 海鲜河鲜多为寒性，肠胃虚弱的人要少吃。

与胎儿大脑发育密切相关的营养素有哪些

胎儿大脑发达需要具备三个条件：大脑细胞体积要大；大脑细胞数目要多；大脑细胞间相互连通要多。这三点缺一不可，准妈妈要想满足这三大条件，就不能忽视以下营养素。

营养素	对大脑的作用	食物推荐
蛋白质	含量占脑干的总重量的30%～35%，是人的大脑复杂智力活动中不可缺少的基本物质，缺乏会引起胎儿大脑发育障碍，影响智能水平	肉、动物内脏、鱼、虾、蛋、乳类、豆类食品、谷类、坚果等
脂肪	占脑重的50%～60%，在大脑活动中起着不可代替的作用。含有对大脑发育最重要的脂质不饱和脂肪酸、卵磷脂	食用油、核桃、鱼、虾、动物内脏等
糖类	是大脑活动能量的来源，具有刺激大脑的活动能力的作用	白糖、红糖、蜂蜜、甘蔗、萝卜、主食、红薯、大枣、甜菜及水果
维生素A	可以促进脑的发育，缺少会导致智力低下	肝脏、鱼、海产品、鸡蛋、牛奶
B族维生素	通过帮助蛋白质代谢而促进脑部活动	芦笋、杏仁、肉、蛋、花生、牛奶、动物肝脏、五谷杂粮、绿叶蔬菜
维生素C	在胎儿大脑发育期起到提高脑功能敏锐性的作用	樱桃、猕猴桃、西兰花、草莓、柿子、柠檬、番茄、苦瓜等
维生素E	具有保护细胞膜的作用，还能防止不饱和脂肪酸的过氧化	坚果、植物油、麦芽、谷物、新鲜绿叶蔬菜、动物内脏、豆类、蛋黄、瓜果、瘦肉、花生等
钙	具有保证大脑顽强工作以及对大脑产生异常兴奋起到抑制，使脑细胞避免有害刺激的作用	牛奶、乳酪、绿色蔬菜、大豆、小鱼干、芝麻等
碘	是胎儿神经系统发育的必要原料	碘盐及海带、海蜇、紫菜、苔条和淡菜等海产品

哪种食用油更适合准妈妈吃

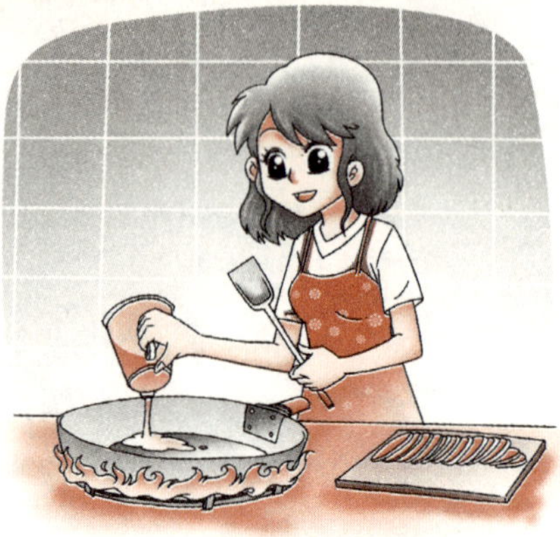
准妈妈要根据自身需要和烹饪方式选择食用油

无论采用哪种方式的烹调过程，如果没有食用油，食物恐怕就很难有诱人的香气和口感了。那么究竟哪种食用油更适合准妈妈吃呢？

其实这并不是固定的，因为每一种食用油的营养、味道和作用都是不同的。准妈妈可以根据自身的需要和烹饪的方式自主地选择食用油。

大豆调和油：它是市面上比较常见的油。调和油是由几种烹调油经过搭配调和而成，之所以叫大豆调和油，是因为它的主要用油是大豆油。它的营养价值会依原料不同而有所差别，但可以确定的是，它们都富含不饱和脂肪酸、维生素E。

用法：具有良好的风味和稳定性，且价格合理，最适合日常炒菜及煎炸之用。

花生油：有独特的花生风味。花生油的脂肪酸组成比较合理，含有40%的单不饱和脂肪酸和36%的多不饱和脂肪酸，富含维生素E。花生容易被黄曲霉污染，所以一定要选择质量最好的一级花生油。

用法：它的热稳定性比大豆油要好，适合日常炒菜用，但不适合用来煎炸食物。

橄榄油：价格较为高昂。它的优点在于单不饱和脂肪酸含量可达70%以上。研究证实，多不饱和脂肪酸虽然可以降低血脂，却容易在体内引起氧化损伤，过多食用同样不利于身体健康。饱和脂肪酸不易受到氧化，但却容易引起血脂的上升。单不饱和脂肪酸则避免了两方面的不良后果，而且具有较好的耐热性，因而受到人们的特别欢迎。

用法：橄榄油可用来炒菜，也可以用来凉拌。其缺点是维生素E比较少。

菜子油：也称茶油，其脂肪酸构成与橄榄油相似，其中不饱和脂肪酸高达90%以上，单不饱和脂肪酸占75%以上，含有一定量的维生素E。由于茶油的脂肪酸比例合理，对预防心血管疾病有益，因而为营养学界所重视，尊为一种营养价值较高的油脂。

用法：精炼茶油风味良好，耐储存、耐高温，适合作为炒菜油和煎炸油使用。

葵花子油：也称向日葵油，有独特香气。不饱和脂肪酸含量达85%，其中单不饱和脂肪酸和多不饱和脂肪酸的比例约为1：3.5，这一点逊色于橄榄油和菜子油。但葵花子油中含有大量的维生素E和抗氧化的绿原酸等成分，抗氧化能力较高。

用法：精炼向日葵油适合温度不高的炖炒，但不宜单独用于煎炸食品。

玉米油：玉米油也称为粟米油、玉米胚芽油。其脂肪酸组成与葵花子油类似，单不饱和脂肪酸和多不饱和脂肪酸的比例约为1：2.5，特别富含维生素E，还含有一定量的抗氧化物质阿魏酸酯。它降低胆固醇的效能优于大豆油、葵花子油等高亚油酸的油脂，也具有一定的保健价值。

用法：玉米油可以用于炒菜，也适合用于凉拌菜。

芝麻油：也就是香油。它富含维生素E，单不饱和脂肪酸和多不饱和脂肪酸的比例是1：1.2，对血脂具有良好影响。它是唯一不经过精炼的植物油，因为其中含有浓郁的香味成分，精炼后便会失去。

用法：芝麻油在高温加热后失去香气，因而适合做凉拌菜，或在菜肴烹调完成后用来提香。

亚麻子油：是一种独具特色的植物油，因为绝大多数植物油都以Ω-6不饱和脂肪酸为主，只有亚麻子油富含Ω-3不饱和脂肪酸，即Ω-亚麻酸，可以在人体中转化为DHA（鱼油中含量很高的一种脂肪酸），对胎儿和婴儿的大脑神经系统发育有较好的作用。

用法：亚麻子油有特殊风味，多不饱和脂肪酸含量非常高，不耐热，属于保健用油，适合用来做炖煮菜和凉拌菜。

核桃油：核桃是众人皆晓的“健脑食品”，以它为原料制成的核桃油保留了核桃中的营养精华：丰富的维生素E、人体需要的多种微量元素，以及含量高达92.1%的亚油酸、亚麻酸等不饱和脂肪酸。所以，核桃油不但能促进人体机能健康平衡，有效抵抗外界疾病，还能改善记忆，帮助宝宝脑部健康发育。

用法：核桃油煎、炒、凉拌均可，开盖使用后需放入冰箱冷藏。

黄油：含脂肪80%以上，其中饱和脂肪酸含量达到60%以上，还有30%左右的单不饱和脂肪酸。黄油的热稳定性好，而且具有良好的可塑性，香气浓郁，是比较理想的高温烹调油脂。其中维生素E含量比较少，却含有相当多的维生素A和维生素D。

用法：黄油适合煎食物、炒青菜。

好孕链接

对于准妈妈来说，油脂不仅仅是增进食欲的必需，还是营养成分的来源。各种脂溶性维生素都需要油脂帮助吸收，比如维生素E，也有一大部分来源于油脂。优质的油脂有利于胎儿的发育，劣质的油脂则给胎儿和自身带来伤害。所以，在准妈妈的食谱当中，更要注意选择优质的烹调油，而且要把这些油存好、管好、用好。

准妈妈每天喝多少牛奶合适

建议准妈妈每天喝500毫升左右的牛奶。

由于受到传统饮食习惯的影响，不少准妈妈没有坚持每天喝牛奶的习惯。怀孕3个月之后，准妈妈对钙的需求量约为每天1200毫克。如果钙的摄入量不足，怀孕5个月左右就容易出现小腿抽筋的现象。每毫升鲜奶中约含有1毫克钙，如果每天只喝1袋牛奶，那就只能提供大约250毫克的钙，远远达不到胎儿生长发育的需要，所以建议准妈妈每天喝2袋牛奶，并且饮用的奶制品中最好包括一部分酸牛奶，因为酸奶中的钙更有利于人体吸收。此外，准妈妈每天还应摄入300克左右的绿叶蔬菜，再吃一些豆制品、海产品等含钙丰富的食物，这样才能满足孕期对钙的需要。

蔬菜是生吃好还是煮熟吃好

这不能一概而论，需要根据蔬菜的品种来决定。

有的蔬菜中维生素C和维生素B的含量较多，在烹饪过程中容易遭到破坏，所以准妈妈可以生吃来保存这些营养。但有些蔬菜最好放在开水里汆烫一下再吃，而有些蔬菜则必须煮得熟透后再食用。

适宜生吃的蔬菜：胡萝卜、白萝卜、水萝卜、番茄、黄瓜、柿子椒、大白菜心、紫包菜等。生吃时最好选择无公害的绿色蔬菜或有机蔬菜。生吃的方法包括自制蔬菜汁，将新鲜蔬菜适当加点醋、盐、橄榄油等凉拌，切块蘸酱食用等。

需要汆烫一下的蔬菜：十字花科蔬菜，如西兰花、菜花等汆烫过后口感更好，它们含有丰富的纤维素也更容易消化；菠菜、竹笋、茭白等含草酸较多的蔬菜也最好汆烫一下，因为草酸在肠道内与钙结合易生成难吸收的草酸钙，干扰人体对钙的吸收；大头菜等芥菜类的蔬菜含有硫代葡萄糖甙，汆烫一下，水解后生成挥发性芥子油，味道更好，且能促进消化吸收；马齿苋等野菜焯一下能彻底去除尘土和小虫，还能防止过敏。而莴苣、荸荠等

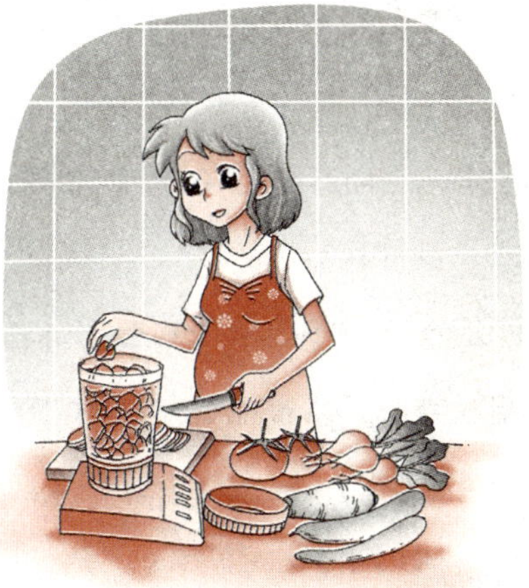

要根据蔬菜的品种来决定生吃还是熟吃

生吃之前也最好先削皮、洗净，用开水汆烫一下再吃。

煮熟才能吃的蔬菜：含淀粉的蔬菜，如马铃薯、芋头、山药等必须熟吃，否则其中的淀粉粒不破裂，人体无法消化；含有大量的皂甙和血球凝集素的扁豆和四季豆，食用时一定要熟透变色；豆芽一定要煮熟吃，无论是凉拌还是烹炒。

好孕链接

蔬菜生吃和熟吃互相搭配，对准妈妈身体更有益处。有些食物生吃或熟吃摄取的营养成分是不同的。比如，番茄中含有的番茄红素能降低患肝癌风险，如果想要摄取就应该熟吃，但准妈妈如果想摄取维生素C，生吃的效果会更好。

孕期吃什么只增营养不增体重

在孕早期的时候，准妈妈由于孕吐不想吃饭，现在孕吐反应过了，但又害怕太能吃让体重增长过快。有没有什么食物既能补充营养，又不用担心体重增长过快呢？以下食物可以帮助准妈妈解决想吃而不敢吃的烦恼。

绿叶蔬菜：绿叶蔬菜中含有丰富的维生素和营养物质，比如菠菜中含有丰富的叶酸和锌，甘蓝中含有丰富的钙质。准妈妈可以随时在汤里或是饺子馅里加入一些新鲜的绿色蔬菜，既好看又能够增加营养。

麦片：麦片不仅可以让准妈妈一上午都精力充沛，而且还能降低体内胆固醇的水平。不要选择那些口味香甜、精加工过的麦片，最好是天然的，没有任何糖类或其他添加成分在里面。准妈妈可以按照自己的口味和喜好，在煮好的麦片粥里加一些果仁、葡萄干或是蜂蜜。

脱脂牛奶：怀孕的时候，准妈妈需要从食物中吸收的钙大约比平时多1倍。多数食物的含钙量很有限，因此孕期喝更多的脱脂牛奶是准妈妈聪明的选择。

瘦肉：瘦肉中含有丰富的铁质，极易被人体吸收。铁在人体血液转运氧气和红细胞合成的过程中起着不可替代的作用，孕期准妈妈的血液总量会增加，以保证能够通过血液供给胎儿足够的营养，因此孕期对于铁的需要就会成倍地增加。如果体内储存的铁不足，准妈妈会感到极易疲劳。

全麦饼干：无论是在早晨起床、上班路上、还是办公室中，只要是准妈妈有想吃东西欲望的时候，都可以吃上几片，它能够保证准妈妈一天的血糖平稳和精力充沛。

柑橘：尽管柑橘类的水果里90%都是水分，但其中仍然富含维生素C、叶酸和大量的纤维。能帮助准妈妈保持体力，防止因缺水造成的疲劳。

香蕉：香蕉可以快速地提供能量，帮助准妈妈击退随时出现的疲劳。准妈妈可以把香蕉切成片放进麦片粥里，也可以和牛奶、全麦面包一起做早餐。

全麦面包：准妈妈把每天吃的精粉白面包换成全麦面包，这样就可以保证每天20～35克纤维的摄入量。同时，全麦面包还可以提供丰富的铁和锌。

五、护理大讲堂

准妈妈孕期该如何正确地洗澡

准妈妈怀孕以后，由于机体内分泌的改变，新陈代谢逐渐增强，汗腺及皮脂腺分泌也会随之旺盛。因此，准妈妈比常人更需要沐浴，以保持皮肤清洁，预防皮肤、尿路感染。但是，如果在沐浴时不注意方法，有可能对准妈妈和胎儿的健康造成影响。

敏感部位的清洁方法

颈部、耳后：颈部、耳后是污垢容易堆积的部位，有的准妈妈喜欢使劲搓，但要注意颈部容易生长小的丝状疣，一旦搓破，会引起感染。所以应用手指指腹轻轻向上来回搓揉。

腋下：腋下汗腺丰富，洗澡时不可用热水刺激，也不宜用澡巾大力搓。可抬起胳膊用温水冲洗，因腋下皮肤组织较松弛，可以把沐浴液揉出丰富泡沫后清洗，再以指腹按揉，促进血液循环。

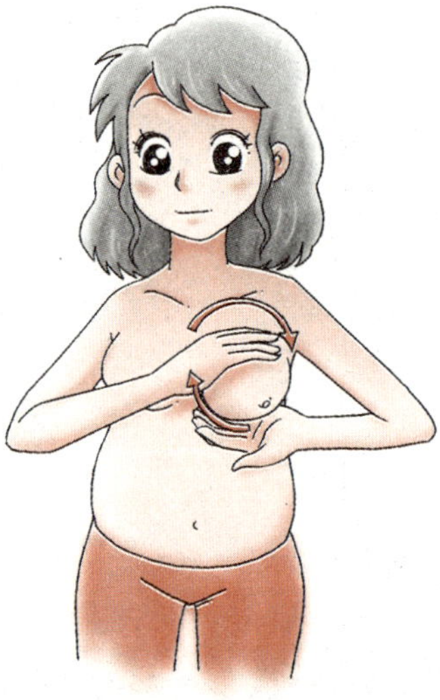
准妈妈要常用温水清洗乳头

乳头：准妈妈应常用温水清洗乳头，但要注意保护乳房。不可用力牵拉乳房及乳头，不可用力搓揉，应以一手往上轻托乳房，另一手指腹顺时针方向轻揉。准妈妈在浴后抹些橄榄油，可使乳房皮肤滋润而有韧性。

会阴：会阴部的清洁十分重要，应每天都用清水冲洗，及时去除排泄物、分泌物，也可用性质柔和的洗护用品清洗。准妈妈在洗浴时应分开大小阴唇，由前往后清洗分泌物。大便后最好也要清洗肛门，洗去肛门皱褶中的污物，还可有效防治痔疮。

腹股沟：淋浴时应该用温水冲洗腹股沟，并用两个手指指腹从上向下抚摩轻搓腹股沟。身体较为肥胖的准妈妈则要拨开褶皱仔细搓洗。

洗澡时的注意事项

❶ 在自家浴室洗澡时不要锁门：准妈妈在洗澡的时候要注意室内的通风，避免晕厥，最好不要锁门，万一晕倒、摔倒可得到及时救护。

❷ 水温和时间需要控制好。温度控制在38℃左右，时间不超过15分钟。

③ 最好采取淋浴方式：怀孕后，阴道内乳酸含量降低，对外来病菌的杀伤力大大降低，泡在浴缸内洗澡容易引起病菌感染。

④ 尽量避免到公共浴池洗澡：如果实非得已，应掌握好时间，尽量选择在人少的早晨去，因为早晨浴池内空气较好，水质也比较干净。孕后期准妈妈就一定不要去了。

准妈妈该如何正确地护理头发

准妈妈怀孕以后，头发由于受到雌激素的影响而变得光洁、浓密、服帖，并且很少有头垢和头屑，所以准妈妈一定要抓住这一契机，打造出一头秀美的头发。在日常护理的时候需注意以下几点。

① 准妈妈要选择适合自己发质且性质比较温和的洗发水。如果原先使用的品牌性质温和，最好能沿用，不要突然更换洗发水。特别是不要使用以前从未使用过的品牌，防止皮肤过敏。

② 洗发姿势要注意。短发的准妈妈头发比较好洗，可坐在高度适宜，可让膝盖弯成90° 的椅子上，头往前倾，慢慢地清洗；长发的准妈妈最好坐在有靠背的椅子上，请准爸爸帮忙冲洗。

③ 洗头后，准妈妈可以利用干发帽、干发巾将头发吸干。由于干发帽和干发巾的吸水性强、透气性佳，所以很快就能弄干头发，不过要注意选用抑菌又卫生、质地柔软的干发帽、干发巾。

好孕链接

准妈妈如果因为肚子增大，不方便洗头时，可以带上自己的洗护发用品，去理发店请人清洗，也可以让准爸爸帮忙。如果准妈妈自己清洗头发，不要保持弯腰洗头发的姿势太久，以免腰酸背痛或者因此而引起子宫收缩。

④ 孕期不要染发、烫发。在怀孕期间，准妈妈应避免染发、烫发，以免一些化学物质损伤皮肤和影响胎儿的发育。

⑤ 多吃富含维生素B的食物。维生素B是能让头发强韧的好朋友，因此怀孕期间，准妈妈可以多食用些维生素B含量高的食物，如小麦胚芽、糙米、肝脏、香菇、包心菜等。

准妈妈的皮肤会发生哪些改变

很多准妈妈怀孕后皮肤会出现一些变化，具体分为以下几种情况。

出现妊娠纹：随着子宫的增大，腹壁被撑大，纤维断裂，因此出现了条纹状的妊娠纹。妊娠纹一旦出现就不会消退，只能由紫红色转变成白色，准妈妈在孕期应加强防范，增强腹壁的弹力。

色素沉着：面部会出现黄褐斑、蝴蝶斑；腹部及外阴部出现明显的色素沉着；乳头乳晕变黑。这是因为孕期肾上腺皮质分泌增加的缘故。一般这类色素沉着在产后会逐渐消退，准妈妈不必太担心。

皮肤脱皮：由于孕激素的关系，皮肤失去了以前的柔软感，而略显粗糙，甚至会很干燥，有些区域会出现脱皮现象。这时，准妈妈不宜频繁洗脸，避免加重脱皮现象。

皮肤出油：由于新陈代谢缓慢，皮下脂肪大幅增厚，汗腺、皮脂腺分泌增加，全身血液循环量增加，面部油脂分泌旺盛的情况会加重，皮肤变得格外油腻。此时，准妈妈应多饮水，适当活动，注意皮肤清洁。

怎样挑选合适的孕妇装

这个月准妈妈的腹部已经有明显的隆起，胸围、腰围、臀围也比孕前增加了不少，很多准妈妈会去商场挑选几件孕妇装，而且每个准妈妈的体形各不相同，怎样才能挑选到与自己风格相符的孕妇装呢？

孕妇装选购法则

❶ 选择质地柔软、透气性强、易吸汗、性能好的衣料，因为怀孕期间皮肤非常敏感，如果经常接触人造纤维的面料，容易引起过敏。天然面料包括棉、麻、真丝等，而以全棉最为常见。尤其是贴身的衣物，最好选择全棉的。

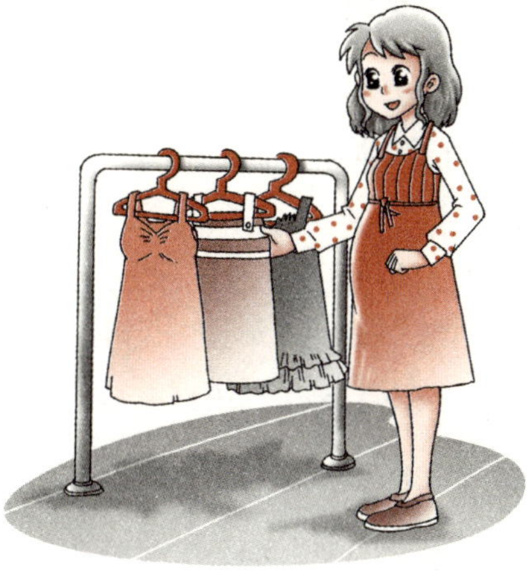
准妈妈要选择透气性好，易吸汗的衣料

❷ 以舒适、宽大为原则，简单易穿脱的式样为主。上衣适宜选择开前襟的，以方便穿脱。

❸ 建议准妈妈选择可调节式的孕妇装。因为在以后的几个月内，准妈妈的体形还会发生较大的变化，所以最好选择可调节性的衣裤，这样就不需要准备很多孕妇装，节省开支。

❹ 最好选择色调明快、柔和甜美的颜色，这些色彩可以让准妈妈消除疲劳、抑制烦躁、控制情绪。

不同体形的准妈妈选购孕妇装的窍门

❶ 胸部丰满的准妈妈不要穿细肩带的衣服或洋装，以免看起来不平衡，同时避免穿高腰或胸线下的衣服，以免胸部显得更明显。

❷ 身材瘦削的准妈妈可以多穿背心裙，注意领口不要太低，此外还要留意肩膀宽度是否合适。

❸ 身材娇小的准妈妈应选择轻巧、可爱的孕妇装。若是两件的套装式孕妇装，需要注意上衣不要太长，这样会让身形看起来比较修长。

❹ 身材高壮的准妈妈在购买衣服时一定要考量胸部、肩膀的宽度，可以选择连袖的孕妇装，布料上不要挑选太膨松感的衣服，以免看起来显得更臃肿。

孕中期如何安全进行性生活

孕中期可以说是孕期的最佳性爱时机，因为此期的胎儿和准妈妈都进入到一个稳定的阶段。只要准妈妈的身体状况良好，这段时间适度地进行性生活是没有问题的。

需要注意的问题

❶ 做好个人卫生。不注意卫生容易引发细菌感染，所以一定要注意清洁。不过手部的卫生往往被准爸爸准妈妈所忽视，其实在做爱时，如果不清洁的手与性器官接触，同样会导致细菌感染，因此做爱前，准爸爸准妈妈都要充分对手掌以及指甲等进行清洗，并且要养成勤剪指甲的习惯。

❷ 前戏不要过于激烈。有些准妈妈会由于乳头过度刺激而引发腹部肿胀，因此要尽量避免过度抚摩胸部。特别是在发生乳头流出液体的现象时，最好不要再进一步刺激乳房。另外，还要尽量避免过于激烈地爱抚阴道。

❸ 选择不压迫腹部的体位，并且准爸爸的动作要温柔。如果一种体位让准妈妈感觉疼痛、辛苦或者腹部受压，千万不要强迫自己忍耐，而应该马上换别的体位。另外，精液中含有使子宫收缩的前列腺素，因此曾经有过剖宫产、早产和腹部易肿胀的准妈妈，在做爱时最好让准爸爸戴上安全套。

❹ 如果感到十分疼痛，就要暂时中断一下。如果准妈妈感到腹部肿胀或疼痛，应暂时中断休息一会儿，待肿胀感消失后，再继续做爱。另外，准妈妈仰卧做爱时有时会因血压下降而感觉不舒适，此时也要暂时中断休息一下，并适当地将身体左右倾斜调整，不适感就会慢慢消失。

性生活的安全姿势

男上女下式：准爸爸在上面，但注意应双手支撑，以免对准妈妈的腹部造成压迫，这种姿势可一直运用到腹部隆起过大为止。

女上男下式：孕中期生活选择此姿势比较理想。这种姿势由准妈妈来“掌控局面”，准妈妈尽可以按照自己舒服的方式进行甜蜜性生活。

侧卧式：男女面对面侧卧，同时准妈妈的双脚搭在准爸爸的双腿之上。这样可面对面做爱，而且避免腹部受压迫。另外，此姿势还不影响性交时的爱抚。

坐入式：适合腹部不太大的时期。做爱时准妈妈面对面坐在准爸爸双腿之上。由于此姿势准爸爸的阴茎插入较深，双方快感明显。当腹部变大时，准妈妈可转过身体用坐姿后入式。

后入式：准妈妈四肢俯卧，准爸爸可以采取跪姿后入式。此姿势不仅不会压迫腹部，而且不影响爱抚。

准妈妈每天睡多久合适呢

建议准妈妈每天保证8小时的睡眠时间。

一般正常成年人每天需要不少于7小时的睡眠时间，准妈妈由于各方面生理变化容易疲劳，所以睡眠时间要比平时多1小时，即最少也要保证8小时的睡眠。当然，这个时间也是因人而异的，如果准妈妈的睡眠时间短，但感觉精力充沛，那也是没有问题的，主要是睡眠的质量，睡眠时间的长短并不是关键。如果准妈妈感觉身体很困倦，则应该多睡。有的准妈妈甚至需要睡上10小时，比如有妊娠高血压综合征或有先兆早产、胎儿宫内生长迟缓的准妈妈，都应适当增加睡眠时间。

孕期运动的注意事项有哪些

准妈妈适当运动有利于自身与胎儿的健康，但准妈妈在怀孕期间的生理改变会导致其韧带松弛，进行伸展运动时要注意适度，切不可按照怀孕前的习惯去运动。准妈妈运动时心率不能过快，尽量不超过最大心率（最大心率=

（220－年龄）×60%）。运动中准妈妈如果出现晕眩、恶心或疲劳等情况，应立即停止运动；如发生腹痛或阴道出血等情况，要及时上医院检查。以下9点是准妈妈在运动中应注意的事项。

❶ 运动前应向医生咨询，了解何种运动适合自己。

❷ 不要在太热或太潮湿的环境里活动。最好在空气清新、绿树成荫的场所锻炼，这对准妈妈和胎儿的身心健康均有裨益。

❸ 运动前和运动时要喝足够的水，运动中要注意多停顿休息。

❹ 运动时应穿着宽松的服装，如果下水游泳，应穿专门为孕妇设计的游泳衣。

❺ 运动前后一定要进行热身和放松活动，尤其要注意活动韧带部位。

❻ 怀孕超过4个月应避免仰卧姿势的运动，因为胎儿的重量会影响准妈妈血液循环。

❼ 运动时如何从仰卧到站立有讲究：应先侧卧，然后用一只手的肘部和另一只手支撑身体，慢慢转成坐姿后再站起。

❽ 千万不要从事过于剧烈的运动。准妈妈运动时应始终保持可以正常说话的状态，如果准妈妈本人呼吸出现困难，胎儿就可能缺氧。

❾ 运动时注意测量脉搏。准妈妈运动的强度应控制在每分钟脉搏150次以内。

如何巧妙利用孕期生物钟

在一天中的各个阶段，准妈妈身体的反应都是不一样的，有的时候准妈妈会觉得很困，有的时候又会觉得精神很旺盛，其实这一切跟准妈妈体内的生物钟有着密不可分的关系。

上午10–11点：这个时间段内人类可以最大限度地承受各种疼痛。准妈妈可以在这个时间段内，从事烦琐的家务事或者工作上的难题。

下午1–2点：这段时间，刚吃完午餐记忆力会有所减弱。所以，最好在这个时间段小睡片刻，保证每天睡大约30分钟左右的午觉。

下午3-4点：这段时间，身体各种机能处于最高运作阶段，最适合出门活动。在家休息的准妈妈可以选择离家比较近的公园，或其他幽静的地方进行散步。

下午5点：这段时间是一天中食欲最旺盛的时间，准妈妈可适当地吃一些点心或其他爱吃的食物。

凌晨1点：这段时间是准妈妈最容易感受到阵痛的时间。尤其是到了孕晚期的最后1个月，准妈妈和准爸爸必须在这个时间段保持高度的警惕。

六、胎教大讲堂

不要让胎教干扰了胎儿的睡眠

胎教并不是越多越好，也不是随时都能进行。胎儿绝大部分时间在睡眠中度过，因此为了尽可能不打搅胎儿的睡眠，胎教的实施要遵循胎儿生理和心理发展的规律，不能随意进行。准爸爸准妈妈在进行胎教时需注意以下几点。

❶ 观察了解胎儿的活动规律，选在胎儿睡醒时进行胎教，且每次不超过10分钟。

❷ 每天定时胎教，帮胎儿养成规律的生活习惯。

❸ 胎教过程中，准妈妈要注意力集中，情感投入，和胎儿身心共鸣。

④ 音乐胎教声音不要超过60分贝，以准妈妈听来感觉舒畅为准。如使用音乐传声器最好离肚皮2厘米左右，不直接贴住肚皮，这是为了避免声音分贝过高伤害胎儿的听力。

胎儿可以“看到”准爸爸妈妈的微笑

腹中的胎儿虽然看不见准妈妈的表情，却能感受到准妈妈的喜怒哀乐。人的情绪变化与内分泌有关，在情绪紧张或应激状态下，体内一种叫乙酰胆碱的化学物质释放增加，促使肾上腺皮质激素的分泌增多。在准妈妈体内这种激素随着母体血液经胎盘进入胎儿体内，而肾上腺皮质激素对胚胎有明显破坏作用，影响某些组织的联合。如果准妈妈长期情绪波动，就可能造成胎儿畸形。所以，准妈妈每天都应该多一些微笑，保持轻松愉快的心情。

怀孕期间，不仅准妈妈要常常微笑，准爸爸也要常常微笑，因为准爸爸的情绪常常影响着准妈妈的情绪。如果准妈妈快乐，会将这种良好的心态传递给胎儿，让胎儿也快乐。胎儿接受了这种良好的影响，会在生理、心理各方面健康发育。因此，微笑也是一种胎教。

体会《B小调第一钢琴协奏曲》的温暖

在妊娠中期准妈妈开始感觉出了胎动，胎儿也已开始有了听觉，这时的胎教音乐从内容上可以更丰富一些。通过音乐的欣赏，不仅陶冶了准妈妈的情操，调节了准妈妈的情绪，同时对胎儿也产生了潜移默化的影响。

怀孕中期可以选择柴科夫斯基的《B小调第一钢琴协奏曲》及《喜洋洋》《春天来了》《春江花月夜》《假日的海滩》《锦上添花》《矫健的步伐》等乐曲，尤其是柴科夫斯基的《B小调第一钢琴协奏曲》，以新颖明晰的素材，表达了对光明的向往和对生活的热爱，曲调中充满了青春与温暖的气息，能够让准妈妈真正感受到生活的美好。当腹内的胎儿接受了准妈妈美好的心理信息以后，胎儿也会与准妈妈产生共鸣。

准爸爸是语言胎教的主力军

这个时期胎儿对声音已相当敏感，胎儿在子宫内就有听力，能分辨和听到各种不同的声音，并能进行“学习”，是进行语言胎教的好时机。

什么是语言胎教

所谓语言胎教就是给胎儿的大脑新皮质输入最初的语言印记，为胎儿后天的学习打下基础。换句话说，就是和胎儿多说说话，激发胎儿的听觉神经，帮助胎儿对语言有一个最初步的认识。准爸爸准妈妈用优美的语言和胎儿对话，反复进行，可以促进胎儿大脑的发育。

语言胎教并不是要胎儿听懂什么，而是要培养胎儿“听”语言的意识和能力，让胎儿对语言产生感觉。在怀孕4～5个月时，胎儿有了听觉和一定的感知能力，这时便可以开始进行相应的语言胎教了。

语言胎教怎么做

❶ 给胎儿起个乳名。准爸爸准妈妈经常呼唤胎儿的乳名，胎儿会记忆深刻。胎儿出生后，当呼唤其乳名时，他听到曾经熟悉的名字，会有一种特殊的安全感，烦躁、哭闹会明显减少，有时还会露出高兴的表情。

❷ 和胎儿说话。可以从4～5个月开始，每天和胎儿说话，每次1～3分钟即

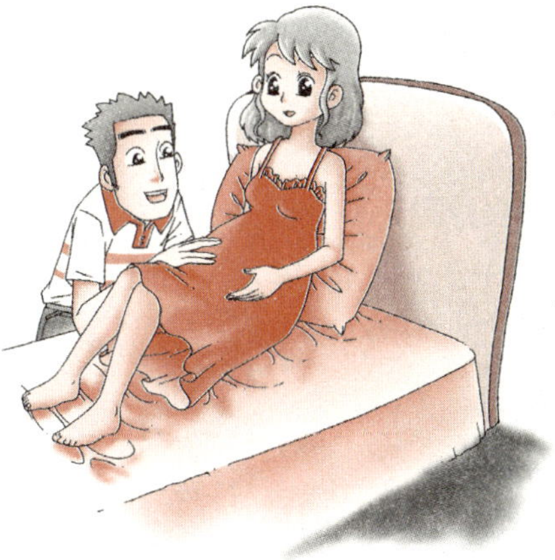
准爸爸是语言胎教的主力军

可。说话的内容不限，可以问候、聊天、讲故事、唱歌等，但应以简单、轻松、明快为原则。最好每次都以相同的词句开头和结尾，以便加深记忆，这样循环发展，不断强化，效果会很好。

❸ 准爸爸是语言胎教的主力军。胎儿特别喜欢准爸爸的声音，因为男性的声音低沉、浑厚。心理学家特别指出，让准爸爸多对胎儿讲话，这样不仅增加夫妻间的感情，还能将父母的爱传到胎儿那里，这对胎儿的情感发育有很大的好处。

语言胎教的注意事项

进行语言胎教时，讲述的内容要浅显、简单，声音要柔和，语素之间的节奏不要太急促或者杂乱无章，避免肚子里的胎儿越听越糊涂。还有，胎儿最不喜欢听尖锐的铃声、准爸爸准妈妈的吵架声和汽车的急刹车声。对这些不良的刺激，胎儿的反应是在准妈妈腹中踢脚、皱眉和吮吸手指等。

PART 6

5月方案：感受胎动的幸福

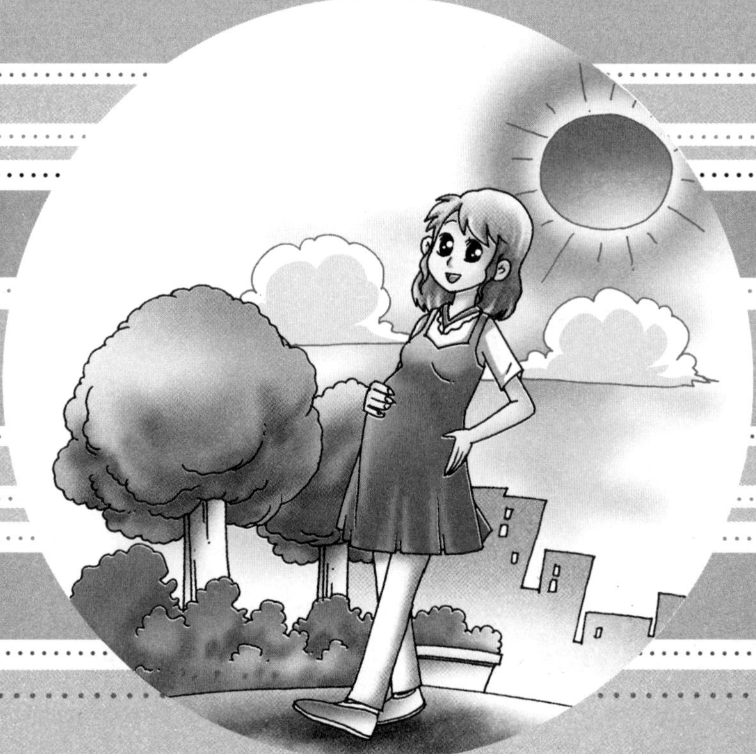

一、生理变化

准妈妈身体变化

这个月准妈妈的体重增长十分明显，到月末，准妈妈的体重会比孕前增长3.5~6千克。子宫已经有成年人头部般大小了，腹部开始明显地凸出。

这一阶段，早孕反应已经结束，准妈妈的身心进入了安定期，食欲会比较旺盛。由于乳腺管、腺泡发育，准妈妈的乳房会变得丰满，乳头的颜色变得更深。并且由于皮下脂肪增加，准妈妈会显得体态丰盈。随着宝宝的长大，从母体吸收营养多，准妈妈的营养需求量也随之增大，所以准妈妈要注意从饮食中补充各种营养，否则容易引起贫血，影响宝宝的智力发育及身体生长。

在孕18～20周时，准妈妈自己能够感觉到胎动活跃，这是宝宝情况良好的表现。20周末时，经腹壁能触及宝宝的肢体及浮球感胎头（宫内羊水致浮动感）。准妈妈有时候还会感觉到宫体间歇性收缩，这是正常的现象，不必紧张，定期去医院作产检就可以了。

宝宝对妈妈说

妈妈，我现在的表情变得丰富啦，还会做鬼脸呢！那样，以后妈妈不高兴的时候，我就能逗妈妈开心了。还有，我的头部已经没有先前那样显眼了，身体的比例也匀称了许多，之前老是有种头重脚轻的感觉，现在好多啦。

这个月，我的生长速度会很快，到月底我就能长到25厘米高了，体重能达到300克呢。现在我的呼吸肌已经开始运动了，而且胎毛、胎发、眉毛、指甲都在生长，骨骼和肌肉长得也越来越结实了，现在我要是伸伸胳膊踢踢腿的话，妈妈就能感觉到了。我现在的皮下脂肪很少，所以长得不是很胖，模样还不太可爱。我要快快地生长，变成一个人见人爱的胖嘟嘟的宝宝。

妈妈，在18周以后你就可以用听诊器听我的心跳声啦，要记得哦！

二、难题解决方案

有贫血症状的准妈妈，应该怎么改善呢

贫血，是孕期准妈妈特别容易发生的营养缺乏病之一。其发病原因主要有以下三点：一是随着孕周增加，准妈妈的血液容量增加，血液被相对稀释，从而出现生理性贫血；二是胎儿的生长发育，例如肌肉、骨骼的生长都需要吸收大量的铁，而这些无疑都要从准妈妈体内获得，如果准妈妈不能从膳食中及时得到补充，则可导致贫血的发生；三是准妈妈的消化和吸收能力降低，导致身体对铁吸收能力变弱，从而出现贫血症状。

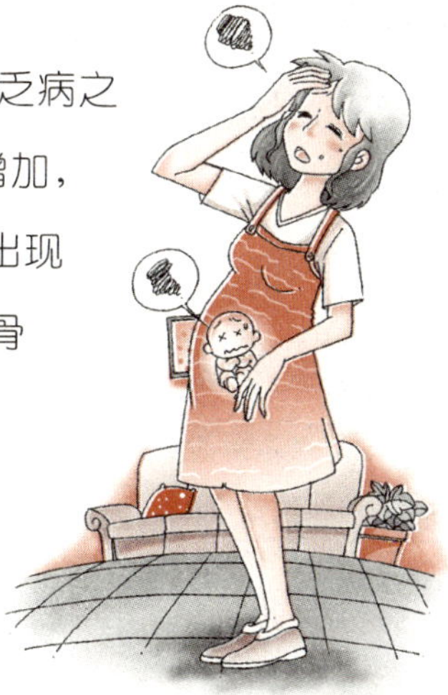

有贫血症状的准妈妈要注意及时改善膳食

贫血可使胎儿在子宫内发育迟缓，出生体重降低，还可导致出生后智力水平下降，严重的话还会出现早产甚至死胎。因此，预防孕期贫血是非常重要的，患有贫血症状的准妈妈需要及时改善。

饮食营养方案

❶ 增加血色素铁的摄入量。血色素铁主要存在于畜禽的肝脏、瘦肉、血液和蛤贝类中，所以增加动物性食品的摄入量，即可增加血色素铁的供给，而且血色素铁不受植物性食物中植酸和草酸的影响。**数据解读：** 我国营养学会推荐的每日膳食中铁的摄入量，妊娠初期为15毫克，妊娠中期25毫克，妊娠晚期35毫克，哺乳期为25毫克。

❷ 增加维生素C的摄入量。由于维生素C可促进体内铁的吸收，所以增加维生素C的摄入量有助于预防和治疗贫血，准妈妈应多吃新鲜蔬菜和水果。**食物推荐：** 富含维生素C的蔬菜有柿子椒、青菜、菠菜、菜花、苋菜、油菜等；富含维生素C的水果有猕猴桃、柑橘、酸枣、柚子、红果等。

❸ 增加叶酸、维生素B_{12}的摄入量。叶酸广泛存在于各种动植物性食品中，其中肝、肾、蛋类及酵母中含量尤为丰富。维生素B_{12}主要存在于肉类、贝壳类、鱼类、蛋类及动物肝脏，因此，准妈妈应保证每日膳食中有一定量的动物性食品，特别是动物内脏。

❹ 合理配餐。比如菠菜、芹菜、紫菜等含铁比较丰富，但如果和豆腐一起烹调会影响人体对铁的吸收。

❺ 保证充足的热能摄入。只有在能量充足的情况下，才能使包括铁在内的各种营养素得到最充分的吸收和利用。

❻ 不要喝浓茶。尤其是饭前、饭后喝茶，会影响食物中铁的吸收和利用。

黄金配餐

红枣煮花生： 把红枣和花生一起煮。注意花生要带红衣，把红枣煮烂，连汤一起喝。

紫米粥：将紫米、带红衣的花生、红小豆、红枣一起煮得黏稠即可，一般煮一个小时左右。

起居方案

❶ 做菜多用铁炊具烹调。做菜时尽量使用铁锅、铁铲，这些传统的炊具在烹制食物时会产生一些小碎铁屑溶解于食物中，形成可溶性铁盐，容易让肠道吸收铁。

❷ 按时去作产前体检。准妈妈至少要在妊娠的中期和后期检查2次血色素，多次反复化验血能够及早发现贫血，采取相应措施纠正贫血。

❸ 做菜时温度不要过高，也不宜煮得太久。过高的温度和太久的烹调会使食物中的维生素遭到破坏，导致营养价值下降。

安享孕期一点通

准妈妈如果出现疲倦、乏力、头晕、耳鸣、食欲不振、消化不良、烦躁不安、注意力不能集中、口唇及口腔黏膜呈苍白色等情况，就应考虑是否患贫血了。如果准妈妈的指甲变薄变脆、呈现苍白色、缺少光泽时，可能已经是重度贫血了。

另外，准妈妈需要走出补铁的误区。一些民间流传的补铁佳品，如红豆、红枣、蛋黄等，未必有理想的补铁效果。例如红豆实际上含铁量并不多，每100克红豆含铁量只有7.4毫克左右。而红枣的含铁量也不高，每100克红枣只有1.2毫克铁。蛋黄虽然含铁不少，但因为其中含磷比较高，会影响铁的吸收，所以蛋黄也不是补血佳品。

孕产专家告诉你

孕期贫血的准妈妈，应该先到医院作一个全面的检查，看看是哪种类型的贫血，是维生素缺乏大细胞性贫血，还是缺铁性贫血，或是肌体有某些长期慢性失血的地方，比如说痔疮或者齿龈出血或者胃病。把这些病因去除以后，再治疗贫血，才会收到比较好的效果。

一般情况下，准妈妈至少要在妊娠的中期和后期检查2次血色素。如果血色素在100克以上，可以通过食物解决贫血的问题。如果血色素低于100克，则需要在食补的基础上增加药物，不过一定要在医生的指导下进行药物补充，并且在服用时要按照说明书上标示的服用剂量及用法，勿摄取过量。

有什么方法可以让准妈妈的眼部不再疲劳、干涩

眼睛对于任何人来说，都非常重要，它也是身体上比较脆弱的器官，尤其是在怀孕的时候。随着准妈妈身体状况的改变，可能会让脆弱的眼睛产生疲劳、干涩等不舒服的感觉，更需小心保养。如果因为水肿或体内其他疾病引起的视网膜病变，甚至可能会造成失明的状况，所以准妈妈可千万别因为疏忽小细节而导致终生的遗憾。

饮食营养方案

❶ 均衡饮食，多补充含维生素A、维生素C等的食物。**营养解读：** 维生素A可调试眼睛适应外界光线强弱的能力，以降低夜盲症和视力减退的发生，维持正常的视觉反应，有助于对多种眼疾，如眼球干燥与结膜炎等的治疗。对维生素A的建议每日摄取量，女性为700微克视黄醇当量，而孕妇需特别注意其安全用量，以免产生畸形儿。怀孕初期，摄取量不建议增加，中后期推荐摄入量为900微克视黄醇当量。

❷ 多吃高蛋白的食物。蛋白质是人体细胞的“灵魂”，准妈妈应多吃瘦猪肉、牛肉、羊肉、鸡、鸭、鱼及豆制品，长期接触电脑的准妈妈尤其要多吃豆类食品。

❸ 多吃些含磷脂高的食物，这些食品是大脑的“能源”之一，如蛋黄、虾、核桃、花生、牡蛎、乌贼、银鱼、青鱼中都含有较高的磷脂。

❹ 多吃健眼的食物。健眼的食物有牛奶、羊奶、奶油、小米、核桃、胡萝卜、菠菜、大白菜、番茄、黄花菜、空心菜、枸杞子及各种新鲜水果。

❺ 多摄取深海鱼油、含ω-3等营养成分的食物。此类食物包括鲭鱼、秋刀鱼、鲑鱼、沙丁鱼、亚麻籽油等。可有效地预防眼睛干涩。

起居方案

❶ 减少阅读、看电视及电脑等用眼时间。准妈妈看电视及距离电脑太近或面对时间太久，除了眼睛会不舒服，辐射对胎儿也不好。**温馨提示：** 准妈妈在看电视的时候最好每30分钟就休息10分钟，感到疲劳的时候，多看看绿叶植物和眺望远方，这样可以缓解眼部的不适感。

❷ 尽量避免戴隐形眼镜。怀孕后，准妈妈内分泌系统发生很大变化，角膜组织发生轻度水肿，使角膜的厚度增加。**知识链接：** 隐形眼镜会阻隔角膜接触空气，孕期如果继续戴隐形眼镜，将增加角膜缺氧，使角膜发生损伤引起敏感度下降，引发角膜炎和结膜炎的可能性将比平时增大。

❸ 尽量不使用空调和吹风机。即使是偶尔吹空调的时候，最好也要放一杯水在身边，以避免室内过度干燥。干燥的环境会加重眼部的不适感。

❹ 注意防晒。因为阳光会加速孕斑的产生，也会伤害眼球，所以准妈妈一定要做好防晒的工作。

❺ 经常洗手。不要用手揉眼睛，减少眼角膜剐伤及感染。

❻ 禁止吸烟、熬夜和不规则的起居。吸烟会加重眼睛干涩等不适感。

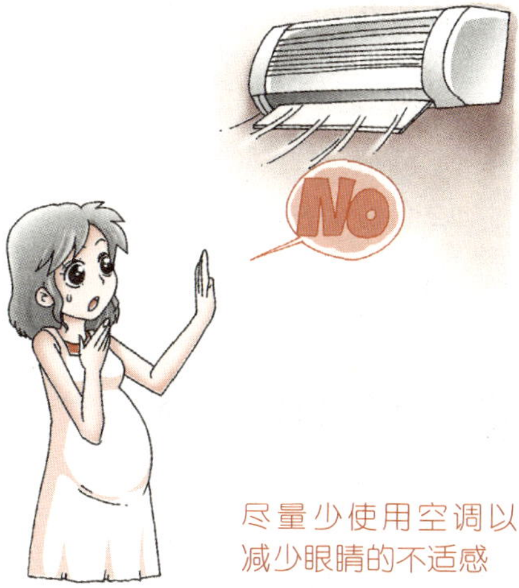

尽量少使用空调以减少眼睛的不适感

安享孕期一点通

以下这些方法都可以帮助准妈妈消除眼睛疲劳，让眼睛充分休息，刺激容易老化的眼睛肌肉，恢复活力。

按压眼球法：闭着眼睛，用食指、中指、无名指的指端轻轻地按压眼球，也可以旋转轻揉。不可持续太久或用力揉压，20秒钟左右就停止。

按压额头法：双手的各三个手指从额头中央，向左右太阳穴的方向转动搓揉，再用力按压太阳穴，可用指尖施力。如此眼底部会有舒服的感觉。重复做3～5次。

按压眉间法：拇指腹部贴在眉毛根部下方凹处，轻轻按压或转动。重复做3次。眼睛看远处，眼球朝右一上一左一下的方向转动，头部不可晃动。

除此以外，用力眨眼、闭眼，也能消除眼睛疲劳。

孕产专家告诉你

由于怀孕时准妈妈身体的每一个器官都受到影响，而眼睛又比较敏感，容易因为这些变化而衍生出并发症，因此，除了一般的产检之外，准妈妈也要记得每2～3个月就检查一下视力，让怀孕到生产后的任何视力变化及早发现，得到及时的治疗。

很多准妈妈都会关心这个问题：眼睛难受的时候能不能用一些眼药来缓解呢？眼药包括眼药水和眼药膏，品种很多，大部分属抗菌消炎药或含激素的眼药，准妈妈不要随意使用任何药物，最好在告知医生的前提下，由医生指导用药，尤其是在孕早期和即将临产的阶段。

高血糖准妈妈衣食住行保健全方案

随着人们生活水平的大大提高，准妈妈为胎儿作的准备也越来越充分。为了将来胎儿的健康、活泼、机灵，准妈妈会不断地给自己增加各种营养，但结果并没有如己所愿，有的时候甚至要面临血糖偏高的尴尬情形。妊娠期血糖偏高易导致糖尿病，那样对准妈妈和胎儿的健康都是很不利的。不过准妈妈也不必过于担心，大部分的准妈妈只要通过调整饮食结构就可以控制好血糖水平，而且很多准妈妈产后可以不药而愈，血糖会慢慢恢复正常。

饮食营养方案

❶ 保证每天蛋白质的摄取量。准妈妈体内的蛋白质分解会随着血糖的升高而增加，氮丢失得太多，容易发生氮的负平衡。因此，准妈妈需要保证每天100～110克蛋白质的摄入量，可以多吃鸡蛋、牛奶、深红色肉类、鱼类及豆浆、豆腐等。**温馨提示：**准妈妈每天最好喝2杯牛奶就可以了，千万不要把牛奶当水喝，这样容易使血糖过高。

❷ 多摄取维生素含量高的食物。维生素尤其是维生素B_1、维生素B_2和尼克酸，在糖代谢中起重要作用，因此要注意摄取富含维生素的食物。**食物推荐：**花生米、胡桃、蚕豆、蛋黄、卷心菜、菠菜、黄瓜、萝卜、动物肝脏等食物中，含有丰富的维生素B_1和维生素B_2。

❸ 控制好碳水化合物的摄取量。碳水化合物即我们平时食用的大米、面粉、小米等主食。结合准妈妈的体重、身高等情况，医生会给准妈妈一个控制范围，一般是在250～300克之间。调整的同时要保证食量的充足，并不是准妈妈越少吃越好。

❹ 多摄取纤维含量高的食物，如蔬菜、水果、粗粮等。**营养解析：**膳食纤维具有良好的降低血糖的作用。蔬菜、水果、海藻和豆类等富含膳食纤维，可以延长食物在胃肠道的排空时间，减轻饥饿感，水果中的果胶能够延缓葡萄糖吸收，使饭后血糖及血清胰岛素水平下降。

❺ 控制油脂类食物的摄入。烹调用油以植物油为主，少吃油炸、油煎、油酥及肉皮、肥肉等食物。增加干果类食物的摄入量，也可以为身体提供较多的植物油。

❻ 尽量避免食用糖类，尽量选择粗纤维未精制的主食，如糙米饭、全麦馒头等。

❼ 保持少量多餐的进食方式。

起居方案

❶ 注意养成良好的生活习惯，并且规律作息。每天的吃饭时间、每次进食量及进餐次数应大体相同；每天工作和学习的时间及工作量大体相同；孕期早期和中期准妈妈每天可以到户外进行一些简单的散步，呼吸一些新鲜的空气；保证充足的睡眠，每天的作息时间应大体相同。

❷ 注意定期检查。孕期血糖高的准妈妈应该经常到医院进行血糖检测，适时调整饮食和生活。同时要按时到医院进行孕期常规检查，这样对一些疾病防治也有很好的助益。

安享孕期一点通

通过适度的运动，可以增加准妈妈身体对胰岛素的敏感性，促进葡萄糖利用，降低游离的脂肪酸。

只要身体和天气允许，准妈妈最好每天出去散步。在散步时要尽量避开有坡度或台阶的地方，特别是在妊娠晚期，以免摔倒。也不要去闹市散步，这些地方空气中的汽车尾气含量很高，过多吸入不利于胎儿的大脑发育。散步一开始时步子最好放慢些，大约走1千米左右。每周3次，逐渐增加距离。如果天气太热，出去散步要注意避开上午10点至下午3点这一段时间。

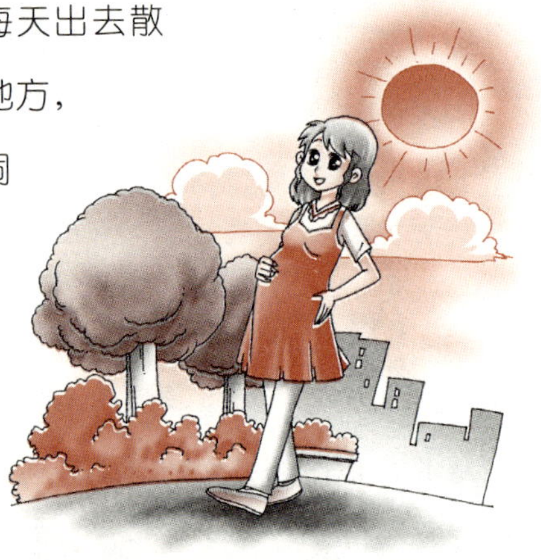

适度的运动可以增加准妈妈对胰岛素的敏感性

孕产专家告诉你

很多准妈妈都会把血糖偏高和糖尿病相混淆，其实孕期血糖偏高并不等于糖尿病。血糖偏高的准妈妈只要注意控制饮食，及时调整饮食结构就不会发展成糖尿病。孕期血糖偏高其实与真正的糖尿病还是有很大区别的。

孕期血糖偏高一般在妊娠前没有任何症状，糖代谢功能都很正常。在孕期，糖尿病的症状和体征才逐渐出现，部分准妈妈还出现糖尿病并发症，如妊娠高血压综合征、巨大胎儿等，但在分娩后这些症状就会逐渐消失，在以后的妊娠过程中又会出现，分娩以后又恢复。所以这种情况的准妈妈并不是真正的糖尿病，只有这种情况在不注意保养的环境下，孕期血糖偏高在多年之后才有可能转化为显性的糖尿病。

所以孕期血糖偏高的准妈妈不要有太多的心理压力，只要平时多注意饮食和生活习惯，并定期去医院作常规检查，血糖偏高的情况是会得到有效的缓解的。

三、你应该了解的

胎动

胎动是胎儿在宫内安危的一个重要指标，通过胎动计数可以了解胎儿在宫内的情况。例如胎动减少就是胎儿在宫内缺氧的一个重要信号，一旦胎动完全停止，24～48小时内胎心也会消失。

一般在怀孕16周时，用听筒就可以听到胎动，怀孕18～20周时，准妈妈自己就能够感受到胎动了。最初的胎动很轻微，像肠子在蠕动，随着妊娠的进展，胎动会越来越强烈，准妈妈的感觉也会越来越明显。到妊娠28～32周，胎动会达到高峰。而到了妊娠最后一个月，胎儿长大充满宫腔，胎动会略有减少。

胎动是什么感觉

每个准妈妈胎动的感觉都不太一样，很难总结出统一的规律，有的准妈妈形容胎动就像小鱼在吐泡泡，这是非常形象的。胎动有整个躯干运动的全身性胎动，也有仅仅是伸伸胳膊扭扭身的肢体运动，这两种动作持续时间稍长一点，比较容易感觉。而踢腿这样的下肢运动和胸壁运动，动作持续时间很短，动作也弱，准妈妈一般很难感觉到。

另外，由于准妈妈的身体情况不同，对胎动的感知也会不同，有的准妈妈能很早就明显地感觉到胎动，而有的则不容易分辨。比如腹壁薄的、羊水少的、感觉灵敏度高的准妈妈会更早地感觉到胎动，反之则会晚些才能感觉到。所以，如果准妈妈暂时还没有感觉到胎动的话，不要惊慌，那不过是因为你没有感觉到而已。如果准妈妈超过20周还没有感觉到胎动的话，可以到医院去咨询医生。

计算胎动的方法

❶ 每日分早、午、晚，各固定1小时，如早上8～9点，下午1～2点，晚上8～9点测量胎动。再将一日所测的三个时段胎动总数乘以4，即为胎儿一天12小时的胎动。

❷ 准妈妈在白天计算胎动，如能够测得10次胎动，就可以放心了。如12小时内测得的胎动小于3次，应尽快就医。

❸ 准妈妈每日抽出一段空闲的固定时间，计算胎动10次所需的时间。可以在饭后进行，若10次胎动所需的时间超过3小时，就需要到医院检查。

胎儿也有味觉

一项最新的研究显示，准妈妈在孕期可以通过饮食来影响腹中胎儿的口味。所以准妈妈不能偏食和挑食。要想让胎儿以后爱吃绿色蔬菜，准妈妈就要以身作则，自己多吃蔬菜。

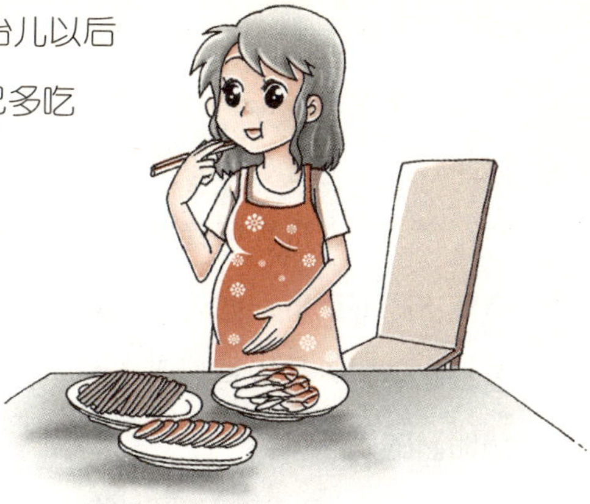
准妈妈在孕期可通过饮食来影响胎儿的口味

❶ 胎儿通过子宫可以“品尝”食物的味道。研究发现，如果准妈妈在怀孕期间偏爱某种食物，那么胎儿通过子宫可以“品尝”到该食物的味道，这种首次的味觉体验对孩子的饮食喜好的形成起着很重要的作用。

❷ 子宫中的胎儿味蕾已经形成。胎儿在准妈妈子宫中每天要消耗500毫升的羊水，此时，胎儿的味蕾已形成。

❸ 胎儿熟悉准妈妈所食食物的味道。胎儿在羊水中能够获得准妈妈所食食物的味道，他得到的最初信息是什么食物是安全的，什么食物是可食用的。这种体验可能有助于提高孩子断奶后对食物的接受程度。

胎儿拥有的7项技能

大部分的准爸爸准妈妈都认为，哭、笑、看、听……这些行为只有等到胎儿出生后才会具备，其实这些行为，胎儿在准妈妈腹中的时候就已经会了。

技能1：胎儿会笑。研究发现，胎儿并不是在出生后才学会笑的，而是在出生前数周就学会了微笑。科学家在使用4D彩超时，已经捕捉到难得一见、胎儿出生前微笑的画面，而且还看到他们眨眼。

技能2：胎儿会哭。研究发现，胎儿啼哭大多发生在妊娠末期或临产之前。他们可能在还没有出现在分娩室前，就已经在子宫里哭过第一次了。有些胎儿的哭声比较微弱，呈现轻微的低鸣；有些胎儿的哭声则是大声抽泣样的啼哭。通常，胎儿的啼哭声有些是在准妈妈腹部听到的，有些则是在准妈妈的耳朵处听到的。

技能3：胎儿会聆听。研究证实，在某种声音下，胎儿在仪表上显示的心跳速度增快，在怀孕30～34周之间，约有80%的胎儿会有这类反应，到了怀孕40周左右，几乎所有的胎儿对于声音都有心跳加快的反应。胎儿对不同的声音有不同的反应，他们最喜欢准妈妈的说话声、小鸟的鸣叫声和风吹风铃的声音。此外，胎儿也有讨厌的声音，如摩托车的引擎声、汽车的紧急刹车声、大声叫嚣的人声。

技能4：胎儿会撒尿。胎儿在子宫里一天天成长，每天最重要的事情就是吞咽羊水。对于一个足月胎儿，发育到第36周后，每天吞咽的羊水量可达到0.5升或更多。胎儿撒出的尿液，其中的有毒物质经过胎盘进入母血，再经过交换后就又成为羊水了。

技能5：胎儿会看东西。研究表明，胎儿在准妈妈的子宫里是可以看见东西的。胎儿在妊娠第二个月时，其实眼睛已经开始发育了，第四个月时对光线已经十分敏感了。研究发现，在胎儿未出生前，如果手电筒的光线有节奏地照射孕妇的腹壁，胎儿不仅会睁开眼睛，还会把脸转向有光亮的方向。

技能6：胎儿会发脾气。研究表明，胎儿在孕育过程中，他们的性格及气质就已经开始萌芽，包括爱、恨、忧、喜等情感。虽然性格在一定程度上受到遗传因素的影响，但并非完全取决于遗传因素，也不完全是后天形成的。一般来讲，胎儿在第一个月时就会对周围的刺激有反应，在第二个月受到刺激时会通过蹬腿、摇头等动作，来表达自己是喜欢还是讨厌，到了第六个月时会因准妈妈不高兴、与别人争执、哭泣等而不满，会发脾气。

技能7：胎儿会记忆。通过长期研究发现，胎儿长到6个月时就开始对音乐和噪声作出反应，并且会区分声音的“好”与“坏”。比如，当准爸爸对着胎儿说话的时候，胎儿本能地转向准爸爸发出声音的那一边。当听到噪声时，胎儿就会转到另一边去，并且还会用两只小手捂住耳朵。胎儿这些在准妈妈腹中听到的“经历”会将作为永远的记忆存在大脑里，并对其一生的意识都会产生影响。

另外，心理学家们通过研究还发现：如果对着胎儿讲故事，那么当胎儿出生后再讲同一个故事的话，他们会很快记起来的。

四、营养大讲堂

准妈妈需要注意哪些营养

进入到本月之后，胎儿的器官基本上都已经形成了，并且胎儿的大脑、骨骼、牙齿、五官和四肢都将进入快速发育的时期，为了满足胎儿生长发育的需求，准妈妈的体内基础代谢会逐渐增加，对各类营养的需求都会持续增加。这个时候准妈妈的胃口变好，食量也逐渐增加，所以一定要注意均衡饮食，以达到营养均衡。

准妈妈在整个孕期虽然都需要补钙，但进入本月之后，胎儿的骨骼和牙齿生长得特别快，是迅速钙化时期，对钙质的需求剧增，因此准妈妈尤其要注意补钙，可以选择含钙丰富的牛奶、孕妇奶粉或酸奶来补钙。此外也可以多吃一些富含钙质的食物，如虾米、海带、豆浆等。补钙的同时注意补充维生素D，以促进钙的吸收。每日的维生素D需要量为10毫克。建议准妈妈多进行户外活动，以保证有足够的阳光照射，使自己的皮肤产生吸收钙所需的维生素D。

多吃粗粮弊大于利吗

现在很多准妈妈都知道吃粗粮有益健康，然而吃粗粮也要讲究方法，如果吃得不对和吃得太多反而会对身体造成伤害。

由于加工简单，粗粮中确实保存了许多细粮中没有的营养，比如膳食纤维比较多，并且富含B族维生素等。但是，如果准妈妈摄入的纤维素过多，反而会影响身体对蛋白质、无机盐以及某些微量元素的吸收。这样不但不能够促进消化，反而还会影响消化和吸收。另外，如果长期以粗粮为主食的话，会导致营养不良和身体的免疫力降低。所以，准妈妈千万不要把粗粮当成主食，应在日常的饮食中搭配食用，那样才能让它发挥应有的功效。

好孕链接

准妈妈在吃粗粮的时候可以选择粗粮细做的方法，比如在做卷饼的时候可以多放一些蔬菜在中间；做窝头的时候掺杂一些精面；做粗粮面糊的时候放一些蔬菜、瘦肉等。另外，准妈妈在吃粗粮的时候要多喝些水来帮助消化。

准妈妈吃姜蒜有哪些讲究

鲜生姜中的姜辣素能够刺激胃肠黏膜，使消化液分泌增多，有利于食物的消化和吸收。生姜中的姜辣素对心脏和血管有刺激作用，能使心跳及血液循环加快、汗毛孔张开，有利于体内的废物随汗液排出，带走体内多余热量。

虽然姜蒜的好处颇多，但均属于刺激性食品。准妈妈在整个妊娠期间不宜过多吃刺激性食品，所以对姜、蒜等调味品的吃法也有一定的讲究，吃姜蒜的时候应该注意以下几点。

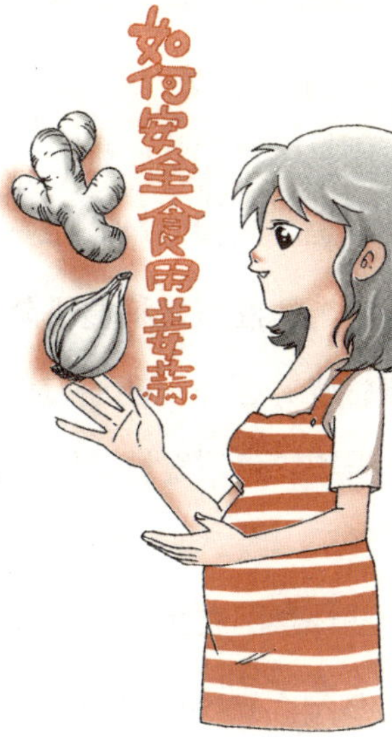

❶ 切忌食用过度。

❷ 准妈妈如果生痱子，患疖疮、痔疮、肾炎、咽炎或者上呼吸道有感染时，不宜长食，暂时禁食姜蒜，以防病情加重。

❸ 生姜红糖水只适用于风寒感冒或淋雨后的畏寒发热，不能用于暑热感冒或风热感冒。并且只用于风寒引起的呕吐，其他类型的呕吐包括妊娠呕吐，均不宜食用。

❹ 不要食用已经腐烂的姜蒜。腐烂的生姜会产生一种毒性很强的有机物——黄樟素，能损害肝细胞。

准妈妈如何聪明地吃肉

肉类含有丰富的优质蛋白质，我们平时经常吃的肉类包括猪肉、牛肉、羊肉、鸡肉和鱼肉，这些肉类的蛋白质含量在16%～26%之间，而且这些肉类中所含的氨基酸容易被人体吸收利用，同时肉类也是我们每天所需的铁、铜、锌、镁等营养元素的最好来源之一。因此，适当地食用肉类对准妈妈的身体健康和胎儿的生长发育都是必需的。

不过，如果准妈妈每天摄入的食物中肉类的比例超标，久而久之，就会对身体造成一些负面的影响，如导致高血脂症、动脉粥样硬化，甚至会使心血管系统或其他脏器发生病变。对于健康的准妈妈来说，孕早期每天肉类的摄取量在150～200克为最佳，孕中晚期要比孕早期每天多摄入蛋白质15～25克，相当于50～125克肉类。而每个星期所摄入的肉类中最好能包括200～300克的鱼肉。虽然同样是吃肉，但不同的肉类营养价值不同。所以，准妈妈应该注意选择那些营养价值高的肉类。

哪些肉是准妈妈聪明的选择

鱼肉：鱼肉不仅含有优质蛋白质，适量的脂肪，丰富的维生素、无机盐，还含有多不饱和脂肪酸——二十碳五烯酸。经研究发现，鱼类中所含的这种多不饱和脂肪酸对流产、早产和胎儿发育迟缓都有预防的作用。另外，二十碳五烯酸还能使血液黏稠度下降，帮助预防血栓的形成。这种多不饱和脂肪酸人体无法合成，因此只能通过食物获取，而最好的食物来源就是海鱼。因此，建议准妈妈每周最好能够吃2～3次鱼。

兔肉：兔肉的蛋白质含量高，而脂肪含量极低，不到0.4%，所以非常适合那些怀孕前就比较胖或者体重超标的准妈妈食用。

鸡肉：鸡肉比较嫩，脂肪分布均匀，容易消化和吸收，味道也很鲜美，蛋白质含量高而且脂肪含量较低，仅为2.5%，因此，准妈妈日常可以多选择鸡肉，熬汤、炒菜都可以。

牛肉：牛肉中不仅含有丰富的蛋白质、铁和铜，而且B族维生素含量也很高，脂肪含量相对较低，因此也是准妈妈餐桌上不错的选择。

猪肉：在日常所接触的肉类中，猪肉的脂肪含量能达到20%～30%，而且多为饱和脂肪酸，摄入过多对健康无益，因此准妈妈可以适当地吃一些，但不能过多。

好孕链接

准妈妈应该以鲜肉为主，少吃罐头、腌肉或是火腿、香肠。因为经过加工的肉类中B族维生素损失比较多，而且还有可能含有亚硝酸盐，食入过多，会使组织缺氧，甚至中毒。

同时在吃肉的时候最好能和豆类和豆制品一起食用，并补充足够的膳食纤维。有研究表明，与富含植物蛋白、植物脂肪的豆类、豆制品一起食用，可以降低血液中的胆固醇，增加多不饱和脂肪酸的含量，减少动脉硬化等疾病的发病率；膳食纤维能够减少食用肉类后脂肪、胆固醇在肠道内的吸收，有降血脂、降低胆固醇的作用。

喜欢吃酸的准妈妈怎样挑选酸味食物呢

很多准妈妈怀孕后特别喜欢吃酸味的食物。酸味能刺激胃液分泌，提高消化酶的活性，促进胃蠕动，有利于食物的消化和各种营养素的吸收。所以怀孕后爱吃酸味的食物有利于胎儿和母体的健康。但并不是只要是酸味就一定是好的食物。

喜吃酸味食物的准妈妈最好选用一些带酸味的新鲜瓜果，这类食物含有丰富的维生素C，维生素C可以增强准妈妈身体的抵抗力，促进胎儿正常生长发育。如番茄、青苹果、橘子、草莓、酸枣、话梅、葡萄、樱桃、杨梅、石榴等都是不错的选择。也可以多喝一些酸奶，酸奶富含钙、优质蛋白质、多种维生素和碳水化合物，还能帮助人体吸收营养，排泄有毒物质，不但营养价值高，而且对厌食症状有一定的治疗作用。

但山楂不适宜准妈妈食用，因为山楂对准妈妈子宫有收缩作用。准妈妈若食用较多的山楂制品，会刺激子宫收缩，甚至造成流产。人工腌制的酸菜、泡菜等，几乎不含任何营养成分，却含有致癌物质亚硝酸盐，也不适宜准妈妈食用。

准妈妈吃加餐需要注意些什么

进入到孕中期之后，准妈妈的食欲会大增。很多准妈妈在正餐的时候吃得不多，剩下的一部分量就只能放在加餐的时候吃。

准妈妈一般间隔2.5～3个小时就可以加餐了，加餐的内容里面一定要稍微有一点主食即粮食类的东西，如全麦面包或者燕麦片等，这是基础。剩下的就是一天要补充的500克奶，这500克奶建议分2～3次喝。2～3次最好有一部分放到加餐里面，早上喝一点，加餐的时候喝一点，晚上临睡之前的加餐也可以包括奶。另有一类就是水果，水果也是放在加餐的时候食用的。还有一类是坚果，也是互相搭配，一天可以加上3次，每次分一点。

不建议准妈妈在加餐的时候喝饮料。很多准妈妈爱喝果汁，如果是鲜榨的果汁还好，但是一些含糖饮料就不要喝了。另外，一些膨化食品和腌制食品也不要吃，比如薯片、豌豆脆、腌制的火腿香肠等。

五、护理大讲堂

怎样预防恼人的黄褐斑呢

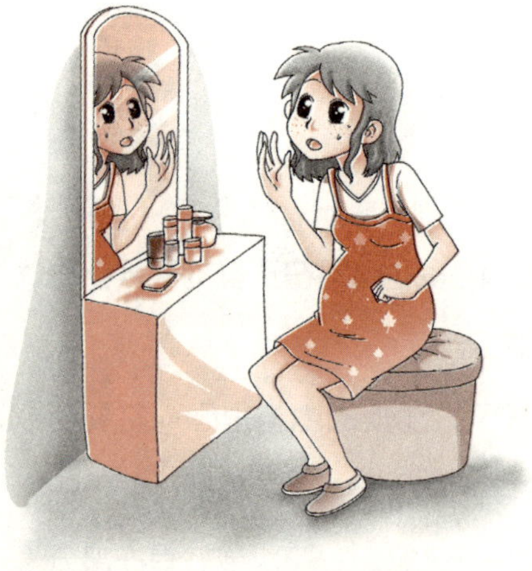

准妈妈可以多吃富含维生素C的食物来预防黄褐斑

准妈妈在怀孕期间，随着时间的延长，脸上往往容易出现深褐色的对称斑点——黄褐斑。黄褐斑的发生与准妈妈体内的雌孕激素升高是密切相关的，因此调节准妈妈体内的激素平衡，纠正内分泌紊乱是防斑治斑的关键。

为了达到防斑治斑的目的，准妈妈应该在生活上注意调理。有研究表明：黄褐斑的形成与孕期饮食有着密切关系，如果准妈妈的饮食中缺少一种名为谷胱甘肽的

好孕链接

六味地黄丸是一个补肾滋阴的经典名方，现代研究发现它对于调节人体内分泌和改善植物神经功能紊乱、促进皮肤血液循环、维持人体内环境稳定都有很好的作用，从而具有祛斑美容的效果。六味地黄丸和维生素C配合就是一个很好的祛斑典范，临床上因其具有祛斑美容的效果，因而素有“美容组合”的雅称，对准妈妈无任何毒副作用，可以放心使用。

物质，皮肤内的酪氨酸酶活性就会增加，从而导致黄褐斑“大举入侵”。准妈妈可以多吃一些富含维生素C和维生素E的食物，如：猕猴桃、番茄、柠檬、黄豆等。同时准妈妈要切忌吃油腻的食物，烹调方法也应注意，尽量避免煎炸，以免上火，加重内分泌的失衡。

孕期乳房如何呵护

母乳是宝宝最好的粮食，多数准妈妈在产后选择母乳喂养，但有时候会因为各种乳房问题而导致准妈妈不能顺利哺乳，比如乳头内陷、乳腺管不畅通、乳头皲裂等。准妈妈只有在孕期提前对乳房进行护理，才能避免产后哺乳时一些不必要的麻烦。

从孕5月起，准妈妈的乳头中一般就能挤出初乳了，会在乳头上结成痂。准妈妈在这段时间最好每天洗澡，要是天冷，可以作局部的清洁。在清洁完之后要作乳房按摩，坚持到胎儿出生的时候，就能顺利地进行母乳喂养了。

清洁和按摩的程序

1. 先将乳痂清除掉，然后用温热的毛巾将表面的皮肤清洁干净。
2. 用热毛巾对清洁好的乳房进行热敷。
3. 用手作按摩。将拇指同其他四指分开然后握住乳房，从根部向顶部轻推，将乳房的各个方向都做一遍，最后挤压乳晕和乳头就能挤出初乳，每天这样做可以保证乳腺管畅通。

④ 进行表面皮肤养护。用温和的润肤乳液将清洗干净并按摩完毕的乳房再进行一次按摩，这次按摩的重点是乳头，要给它一定的压力，用两三个手指捏住乳头然后轻捻，手指要沾满乳液，使乳头的皮肤滋润，这样当宝宝咬住它并用力吸的时候就不会裂开，从而避免造成额外的伤痛。

纠正乳头内陷

乳头内陷明显，会导致产后哺乳困难，甚至无法哺乳，乳汁淤积，继发感染而发生乳腺炎。因此，乳头内陷的准妈妈，应该于怀孕5～6个月时开始设法纠正。纠正乳头内陷的方法可以参考以下几点。

① 用一手托住乳房，另一手的拇指和中、食指抓住乳头向外牵拉，每日2次，每次重复10～20次。

② 将两拇指相对地放在乳头左右两侧，缓缓下压并由乳头向两侧拉开，牵拉乳晕皮肤及皮下组织，使乳头向外突出，重复多次。随后将两拇指分别放在乳头上下侧，由乳头向上下纵向拉开。每日2次，每次5分钟。

③ 用一个5毫升空注射器的外管扣在乳头上，用一根橡皮管连接另一个5毫升注射器，利用负压抽吸的方法也有助于乳头外突。

准妈妈需要使用托腹带吗？如何选购

是否需要托腹带是因人而异的。托腹带也叫做孕妇托腹带，主要作用是帮助怀孕的准妈妈托起腹部，并对背部起到支撑作用，减轻日渐膨隆的腹部给准妈妈造成的沉重负担。一般情况下准妈妈不需要用腹带，只有以下特殊情况下，准妈妈可以使用腹带。

① 胎位为臀位，经医生做外倒转术转为头位后，为防止其又回到原来的臀位，可以用托腹带来限制。

❷ 连接骨盆的各条韧带发生松弛性疼痛的准妈妈。

❸ 多胞胎或者胎儿过大，站立时腹壁下垂比较剧烈的准妈妈。

❹ 有过生育史，腹壁非常松弛，成为悬垂腹的准妈妈。

如何选购合意的托腹带

❶ 应选用可随腹部的增大而增大，方便穿戴及拆下，透气性强不会闷热的托腹带。

❷ 选择伸缩性强的托腹带，这样才可以从下腹部托起增大的腹部，从而阻止子宫下垂，保护胎位并能减轻腰部的压力。

好孕链接

为了不影响胎儿的发育，托腹带不可包得过紧，晚上睡觉的时候，准妈妈应解开托腹带。

准妈妈看电视的时候要注意哪些事项

电视机在工作时，显像管会不断产生一些肉眼看不见的射线、高压静电。这些射线和高压静电虽然对普通人没有什么影响，但长时间积累还是会对准妈

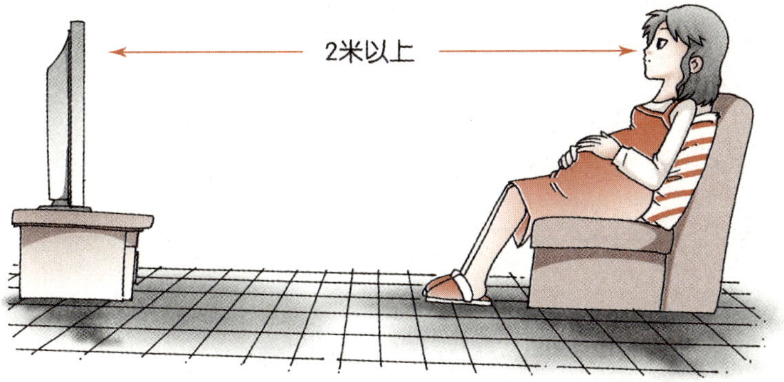

准妈妈与电视机的距离应保持在2米以上

妈和胎儿的健康产生不利的影响。所以，准妈妈在看电视的时候，一定要注意以下的事项。

❶ 准妈妈一次看电视时间不宜超过2小时，避免过度使用眼睛，尤其有妊娠高血压综合征的准妈妈更应注意。

❷ 准妈妈和电视机的距离应在2米以上，远离X射线和静电影响。也可以穿上防辐射服看电视，将危险降至最低。

❸ 保持空气流通，并在看完电视后用清水洗脸洗手，消除阴极线、放射线对人体的影响，保障宝宝的健康。最好经常擦拭带有显示器的电器，清除灰尘的同时，也就把滞留在里面的电磁辐射一并清除掉了。

❹ 准妈妈不要饱食后看电视，以免使食物积压。也不要边看电视边吃零食或蜷着身体看电视，以免使准妈妈腹腔内压增大，胃肠蠕动受限，不利于食物的消化吸收，特别不利于胆汁排泄，易发胆道疾病。

好孕链接

准妈妈应避免看恐怖、紧张、悲剧等刺激性较强的节目，以免引起精神高度紧张，对妊娠安全不利。尤其是睡前，不要看刺激性强的节目，建议看一些优美的散文或者同类图书。

准妈妈可以穿高跟鞋吗

孕期的准妈妈最好不要穿高跟鞋。

高跟鞋虽然可以让女性显得身形挺拔、格外精神。但是准妈妈却不适宜再穿高跟鞋，因为随着肚子的一天天增大，以及体重的增加，准妈妈的身体重心前移，站立或行走时腰背部肌肉和双脚的负担加重，如果穿高跟鞋，就会使身体站不稳。并且日益加重的身体会加重脚部的负担，准妈妈在走路或站立的时候，都会感到脚部吃力。

适合准妈妈的鞋跟高度为1.5～3厘米，这种高度的鞋底造型也正好符合正常人的足弓，这样可使脚掌受力均匀，准妈妈无论是站立，还是行走都不会感到很累。

外出购物的注意事项有哪些

进入到孕5月之后，准妈妈的身心日渐稳定，只要一切健康，出门购物是没有问题的。逛街走路等同于散步，也是一种很好的锻炼。但在出门逛街的时候，建议准妈妈遵循以下的安全守则。

❶ 不要在人流高峰时间出去搭乘公交车出行。平时出行逛街最好有家人陪同，那样不仅可以帮忙提重物，还可以保护准妈妈的安全。

❷ 逛街购物要有计划，预先列好清单，买齐所需物品之后就离开人多的场所，减少在一些拥挤场所的逗留时间。尽可能避开人流高峰，免受拥挤之累。在逛街途中可选择一些街心花园或幽静处休息一会儿。

❸ 在气候恶劣（寒潮、大风、大雨、大雾）时，不要上街购物，以免因身体笨重及不便而发生摔伤或扭伤，或因滑倒而引起流产或早产。在流感和其他传染病流行时，也不要到人群过于拥挤的地方去。

❹ 注意逛街的时间不要太久，最好不要超过2个小时。逛街时的行走速度不宜快，更不要穿高跟鞋。

❺ 不要在刚装修完毕的商场或商店停留过久，以免接触装修材料产生的化学污染物。

❻ 逛完街后回到家里应当及时洗手、洗脸，换下外衣。购回的物品要合理存放，外包装要妥善处理。坐定后可以闭目养神或听听音乐，以消除躯体疲劳，缓解紧张情绪。

引发妊娠高血压的因素有哪些？如何预防呢

妊娠高血压综合征，简称妊高征，是怀孕5个月后出现高血压、浮肿、蛋白尿等一系列症状的综合征，严重时会出现抽搐、昏迷甚至死亡，医学上称为“子痫”。它的发病原因虽然至今还不明确，但妊娠高血压综合征的引发，却可能与以下几种因素有关。

❶ 子宫张力过高，易引发妊高征。

❷ 寒冷季节或气温变化过大，特别是气压高时，容易引发妊高征。

❸ 精神过分紧张，或受刺激致使中枢神经系统功能紊乱。

❹ 有慢性高血压、肾炎、糖尿病等病史的准妈妈；或家庭中有高血压史，尤其是准妈妈的母亲有妊高征史的，容易并发妊高征。

❺ 营养不良或体型矮胖（BMI>0.24）的准妈妈，并发妊高征的概率大。

❻ 年轻初孕的准妈妈或高龄初孕的准妈妈，也容易患妊高征。

妊娠高血压综合征的防治

由于妊高征发病原因尚不清楚，因此难以完全避免。不过，如果准妈妈已证实患了妊娠高血压综合征，也不必担心，只要定期作产前检查，及早治疗，好好休息，病情一般可以得到控制并好转。

❶ 在妊娠早期进行定期检查，主要是测血压、查尿蛋白和测体重。

❷ 注意休息和营养。准妈妈的心情要舒畅，精神要放松，争取每天卧床10小时以上，并以侧卧位为佳，以增进血液循环，改善肾脏供血条件。饮食不要过咸，保证蛋白质和维生素的摄入。

❸ 补充维生素C和维生素E能够抑制血中脂质过氧化作用，降低妊娠高血压综合征的反应。因此，准妈妈应多吃蔬菜、水果、坚果等食品。

❹ 整个孕期准妈妈的体重增长应控制在10～14千克之间。尤其是孕后期，以每周增重0.5千克为宜，孕后期热能摄入过多，每周体重增长过快都是妊娠高血压综合征产生的危险因素。

❺ 及时纠正异常情况。如发现贫血，要及时补充铁质；若发现下肢浮肿，要增加卧床时间，把脚抬高休息；血压偏高时要按时服药。症状严重时要考虑终止妊娠。

❻ 注意既往史。曾患有肾炎、高血压等疾病，以及上次怀孕有过妊娠高血压综合征的准妈妈，要在医生指导下进行重点监护。

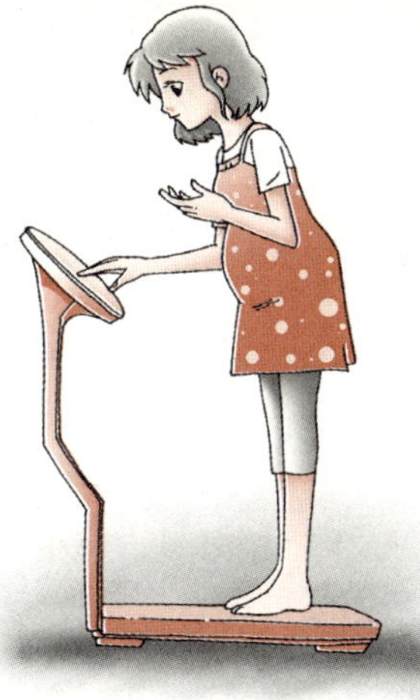

准妈妈要注意控制体重，以预防高血压

六、胎教大讲堂

准爸爸准妈妈吵架了，胎儿发育会受阻

在孕早期，准爸爸准妈妈若经常争吵，准妈妈情绪极度不安，可引起胎儿兔唇、腭裂等畸形；在孕晚期，如果准爸爸准妈妈感情不和，准妈妈精神状态不好，则可增加胎动次数，影响胎儿的身心发育，而且出生后往往烦躁不安、哭闹不止、睡眠差、消化功能不好，严重时甚至危及孩子的生命。

在夫妻感情不和睦的环境里，孕育的胎儿在身心缺陷方面的概率，比生活美满、和睦相处的父母所生的孩子要高，胎儿出生后因恐惧心理而出现神经质的机会，也比生活美满、和睦相处的父母所生的孩子要多，而且这类儿童往往发育缓慢，胆小怯弱，生活能力差。

准爸爸准妈妈激烈争吵时，准妈妈受刺激后内分泌发生变化，随之分泌出一些有害激素，通过生理信息传递途径为胎儿所接受，同时，准妈妈的盛怒可以导致血管收缩，血流加快、加强，其物理振动传到子宫也会殃及胎儿。而且争吵中准爸爸准妈妈的高声大气，无异于十分有害的噪声，直接危害胎儿。

在准妈妈怀孕期间，准爸爸应体贴照顾好准妈妈，处理好夫妻之间的一些矛盾，与准妈妈共同分担所承受的压力。双方应互相尊重，互相理解，耐心倾听对方的意见，理智地、心平气和地对待彼此间的分歧，这样才能孕育出一个健康聪明的宝宝。

学会自己选择胎教音乐

胎教音乐必须是经过专业选择和设计的，准妈妈应该听一些节奏柔和舒缓的轻音乐，像一些节奏起伏比较大的交响乐，尤其是摇滚乐、迪斯科舞曲等刺激性较强的音乐，都不适合准妈妈听。

在进行音乐胎教时，还应注意以下问题。

❶ 作为胎教音乐，要求在频率、节奏、力度和混响范围等方面，应尽可能与宫内胎音合拍。在选购“胎教”音乐时，不是听一听音乐是否好听，而是看它是否经过了医学、声学的测试。只有完全符合听觉生理要求的胎教音乐，才能真正起到开发智力、促进健康的作用。

❷ 胎教音乐忌用高频声音。准妈妈在选购胎教音乐时应慎重，最好请专业人员帮助选购。

❸ 播放音乐时千万不要把播放器直接放到准妈妈肚皮上来让胎儿听。此时胎儿的耳蜗虽说发育趋于成熟，但还是很稚嫩，尤其是内耳基底膜上面的短纤维极为娇嫩，如果受到高频声音的刺激，很容易遭到不可逆性损伤。

一起来玩“踢肚游戏”吧

准妈妈或者准爸爸用手掌轻轻拍击胎儿，诱引胎儿用手推或用脚踢的回击，这种游戏被称做“踢肚游戏”。做这种游戏的时候，需要经过一段时间的抚摸胎儿训练。其具体游戏方法是：当胎儿具备了四肢运动的能力时，准妈妈可以先轻轻抚摸腹部，与胎儿沟通一下信息，当胎儿用小手或小脚给以“回敬”时，则轻轻拍打被踢或被推的部位，然后等待胎儿再一次踢打准妈妈的腹部。一般等1～2分钟后胎儿会再踢，这时再轻拍几下，接着停下来。如果准妈妈拍的位置变了，胎儿会向改变的位置再踢，需要注意改拍位置离原来的位置不要太远，游戏时间也不宜过长，一般每次10分钟左右即可。

做过踢腿游戏的胎儿出生后在听、说和使用语言技巧方面都获得了高分，并且出生后坐、立、行学得比一般孩子快些。这表明做胎儿游戏既可提高孩子的健康灵敏程度，又有利于孩子智力的发育。

现在每天可以听20分钟的音乐了

怀孕4个月以后胎儿就有了听力，尤其是6个月后，胎儿的听力几乎和成人接近。一般认为，音乐胎教可以从孕16周起，在胎儿觉醒时进行。每天做1～2次，每次5～20分钟（随孕龄的递增适当延长音乐胎教时间，但不要超过30分钟）。具体方法如下。

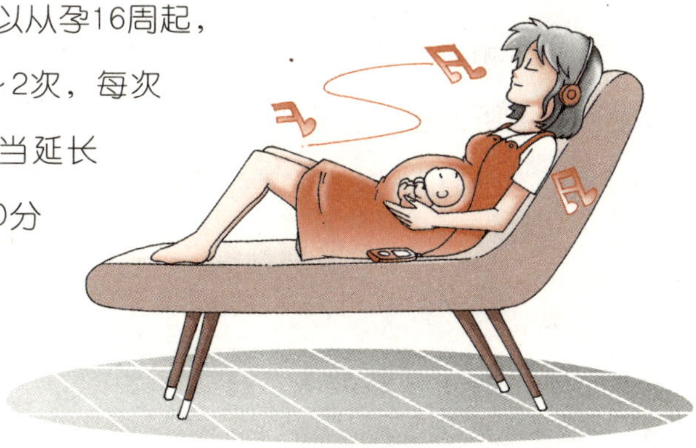
本月准妈妈每天可以做20分钟的音乐胎教

欣赏胎教音乐：可以选择胎教音乐，放在距离准妈妈1～2米的地方，或者用胎教传声器放在准妈妈的腹部。准妈妈在每天多次的音乐欣赏中，会产生许多美好的联想，如同进入美妙无比的境界，而这种感受可通过准妈妈的神经体液传导给胎儿。

哼抒情歌曲：准妈妈每天哼唱几首歌，最好是抒情歌曲，也可以是摇篮曲。唱时应心情愉快，富于感情，通过歌声的和谐振动，使胎儿有一种“世界是美好的”感觉，能获得感情、感觉上的满足。

语言胎教如何与家务活儿巧妙结合

制订做家务活儿的计划，不失为语言胎教的一种好方法。合理地安排家务，既能融语言胎教于家务活儿中，又能使夫妻的生活规律舒适；既能留出一段安静的时间进行语言胎教，又能节省时间去郊外观光野营。

例如：安排星期一和星期四外出采购，注意改变路线，并且花一定的时间观察并向胎儿讲解生活中的各种现象，有意识地去幼儿园或学校观察学生上课以及在操场上玩耍的情景。星期二打扫起居室、卧室、家具，给胎儿讲述这个温馨的家。星期三擦拭窗户和门框，冲洗厕所和浴室，教胎儿爱劳动、讲卫生的科学知识。星期五打扫和整理厨房，安排星期六和星期日的食谱，给胎儿讲述各种营养素的作用，告诉胎儿自己怎样安排每天的膳食以保证孕期的营养需要。星期六和星期日这两天主要是在家里休息或者去植物园、动物园、花园、田野、沙滩等地方，除了享受日光浴外，还要向胎儿传授自然界的知识。准妈妈可根据自己的情况，在胎教中拟定家务活儿安排表。

PART 7

6月方案：亲情互动，感受彼此的爱

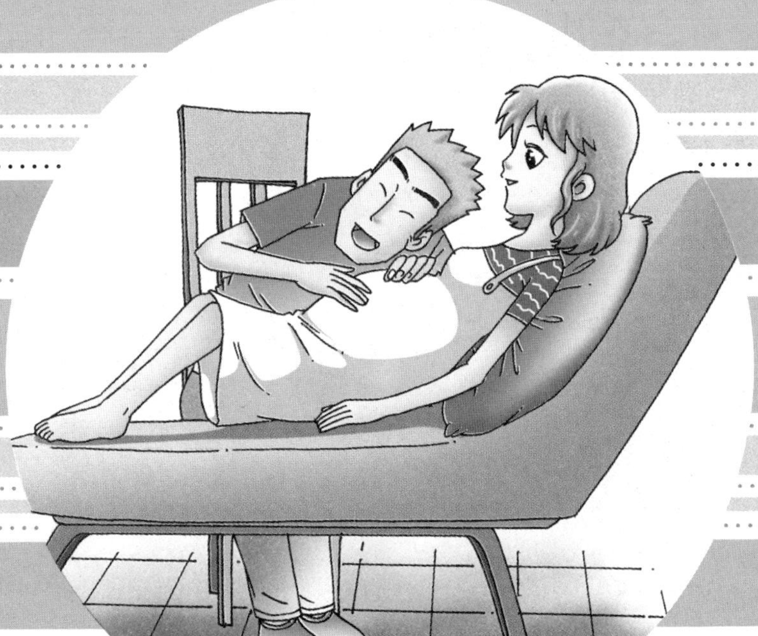

一、生理变化

准妈妈身体变化

这个月准妈妈的子宫进一步增大，子宫底已经达到脐部水平，子宫底高度约为18～24厘米。下腹部的隆起更为凸出，并且腰部的增粗也十分明显，体重要比孕前增加4.5～9千克。

这一阶段，由于子宫增大和加重使得准妈妈的脊柱向后仰，身体重心向前移，出现了孕妇特有的体态。有的准妈妈对这种变化还不太习惯，很容易出现倾倒，腰部和背部也会由于不习惯而特别容易疲劳。并且增大的子宫还会压迫准妈妈的盆腔静脉使下肢静脉血液回流不畅，引起双腿水肿，足背及内、外踝部水肿尤多见，下午和晚上水肿会比较严重，早晨起床时会有所缓和。同时增大的子宫还会挤压胃肠，影响胃肠排空，准妈妈常感到饱胀、便秘，建议准妈妈每次少吃一些，分多次进餐。

此期准妈妈的乳腺功能发达，乳房进一步增大，并且可挤出淡淡的初乳。有的准妈妈因为缺乏微量元素及维生素出现口腔炎，有的出现龋齿，这与内分泌变化、激素水平改变及缺钙有关，应及时到口腔科治疗。同时需要注意口腔卫生，保护牙齿，并适当补钙及维生素D。

宝宝对妈妈说

妈妈，我现在已经能够睁开眼睛啦，好想看看你的样子哦。不过我要静静地等待，等待着妈妈将我产出的那一天。

到这个月底，我就能长到25～35厘米高了，体重在700克左右。怎么样，宝宝长得很快吧？我现在的头发、眉毛、睫毛都已经长成啦，皮下的脂肪也在渐渐地增加，不过皮肤还很薄很皱，这一点是我一直不太满意的，皱巴巴的皮肤好丑哦。

现在我的皮肤表面开始附着胎脂了，妈妈你可不要小看它哟，它是皮脂腺分泌的脂肪与表皮细胞的混合物，能够给我提供营养，保护我的皮肤，还能在我以后出生的时候起到润滑作用呢。

而且我现在能够在妈妈子宫的羊水中自如地游泳，不论是高兴还是不高兴的时候都可以踢妈妈的小肚子，好幸福哦！

二、难题解决方案

怀孕后经常便秘，又不敢吃药，怎么通便

怀孕之后，由于体内激素分泌的改变以及子宫增大给肠道带来的压迫等原

因，使得不少准妈妈都容易发生便秘。

名词解释： 便秘是指每周排便少于3次，排便困难或费力、排便不畅、便次太少、粪便干结且量少的病理现象。过少摄入高纤食物、缺乏运动则会加重孕期便秘。轻度的便秘会让准妈妈腹痛、腹胀；严重者可导致肠梗阻，并发早产，危及母婴安危。

但为了胎儿的安全，孕期便秘又不能随便用药，所以，最好的调整方法就是从饮食、起居两方面入手。

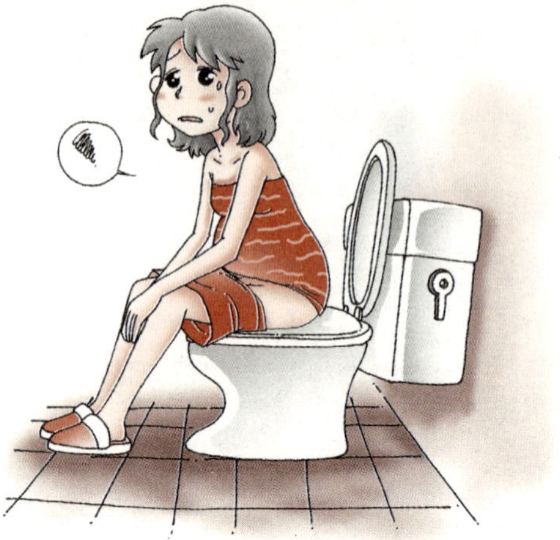

调整孕期便秘的最好办法是从饮食、起居两方面入手

饮食营养方案

❶ 多吃新鲜蔬菜，如芹菜、菠菜、大白菜、韭菜、南瓜等以利于排便。建议准妈妈根据季节变化，选择当季的时令水果食用，不但价格便宜，而且也不用惧怕像反季节水果那样是被“催熟”的。

❷ 一些粗粮如荞麦、高粱、玉米等也是不错的选择。准妈妈可以在煮饭时适当添加一些粗粮进去，既营养丰富，又能起到防治便秘的作用。

❸ 在保证每日饮水量的同时，可每日饮用50～100毫升的蜂蜜或300～500毫升的鲜榨果汁。大便干燥时，可在每日清晨饮1杯淡盐水，必要时可以吃一些缓解便秘的药物。

❹ 少吃辛辣等带刺激性的食物，避免大量饮酒。这些饮食都会导致大便秘结，加重便秘。不易消化的食物如莲藕、蚕豆、荷包蛋、糯米等也要少吃，否则也会加重肠胃负担。

❺ 正在便秘期间的准妈妈，不宜进食苹果、菠萝、柿子、桂圆、橘子等，这些水果会加重便秘。

起居方案

❶ 适当进行一些活动，可以促进肠管运动增强，缩短食物通过肠道的时间，并能增加排便量。活动的最佳方式是每天去户外散步，身体健康的准妈妈每天可散步半小时到1小时。准妈妈出门散步时，尽量选择空气新鲜、人流量不多的时间和地点。在一天中，上午、中午和下午空气污染最轻，空气也比较新鲜清洁，早晨、傍晚和晚上空气污染较严重，其中晚上7点和早晨7点左右为污染高峰时间，这时空气最不新鲜。上午10点左右和下午3～4点空气最为新鲜，建议准妈妈此时出门散步。**温馨提示：**最好的散步地点是小区花园，有条件的准妈妈也可以去公园、植物园散步。尽量不要去人流量大、空气污浊的地方，如商场、影院等。

❷ 养成良好的排便习惯，每日定时排便1次，有条件者使用坐式马桶（尤其对于痔疮患者来说，比起蹲坑，坐马桶更好），以减轻下腹部血液的淤滞和痔疮的形成。最好在每天早晨起床后就立即排便，一旦有便意要及时如厕。

❸ 可以用硬板凳替换柔软的沙发。当人坐在硬板凳上时，臀部有两个坐骨节支撑，这样血液循环受到的阻碍较小，能减少痔疮的发生。

❹ 睡觉时应尽量取左侧卧位，在两膝盖之间夹一个枕头，**用品推荐：**枕头不要太大，一般的正方形小靠枕就可以。以减轻子宫对直肠的压迫。经过上述处理，一般可避免妊娠期便秘的发生。

安享孕期一点通

❶ 将1根香蕉、1小块木瓜、1袋250毫升的牛奶放入榨汁机内，打成果汁。每天晚上睡觉前喝一杯。如果便秘比较严重，可以把剩下的纤维也一起吃了，坚持喝3天就会有很好的效果。只要是对香蕉和木瓜不过敏，且对乳糖耐受的人，都适合饮用。不过，初试者最好一次不要喝得太多，每天1杯即可。肠胃不好、经常闹肚子的人还是不要尝试了。

❷ 肠胃状况良好的准妈妈，可以尝试每天早晨醒来空腹喝一些蜂蜜水，

或者舀一小勺蜂蜜吃，刺激肠道蠕动，帮助身体产生便意。

③ 有习惯性便秘的准妈妈，可以早晚空腹喝一口香油，这样能够起到润肠通便的功效。

孕产专家告诉你

若是便秘现象持续超过3周以上，则应该及早就医，尤其当发现个人解便习惯改变，如经常便秘改变成经常腹泻，或时常腹泻转变成时常便秘时，即需就医寻求原因，千万不要置之不理，忽略身体发出的警讯。

准妈妈可以在医生指导下服用乳果糖、果导片等安全通便药物，这些药物直接在胃肠道内产生作用而不被吸收，对胎儿无毒副作用。要禁止使用其他缓泻剂，以免诱发流产或早产，同时可外用开塞露等。

晚上总是睡不好，怎样才能睡个舒服觉呢

怀孕之后，准妈妈最少要保证每天8小时的睡眠时间。然而，不少准妈妈却发现孕期的睡眠质量有所下降。导致睡眠质量下降的原因很多，比如体内荷尔蒙分泌的变化会导致准妈妈在精神和心理上都比较敏感，容易发生失眠；而晚间的尿频、腿抽筋又会打断睡眠，让准妈妈苦恼不已。怎么做才能让准妈妈睡个舒服觉呢？

饮食方案

① 有晚间腿抽筋症状的准妈妈除了要注意补钙，还应该多吃蔬菜和水果，少吃动物性蛋白质、精淀粉（如白面包、白米饭、甜食等），都可以减少血液酸碱度不平衡的问题。**原因解析：**抽筋可能和局部血液循环、血液酸碱度有关。一般正常的血液是处于微碱性，如果情绪不稳定、饮食中甜食和肉食过多，都很容易让血液偏酸性，引起电解质的不平衡，造成局部肌肉抽筋。

② 入睡前3小时可以吃些有利于睡眠的食物，比如一杯温热的牛奶或者常温的酸奶，感觉饥饿时还可以吃少量饼干、面包等。温馨提示：准妈妈千万不要在临睡前大量进食，因为过于饱腹反而会降低睡眠质量。

③ 为了避免晚间频繁起夜上厕所，建议准妈妈在白天保证水量的前提下，临睡前的2个小时不要喝水。此外，睡前不要喝咖啡、浓茶等易引起兴奋的饮料。

④ 可适当吃一些安神养神的食物，比如核桃、桂圆、莲子、百合等，这些食物可以调养心神，对于神经衰弱、失眠健忘都有不错的疗效。

起居方案

① 给自己营造睡眠气氛。不在卧室内办公，不要在床上打电话、看电视或进行其他活动，只把床当成一个睡眠的场所。温馨提示：把明亮耀眼的聚光灯换成柔和的或可以调档的灯，选择透气性好的棉麻质床单和被套等，这些外在的环境都可以增加睡眠气氛。

② 改正睡眠姿势。不正确的睡眠姿势也会降低睡眠的质量。孕期最好的睡觉姿势是侧卧，左侧卧尤佳，这种姿势可以令更多的血液和养分送达胎盘，并且保持腿和膝盖弯曲，可以在两腿之间垫一个枕头。避免仰睡或俯睡。

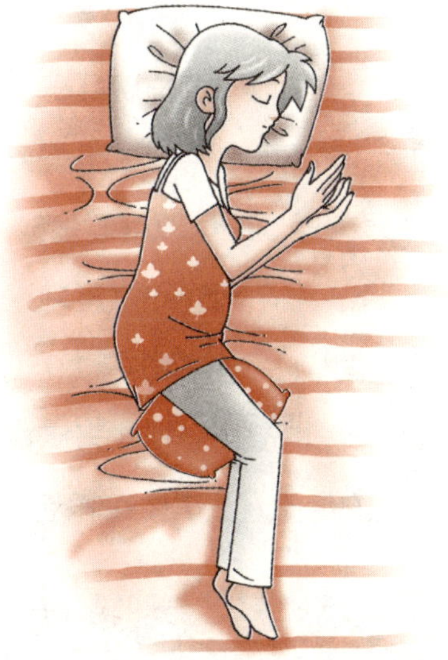

孕期的最佳睡姿是左侧卧

③ 临睡前不要看刺激性强的图书或电视节目，睡前半小时内要避免过分劳心或劳力的工作。即使明天要参加考试，也绝不带着思考中的难题上床。临睡前听听轻音乐，有助于睡眠。

④ 保证规律的作息，最好能做到定时入睡，建立身体生物钟的正常节律。建议准妈妈每天晚上保证在11点之前进入睡眠。

⑤ 安排了午睡的准妈妈要注意控制午睡时间，如果午睡时间太长，反而会使晚上睡不着。午睡的时间1小时已经足够了。

心理方案

心理因素，如焦虑、不安、情绪低落、不愉快等也可引起失眠；失眠又会让情绪变得更加不好，形成一个恶性循环。所以，准妈妈出现情绪低落时，要注意及时调整自己的心态。

此外，恐惧失眠也会导致失眠，而且这种恐惧心理会使失眠的治疗更困难。建议准妈妈保持一种平和的精神状态，不要把失眠看得太重。失眠毕竟只是一种症状，不是疾病。过分担忧的准妈妈，建议去看医生。**名词解释：** 就寝后半个小时不能入睡；晚上觉醒时间超过半小时；睡眠持续时间短于正常；起床后有困乏，头脑不清，甚至有头疼、头晕等现象，而且持续时间较长，影响工作和生活的，在临床上可诊断为失眠。

安享孕期一点通

❶ 晚饭时吃一碗红枣小米粥，不仅能补血养胃，还能凝神养心，有利于睡眠。推荐夜间多梦的准妈妈尝试一下。

❷ 晚饭后可以跟准爸爸一起出门散步15分钟，完全放松身心。

❸ 睡前用温热水浸泡双足约20分钟，还可以喝一杯温热的牛奶，都可以帮助准妈妈尽快入睡。

❹ 增加一个枕头来支撑腹部和背部，或者放一个枕头在腿部之间，承托下沉的背部，让身体在睡眠的时候更加舒适，这样也有助于入睡。

孕产专家告诉你

经常性睡眠质量不佳会影响胎儿的生长发育，严重时还会导致生长发育停滞。准妈妈本人也会因大脑休息不足引起大脑疲劳，使脑血管长时间处于紧张状态，出现头痛、失眠、烦躁等不适，有可能诱发妊高征。

所以，如果准妈妈出现经常性失眠的情形，并且通过以上方法也无法睡个好觉，建议及时去医院寻求医生帮助。

计划自然分娩的准妈妈，怎样使分娩更轻松

一般情况下，医生都会建议准妈妈坚持顺产。因为顺产无论对于准妈妈自己还是胎儿都有很多的好处，例如产后恢复快，生产当天就可以下床走动，产后可立即进食，可喂哺母乳等。另外对胎儿来说，从产道出来时肺功能可以得到锻炼，大脑经过产道的压迫会产生积极作用，有利于胎儿脑部发育的完善，并且自然分娩可以在胎儿经过产道时压迫挤出羊水，避免新生儿出现湿肺或呼吸障碍等并发症。

因此，许多准妈妈都开始选择顺产。但是，怎样做才能减轻分娩带来的疼痛感，让顺产变得更轻松呢？

饮食营养方案

❶ 多吃含锌的食物。有研究表明，准妈妈分娩方式与其妊娠期饮食中锌含量有关，每天从食物中摄取的锌越多，其自然分娩的机会就越大。锌对分娩的影响主要是可增强子宫有关酶的活性，促进子宫肌收缩，把胎儿驱出子宫腔。**食物推荐：** 肉类中的猪肝、猪肾、瘦肉；海产品中的鱼、紫菜、牡蛎、蛤蜊；豆类食品中的黄豆、绿豆、蚕豆；硬壳果类中的花生、核桃、栗子等均含有丰富的锌。

❷ 合理饮食，控制体重。如果准妈妈孕期营养补充过多，脂肪摄入超量，身体锻炼少，就比较容易造成胎儿过大，会给顺产带来一定的难度。因此，准妈妈在孕期就要作好饮食计划，合理饮食，控制好体重，为顺产作好准备。

❸ 多吃新鲜蔬菜和含蛋白质丰富的食物，少吃含碳水化合物、脂肪量很

高的食品，如甜品、油炸食品、甜饮料、水果等。

起居方案

❶ 矫正胎位。**知识链接：**胎位是指胎儿在子宫内的位置与骨盆的关系。正常的胎位应该是胎头俯曲，枕骨在前，分娩时头部最先伸入骨盆，医学上称之为“头先露”，这种胎位分娩一般比较顺利。除此以外的其他胎位，就是属于胎位不正了，包括臀位、横位及复合先露等。

❷ 定时作产前检查。能否顺利生产，与准妈妈的产道有很大关系。产道分为软产道和骨产道。骨产道，就是经常说的骨盆，它的大小及形状是不会变化的。因此，在孕前要作好检查，测量骨盆的大小，对能否进行引导分娩作出评估。

❸ 坚持锻炼，为顺产加油。适度的运动，不仅有益身体健康，还能增强生产时所需要的体力。

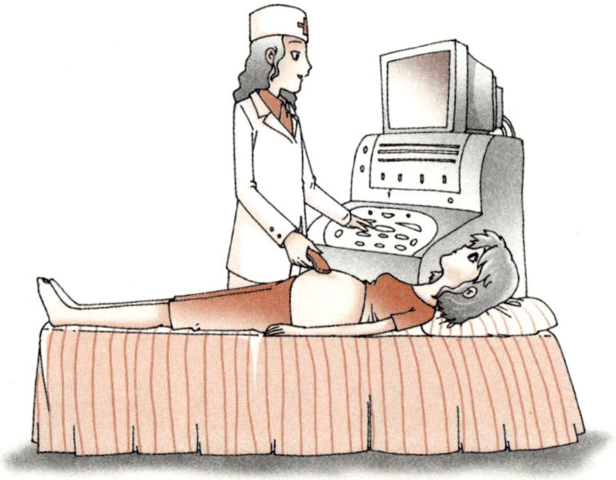

按时产检有助于医生对分娩情况作出评估

运动方案

以下4组运动能够促进血液循环，增加心肺的吸氧量，改善孕期身体容易疲劳的状态，还能够增加对分娩过程有重要作用的肌肉的力量，帮助准妈妈放松骨盆关节和防止皮肤松弛，为顺利分娩和产后修复打下基础。

增强臂腿肌肉力量的运动

❶ 取舒适姿势端坐地毯上，两条手臂自然地放在身体两侧，两只手掌着地，面部朝前，两腿向前平伸；然后稍稍屈膝弓腿，脚跟着地，脚趾向上用力翘起，保持放松，小腿、脚踝、脚趾用力。心里默数到10，先深吸气再做呼气动作。

❷ 保持刚才的姿势，两腿向前平伸，脚跟着地，脚面向前，脚趾伸进。心里默数到10，先深吸气再做呼气动作，可以使整个腿部、脚部受力，然后身体恢复原状。

小提示：这一组运动中的每一个动作，可以重复做10次，注意动作要轻柔缓慢，转动身体要适度。

增强肩臂肌肉力量的运动

❶ 盘腿或取舒适姿势坐在地毯上，面向前方；两条手臂向上屈肘，两只手的五指并拢，然后两手放在肩上。

❷ 两肘分别向前移动，然后两手的手指略弓，手腕用力，稍加用力按压肩部。心里默数到10，先深吸气再做呼气动作，两手恢复原状。

❸ 盘腿或取舒适姿势坐在地毯上，面向前方。左手臂屈肘并小臂着地，右手臂向上举起，上身向左侧弯曲，同时右手臂向右伸展。心里默数到10，先深吸气再做呼气动作，身体恢复原状。

❹ 盘腿或取舒适姿势坐在地毯上，面向前方。右手臂屈肘并小臂着地，左手臂向上举起，上身向右侧弯曲，同时左手臂向左伸展。心里默数到10，先深吸气再做呼气动作，身体恢复原状。

小提示：这一组运动中的每一个动作，可以重复做10次，要注意掌握节奏和疲劳程度。

增强腰背肌肉力量的运动

❶ 以舒适的姿势侧卧在地毯上，右手臂自然地放在身上，左手臂屈肘向头部弯曲，并且把小臂枕于头下，左腿向下伸直，右腿向上屈膝并放在一个枕头上。以闭目养神的样子在心里默数到10，先深吸气再做呼气动作。按照这个

姿势，上身再向相反方向侧卧，做同样动作。

❷ 将两条腿放松地跪在地毯上，向前弓腰，双臂下伸，两只手扶地，两条手臂与大腿平行，两条小腿着地。心里默数到10，先深吸气再做呼气动作，使身体重心移向两手和两膝。

❸ 保持刚才的姿势，将头慢慢地低下，让颈部用力地挺直。心里默数到10，先深吸气再做呼气动作，然后身体恢复原状，使背部受力。

小提示：这一组运动中的每一个动作，可以重复做5～6次，一定要注意动作轻柔缓慢，充分放松腹部。

增强骨盆肌肉力量的运动

❶ 以舒适姿势侧卧在地毯上，上身抬起，右小臂着地并屈肘做支撑动作，右腿向内屈膝，左手臂自然地放在胸前，左腿抬起并向前伸直。心里默数到10，先深吸气再做呼气动作，身体恢复原状，增加大腿牵引力，使骨盆放松变得灵活。保持刚才的姿势，身体再转向相反方向侧卧，做同样的动作。

❷ 以舒适姿势侧卧在地毯上，右手臂平放在地毯上并伸直，头枕在臂上，右腿向前屈膝弓起，左手臂自然地放在胸前，屈肘并手掌着地，左腿抬起伸直，保持腿部肌肉的张力和弹性，并使骨盆得到活动。

❸ 取舒适的姿势端坐地毯上，左腿屈膝盘起，右腿向前伸直，右手臂自然地放在身体旁边，左手臂自然地放在右腿旁边，弯腰并上身向前倾，头低下。心里默数到10，先深吸气再做呼气动作，伸展脊柱，活动骨盆底肌肉和髋关节。保持刚才的姿势，两条腿交换位置，右腿屈膝盘起，左腿向前伸直，做同样的动作后，身体恢复原状。

特别提醒

❶ 以上运动可以从怀孕中期开始进行，持续到32～35周，最好在医生指导下练习。

❷ 训练的前一阶段以盘腿运动、骨盆运动为主，后一阶段重点练习呼吸运动。

❸ 每天训练10分钟左右，在不感到身体疲劳的前提下练习，也可只练习其中一两个运动，训练时最好铺上地毯。

❹ 训练时注意动作要缓慢、轻柔，强度要适度，最好在优美的音乐伴奏下进行训练。训练开始前注意排空膀胱，不宜在餐后进行，禁止过度训练。

❺ 所有的运动进行完毕，不要马上躺下休息，放松身体，稍散散步，然后在椅子上安静地休息片刻。

❻ 如果准妈妈患有心肺疾病，或既往发生过流产征兆，如先兆流产、早产、羊水过多、前置胎盘、阴道流血、子宫颈提前开口等，不宜进行训练，以防引发意外。

❼ 运动中出现任何疼痛、气短、出血、破水、疲劳、眩晕、心悸、呼吸急促、后背骨盆痛等现象，或在胎动后数小时没有胎动，马上停止训练，立即去看医生。

心理方案

研究显示，准妈妈对分娩痛的不耐受更多的是来自心理而不是生理。所以准妈妈要充分学习和了解分娩的知识，并了解生产的过程，作好充分的心理准备，消除恐惧心理。准爸爸和家人也要给准妈妈鼓励和支持，只要准妈妈保持心情稳定，并且坚定信心，分娩一定能够顺利地进行。

孕产专家告诉你

胎儿的体重超过4000克（医学上称为巨大儿），准妈妈难产的概率会大大增加，一般医生会建议准妈妈进行剖宫产而不是顺产。所以，计划自然分娩的准妈妈，一定要控制好体重，不要整天坐着、躺着，应适当地参加活动。

另外，准妈妈年龄越大，发生高血压、糖尿病、心脏病并发症的机会就越多，因此不能顺产、而需要剖宫产干预的机会就越多。**知识链接：** 大多数医学专家认为，女性生育的最佳年龄是25～28岁，处于这一年龄段的准妈妈顺产可能较大。建议计划自然分娩的准妈妈最好是适龄生产，以避免很多不必要的麻烦。

三、你应该了解的

胎儿牙齿发育时间表

怀孕周数	胎儿牙齿发育情况
孕6周	胎儿的口腔上皮形成牙板，牙板上有10个牙蕾，形成乳牙胚
孕5个月	乳牙的牙尖基本形成，恒牙胚在乳牙胚的深部开始发育
孕7个月	胎儿1/2左右的乳牙冠形成
出生时	20颗乳牙的牙冠几乎全部形成并钙化、16颗恒牙胚形成恒牙的切牙、尖牙和第一恒磨牙牙胚都已形成

由此可见，胎儿牙齿的发育几乎贯穿怀孕的全过程。当宝宝呱呱坠地时，颌骨内已经有20颗乳牙胚和16颗恒牙胚了，妈妈看不见，是因为它们还藏在牙龈（俗称“牙床子”）下没长出来。

孕期打鼾也是病

曾有研究人员对502名刚生育的妈妈进行调查后发现，有23%的妈妈在孕期打鼾，这些妈妈在怀孕前打鼾的只有4%。打鼾者中有14%的妈妈患有高血压，而不打鼾的妈妈中只有6%患有高血压。打鼾的妈妈中有10%出现先兆子痫，不打鼾的妈妈中只有4%。先兆子痫是一种危险的疾病，症状包括血压升高、手脚和面部肿胀以及尿蛋白。对这些妈妈的胎儿进行检查发现，在打鼾妈妈产下的婴儿中，有7.1%发育迟缓，而非打鼾的妈妈中只占2.6%。总的来说，孕期习惯性打鼾的准妈妈出现高血压的比例是正常人的2倍，出现婴儿发育迟缓的比例是常人的3.5倍。

打鼾可能是睡眠窒息的征兆，睡眠窒息即上气道间歇性阻塞，可导致患者在一个时期内呼吸停止达几秒，呼吸停止现象每晚出现数十次甚至数百次。睡眠窒息可导致血压升高，在实验中，11%的打鼾者出现了睡眠窒息，非打鼾者出现睡眠窒息的比例只有2%。

研究表明，睡眠中上气道堵塞会影响胎儿的发育，即睡眠窒息和胎儿发育迟缓有关。因此，准妈妈打鼾应及时治疗。

三维彩超与四维彩超的区别

彩色B超的功能比起单一的黑白B超要更多，图像分辨力也优于普通黑白超，诊断疾病的途径亦更多，对疾病的诊断亦更明确，目前主要有三维彩超与四维彩超，它们的主要区别如下表所示：

彩超	显著特点	作用
三维彩超	可拍摄到不同孕周的胎儿在宫内生长发育的局部立体图像，从三维画面中可清晰看到宫内沉睡胎儿的左耳和小拳头以及面部生动鲜明的表情	可直接对胎儿先天畸形进行诊断，特别是二维彩超难以显示的头面部畸形
四维彩超	能立体显示胎儿的颜色、面、各器官的发育情况，甚至胎儿在母体里的状态也可以观察到	对胎儿畸形，如唇裂、腭裂、骨骼发育异常、心血管畸形等能早期诊断

一般而言，三维彩超与四维彩超感觉差不多，三维彩超其实已经比较清楚了。所以，如果准妈妈已经做过三维彩超，那就没有必要去做四维彩超了。

四、营养大讲堂

准妈妈补充营养易走进哪些误区

很多准妈妈受到传统观念和营养知识不足等因素的影响，在孕期增加营养的过程中，常常会不经意的就走进一些误区。

误区一： 多吃菜，少吃饭。许多人认为菜比饭更有营养，准妈妈应该把肚子留下来多吃菜。这种观点是极其错误的，米饭、面等主食，是能量的主要来源，一个孕中、晚期的准妈妈一天应摄人400～500克的米面及其制品。

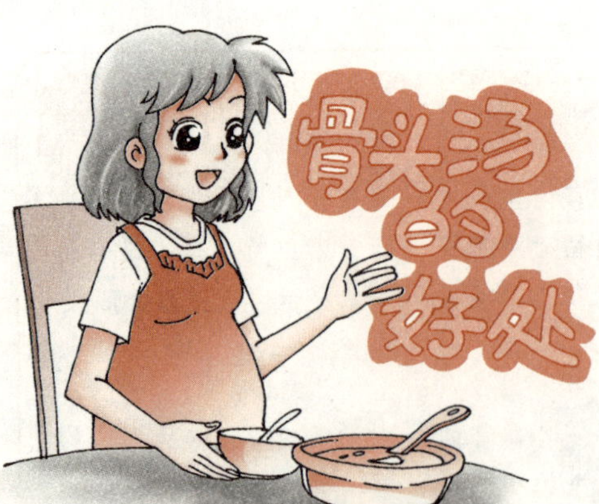

喝骨头汤补钙的效果并不理想

误区二： 补钙就要多喝骨头汤。为了补钙，有的准妈妈便按照老人的指点猛喝骨头汤。其实，喝骨头汤补钙的效果并不理想。骨头中的钙不容易溶解在汤中，也不容易被人体的肠胃吸收，而喝了过多的骨头汤，反而可能因为油腻引起不适。

误区三：一人餐两人分。很多准妈妈在得知自己怀孕后，就努力开始加大饭量，希望借此来满足胎儿的营养需要。几乎所有的准妈妈都相信只要自己吃的多，胎儿就一定会健康。其实，怀孕的准妈妈即使进食量加倍，也不等于胎儿在准妈妈的肚子里就可以吸收所有准妈妈比以前多吃的那些食物的全部营养，准妈妈多吃的那部分，很可能大都变成了自己身上的肥肉。孩子的营养是否够，关键在于准妈妈对食物的科学性选择，而不是靠盲目多吃来达到。

误区四：有营养的东西摄入越多越好。在孕期加强营养是必须的，但营养摄入绝非多多益善。太多的营养摄入会加重身体的负担，并存积过多的脂肪，导致肥胖和冠心病的发生。体重过重还限制了准妈妈的体育锻炼，致使身体的抗病能力下降，造成分娩困难。

误区五：盲目购买营养保健品。准妈妈在选择营养品时，主要该考虑的是自己的身体是否需要进补，而不是盲目听从销售商的花言巧语，许多营养品的吸收效果并不会比普通食物更好（如鲜牛奶的补钙功效未必就比直接补充钙剂差），有些营养品甚至根本不适合准妈妈食用。准妈妈在决定购买营养品前，最好先咨询一下有经验的产科医生。

误区六：以保健品代替正常饮食。为了加强营养，一些准妈妈们每天要补充很多营养品，诸如蛋白粉、综合维生素、钙片、铁剂、孕妇奶粉等，大量营养品下肚，准妈妈就认为自己的营养已经足够了，日常三餐的营养保证不了也没什么关系。其实这样做反而对身体不利，因为营养品大都是强化某种营养素或改善某一种功能的产品，单纯使用还不如保证普通膳食的营养均衡来得更为有效。

海带营养丰富，多久吃一次好呢

建议准妈妈在孕期应保证每周吃1～2次海带。

海带富含碘、钙、磷、硒等多种人体必需的微量元素，其中含钙量是牛奶的10倍，含磷量比所有的蔬菜都高。海带还含有丰富的胡萝卜素、维生素B_1等维生素，有美发，防治肥胖症、高血压、水肿、动脉硬化等功效，故有“长寿菜”之称。

海带不仅是准妈妈最理想的补碘食物，还是促进胎儿大脑发育的好食物。这是因为准妈妈缺碘使体内甲状腺素合成受影响，胎儿如不能获得必需的甲状腺素，会导致脑发育不良，智商低下。即使出生后补充足够的碘，也难以纠正先天造成的智力低下。

最适合准妈妈的海带吃法是与肉骨或贝类等清煮做汤，清炒海带肉丝、海带虾仁，或与绿豆、大米熬粥，还有凉拌也是不错的选择。

好孕链接

在用海带煮汤时需注意，海带要后放，不加锅盖，大火煮5分钟即可。炒海带前，最好先将洗净的鲜海带用开水焯一遍，这样炒出来的菜才更加脆嫩鲜美。海带性寒，对于准妈妈来说，烹饪时宜加些性热的姜汁、蒜蓉等，而且不宜放太多油。

觉得燥热，可以喝些可乐吗

每当感到燥热和口渴的时候，如果能喝上几口可乐真是既惬意又痛快。但是怀孕后的准妈妈还是最好少喝，因为可乐会导致胎儿发育障碍。

由于可乐饮料是一种含可乐豆萃取物的充气饮料，可乐豆萃取物中含有咖啡因，咖啡因能迅速通过胎盘作用于胎儿，所以准妈妈如果大量饮用可乐，就会使胎儿直接受到咖啡因的不良影响，甚至造成先天性疾病。1瓶340毫升的可乐型饮料中约含50毫克咖啡因，而一次口服咖啡因剂量达1克以上，就可导致中枢神经系统兴奋，出现呼吸加快、心动过速、失眠、眼花、耳鸣等症状。即使服用1克以下的咖啡因，由于对胃黏膜的刺激，也有可能出现恶心、呕吐、眩晕、心悸等症状。由于胎儿对咖啡因尤为敏感，而一些饮料中甚至含有2.4%～2.6%的咖啡因、可乐宁等生物碱，所以有的准妈妈喝了以后会出现恶心、呕吐、头痛、心跳加快等轻微中毒症状，由此可能会影响胎儿大脑、心脏和肝脏等重要器官的发育，甚至会导致孩子出生后患上先天性疾病。所以说，准妈妈最好慎喝含有咖啡因的饮料。

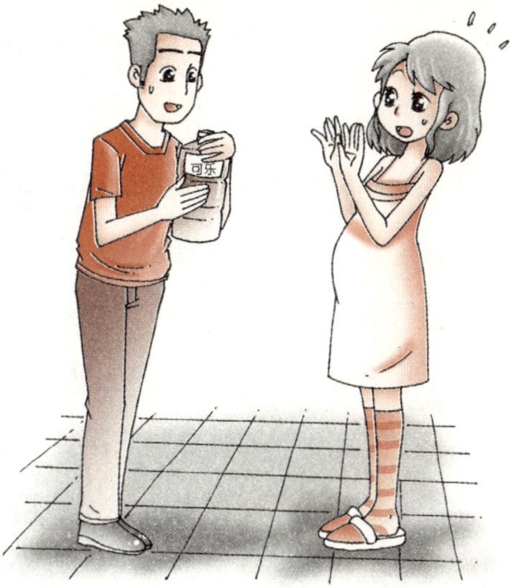

为避免胎儿发育障碍，准妈妈要少喝可乐

准妈妈可以用搪瓷杯喝热饮吗

很多家庭里面都会用搪瓷杯来盛开水或者一些汤类，尚不知在不知不觉中就已经危害了身体的健康，尤其对于已经怀孕的准妈妈来说，危害更大。

研究发现，搪瓷器皿表面的瓷是由硅酸钠与金属盐组成的，其中铅含量很多，还含有铋、镉和锑等有毒金属元素。搪瓷器皿经4%的醋酸浸泡，即可渗出一定量的铅、镉等有害元素。经过100℃高温和一定时间煮沸，也可溶出一定量的铅和镉。铅可引起人体中枢神经系统的损害，从而导致行为改变，还能引起小细胞性贫血。镉能抑制并破坏体内许多酶系统的活性，并有致癌危险。此外，搪瓷所含的铬、锡、铋、锑等均属有毒金属。

由于胎儿正处在发育阶段，准妈妈若接触铅等有害物质，很容易造成畸胎，甚至死胎。因此，准妈妈不应使用搪瓷器皿喝热饮料、酸性饮料或进食其他酸性食物，以防各种有毒金属元素对母体和胎儿造成危害。

哪些常见的食物不能搭配食用

准妈妈在日常吃饭的时候不可能只吃一种食物，各种各样的肉蛋蔬菜会搭配食用。但是一些食物如果搭配不当的话，反而会引起身体的不适，严重的话还会导致中毒，准妈妈一定要注意。

小葱拌豆腐：豆腐中的钙与葱中的草酸，会结合成白色沉淀物——草酸钙，会造成人体对钙的吸收困难。

茶叶煮鸡蛋：茶叶中除了含有生物碱外，还含有酸性物质，这些化合物与鸡蛋中的铁元素结合，对胃有刺激作用，且不利于消化吸收。

鸡蛋与豆浆搭配降低蛋白质吸收：生豆浆中含有胰蛋白酶抑制物，它能抑制人体蛋白酶的活性，影响蛋白质在人体内的消化和吸收，鸡蛋的蛋清里含有黏性蛋白，可以同豆浆中的胰蛋白酶结合，使蛋白质的分解受到阻碍，从而降低人体对蛋白质的吸收率。

牛奶与巧克力易发生腹泻：牛奶含丰富的蛋白质和钙，巧克力则含草酸，若二者混在一起吃，牛奶中的钙会与巧克力中的草酸结合成一种不溶于水的草酸钙，食用后不但不吸收，还会发生腹泻、头发干枯等症状，影响生长发育。

水果与海鲜不容易消化：吃海鲜的同时，若再吃葡萄、山楂、石榴、柿子等水果，就会出现呕吐、腹胀、腹痛、腹泻等。

马铃薯不宜烧牛肉：由于这两种食物消化时所需胃酸浓度不同，会延长食物在胃中的滞留时间，而拉长胃肠消化吸收的时间，造成胃肠的不适。

菠菜与豆腐易患结石症：豆腐里含有氯化镁、硫酸钙这两种物质，而菠菜中则含有草酸，两种食物遇到一起可生成草酸镁和草酸钙。这两种白色的沉淀物不能被人体吸收，不仅影响人体吸收钙质，而且还容易导致结石症。

萝卜与橘子易诱发甲状腺肿大：萝卜会产生一种抗甲状腺的物质硫氰酸，如果同时食用大量的橘子、苹果、葡萄等水果，水果中的类黄酮物质在肠道经细菌分解后就会转化为抑制甲状腺作用的硫氰酸，进而诱发甲状腺肿大。

五、护理大讲堂

孕期走、站、坐有哪些讨巧的姿势

随着胎儿的不断成长，准妈妈的腹部变得越来越大，在行走、站立或坐下的时候，稍不注意，就会引起全身酸痛。如果准妈妈能够掌握一些行动的技巧，不仅可以避免一些不必要的酸痛，有时候还能起到一些意外的效果。

走姿：行走时背要直、头要抬起、臀要紧收，保持身体平衡，稳步行走，不要用脚尖走路。如果需要的话，可以扶着扶手或栏杆行走，这样就更省力了。

站姿：两腿平行，两脚稍微分开，这样可以使身体重心落在两脚中间，不易疲劳。若站立时间较长，则应将两脚一前一后站立，并每隔几分钟就变换两脚前后位置，使体重落在伸出的前腿上，可以减少疲劳。

坐姿：深坐椅中，后背笔直靠椅背，股和膝关节成直角，大腿成水平位。这样可以减轻长时间坐姿带来的疲劳感。

怀孕后能开车吗？坐车时需要注意哪些

随着私家车越来越普遍，加之现在很多准妈妈都是职业女性，即使大腹便便也得早晚奔波。那么怀孕了还能不能开车呢？出门坐车要注意些什么呢？

对自家有车的准妈妈来说，如果自我感觉很好，除了上、下车时有点行动不便外，并不影响开车的能力，开车是没有问题的。但对于新手来说，因为开车时精神高度紧张，对腹内胎儿并不好，所以驾驶技术还不熟练的准妈妈最好不要开车。另外，家庭新购置的车皮革等气味很重，准妈妈最好少乘坐新车。

坐车时的注意事项

乘坐车出门时，首先为了尽可能避开交通堵塞，事先要作好路况调查；车内应保持适宜的温度，绝对禁止吸烟；为避免日光直射，要安装防晒窗帘或者粘贴可以缓和阳光照射的车窗防爆膜；为防止疲劳，可以在脚下铺一块踏垫以便可以将鞋脱掉，或者准备一双软拖鞋；后背椅可以准备一些舒适的靠垫；在车内播放一些喜欢的音乐，以免单调无聊。

同时准妈妈和平常人一样，都应该系好安全带，即便是大腹便便时。很多准妈妈担心安全带的束缚会使子宫受压，使腹中的胎儿不舒服。其实这种顾虑是多余的，系好安全带，可以在车辆急刹车时使准妈妈受撞击的力量减小。准妈妈正确的系安全带的方法是：把安全带的下部从大腿和腹部之间穿过，使它紧贴身体，调整坐姿使穿过肩部的安全带不会卡着脖子。将安全带置于乳房之间，不要从肩部滑落。

准妈妈怎样挑选一双适合自己的鞋子

在孕期，准妈妈应为自己选一双合脚的鞋，这样能够减轻足部的压力，让准妈妈感觉更舒适。在选购时应注意以下几点：

❶ 选择圆头且肥度较宽，鞋面材质较软的鞋子。鞋底要选择耐磨度好且止滑性较佳的大底。

❷ 鞋型选择上开式，即系鞋带式或魔术粘贴带式较佳，其次可以选择有松紧

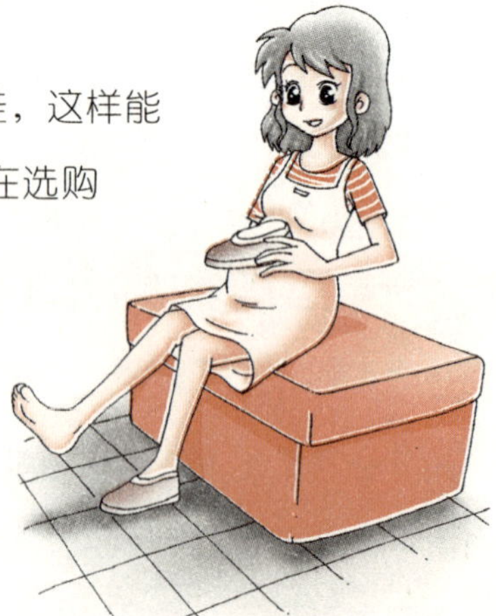

准妈妈要为自己挑选一双合脚的鞋子

带或可调整宽度的鞋类款式。

❸ 鞋类尺码需依脚长而定，并且略比脚大1厘米左右，为脚的胀大留出空间。

❹ 注意鞋跟高度，理想的鞋跟高度为1.5～3厘米。平跟的鞋子则会由于准妈妈身体重心前移、体重增加等原因，给准妈妈带来足底筋膜炎等足部不适的困扰。

好孕链接

准妈妈站立过久或行走较远时，双脚常有不同程度的浮肿，鞋底、鞋帮若太硬，不利于下肢血液循环。建议准妈妈穿柔韧易弯曲的软底布鞋、旅游鞋，并且这些鞋还有一定的弹性，可随脚的形状进行变化，穿着舒适，可减轻准妈妈的身体负担。

孕期游泳有哪些好处

游泳对准妈妈来说是相当好的有氧运动，当然这也需要根据身体而定，如果准妈妈身体状况良好，那么从孕早期到后期都可以进行。孕期游泳的好处颇多，具体如下：

❶ 游泳让全身肌肉都参加了活动，促进血液流通，能让胎儿更好地发育。游泳能耗较大，准妈妈可通过游泳来控制增长过快的体重。

❷ 水的浮力能够减轻身体负担，从而缓解或消除孕期常有的腰背痛症状，并促进骨盆内血液回流，消除淤血现象，有利于减少便秘、痔疮、四肢浮肿和静脉曲张等问题的发生。

❸ 孕期经常游泳还可以改善情绪，减轻妊娠反应，对胎儿的神经系统有很好的影响。

④ 游泳还可以锻炼准妈妈的肺活量，让准妈妈在分娩时能长时间地憋气用力，缩短产程。

孕期游泳的注意事项

① 准妈妈在游泳前最好征得医生的同意。

② 选择卫生条件好、人少的游泳池。最好能选择室内恒温的，水温在29℃～31℃之间为宜，并能避开阳光的直射。

③ 下水前先作一下热身，下水时戴上泳镜；上岸时注意擦干身体，避免感冒。

④ 游泳时动作不宜剧烈，时间也不要过长，一般不宜超过1小时，大致游300～400米即可。游泳前要作好充分准备，不要跳水，不要仰泳。

好孕链接

有过流产、早产史，有阴道出血、腹痛、高血压综合征、心脏病情况的准妈妈，在孕期要避免游泳。

指甲可以反应身体的健康状况

准妈妈身体的一些健康状况，会在指甲上有一定的反应，只要准妈妈在平时多注意观察指甲上的微妙变化，便可预测自己现在身体的一些基本情况了。常见的症状有以下几个。

出现凹痕：如果准妈妈的指甲上出现凹痕，那么可能缺钙就比较严重了。如果孕期摄钙不足会造成肌肉痉挛、抽筋，骨头酸痛，还可导致准妈妈骨质疏松，引起骨软化症。平时要多吃一些含钙高的食品，如：牛奶、奶酪、鸡蛋、豆制品、海带、紫菜、虾皮等。

甲色苍白：如果准妈妈的指甲形状像一个小匙子，甲色苍白，那么就有贫血的可能。准妈妈可以口服铁剂，也可以食补，严重的话可能就需要输血了。

指甲无光：如果准妈妈的指甲无光并且全部是白色的，这可能是妊娠合并有肝部疾病的征兆。准妈妈会常觉得手脚发凉、精神很差、易疲劳，而且，皮肤特干燥、粗糙，毛孔粗大。一方面要增强血液循环，减少代谢产物和毒素对肝脏的损害；另一方面，饥、饱不匀的不良饮食，会引起消化液分泌异常，导致肝脏功能的失调。所以白指甲的准妈妈产检的时候别忘了化验肝功能。

指甲发黄：如果准妈妈的指甲发黄，很容易折断，做家务的时候轻轻碰一下，指甲就会整片整片地往下掉，那就要警惕有没有妊娠期糖尿病了。妊娠期糖尿病将危及准妈妈和胎儿健康，普通人患糖尿病的明显症状是多饮、多食、多尿和消瘦，准妈妈却没有什么明显症状，不易发现，通常要靠抽血筛查和作糖耐量试验。

准妈妈鼻子出血怎么办

准妈妈在孕期休息不好，营养不均衡，体内雌激素水平升高，加上天气干燥，很容易鼻出血。若准妈妈鼻出血，一般不用止血药，轻微的可以在家用棉球蘸点小磨油塞鼻孔，就能止血。

准妈妈切忌抠鼻子，或使劲揉鼻子，以免引发鼻炎。如果天气干燥，准妈妈应多吃苹果、梨、西瓜等滋阴的水果，少食辛辣食物，保持大便通畅。也可每天用热水泡脚，凉水洗脸，预防鼻出血。对内热较大的鼻出血准妈妈，可适当用些清热凉血的中草药栀

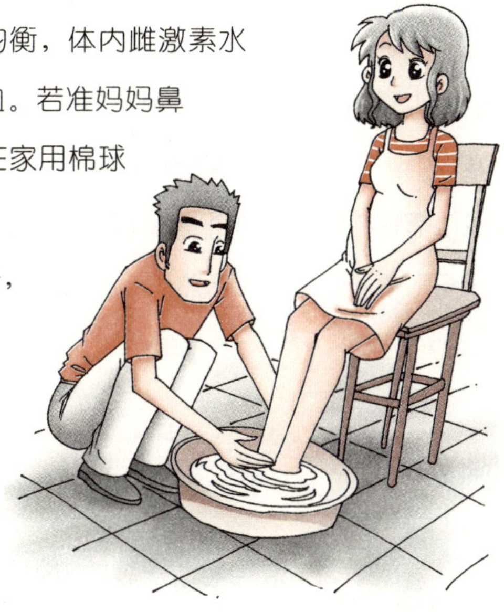
每天用热水泡脚，可以预防鼻出血

子、金银花、菊花、黄芩，泡水喝或煎煮都可以，若准妈妈有严重的鼻腔感染，一定要在医生指导下用抗生素治疗，因为感染本身也会影响胎儿发育，青霉素、头孢类抗菌素对准妈妈和胎儿是安全的。

六、胎教大讲堂

带胎儿一起感受美好的大自然

准妈妈周遭的这些环境对胎儿的影响，也是胎教的一部分。

良好的环境，能使胎儿受到良好的感应；不良的环境，能使胎儿受到不良的感应。外界的色彩、音响和声乐，乃至无限美好的大自然的景色等，不仅使准妈妈置身于舒适优美的环境中，而且，准妈妈也得到了美与欢快的感受，自觉心情轻松愉快，进而影响腹中的胎儿。因此，准爸爸准妈妈应在工作之余，常常带着“小宝宝”去感受、享受美丽的大自然。

胎儿最爱听绘声绘色的精彩故事

讲故事时，准妈妈应把腹内的胎儿当成一个大孩子，娓娓动听地述说。亲切的语言将通过语言神经传递给胎儿，使胎儿不断接受客观环境的影响，在不断变化的文化氛围中发育成长。

准妈妈在讲故事的时候既要避免高声尖气地喊叫，又要防止平淡乏味地读书，方式可以根据准妈妈的具体情况而定。内容可以由准妈妈任意发挥，讲随意编就的故事，也可以读故事书，最好是图文并茂的儿童读物，还可以给胎儿朗读一些儿歌、散文等。内容不应过长，宜有趣，切忌引起恐惧和悲伤，如《灰姑娘》《白雪公主》等就不宜选用。讲故事时准妈妈应取一个自己感到舒服的姿势，精力要集中，吐字要清楚，声音要和缓，应以极大的兴趣绘声绘色地讲述故事的内容。除此之外，还可给胎儿朗读一些轻快活泼的儿歌、诗歌、散文以及顺口溜等。

准爸爸是胎儿的好老师

这一时期，是胎儿的大脑发育的高速时期，胎儿能够产生自我意识，还能很快地对外界刺激作出反应，渐渐形成了自己的个性特征与爱、憎、惧、喜、怒等不同情感，甚至可以说胎儿已经“懂事”了。所以准爸爸准妈妈应该像对待已经出生的婴儿那样对待胎儿，可以呼唤胎儿的乳名与其说话，并为胎儿唱儿歌、放音乐或者教胎儿学知识等。这一时期正是胎教任务最重的时期，准爸爸准妈妈应该提高自我修养，不失时机地进行胎教。

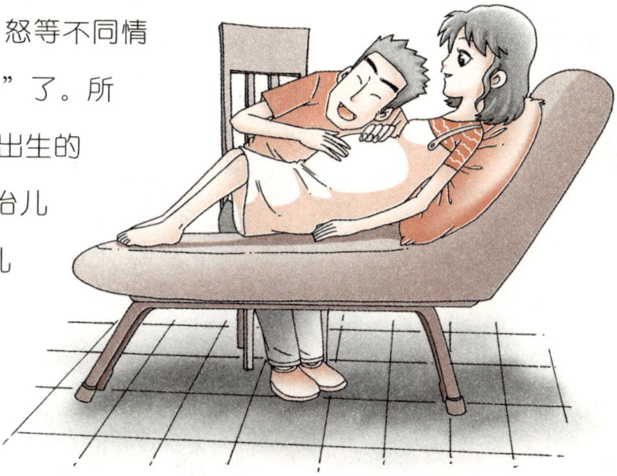
准爸爸要抓住时机进行胎教

PART 8

7月方案：宝宝睁开了眼睛

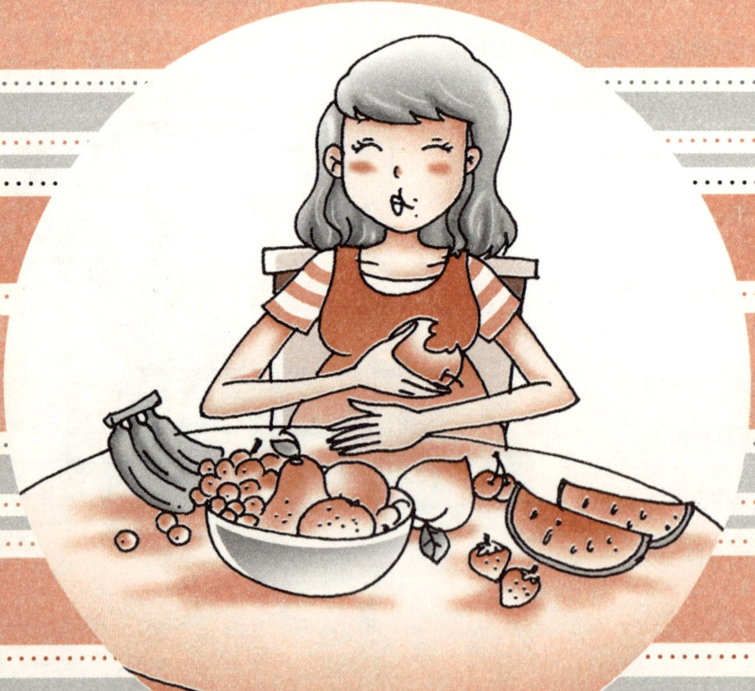

一、生理变化

准妈妈身体变化

这个月的准妈妈会觉得肚子有明显的沉重感，子宫底高度上升到脐上1～2横指，肚脐上部也膨隆起来。准妈妈的身体为了保持平衡略向后仰，只要稍微失去平衡，就会感到腰酸背痛，特别是腰部，极易由于疲劳而导致疼痛。

由于胎盘的增大、宝宝的成长和羊水的增多，准妈妈的体重迅速增加，每周可增加500克左右，到了这个月底，准妈妈的体重会比孕前增加6～11千克。同时增大的子宫对盆腔的压迫加重，使下半身的静脉回流受阻程度加重，有的准妈妈会出现痔疮。这段时间，准妈妈的活动量一般都很少，肠胃的蠕动缓慢，便秘的现象增多，小腿抽筋、头晕、眼花的症状也时有发生。此期准妈妈的血容量增加，心脏负荷加重，有时会引起心跳加快，而且身体日渐笨重，走路时由于身体后仰看不到脚下的路而极易摔倒，所以，准妈妈的动作一定要缓慢。

这个月是容易发生早产的时期，过激的运动是早产的主要原因，准妈妈一定要注意。

宝宝对妈妈说

妈妈，我现在已经长成一个小大人了，因为我现在已经有了记忆、思考、感情等能力了。我还会吸手指、打嗝、哭泣、尝出甜味和酸味等味道。而且我现在已经能模糊地辨认出妈妈的声音了，我最喜欢听妈妈唱歌和讲故事了，高兴的时候我还会手舞足蹈。我现在在努力地储积脂肪，因为我现在的皮下脂肪还是很少，皮肤皱巴巴的像个老年人，我才不要呢！我要长成一个漂漂亮亮的小宝宝。

到这个月底，我就能长到35～40厘米高了，重量在1000～1200克。头发已经长出5毫米左右了。现在我的眼睛已经睁开了，不过眼珠上蒙着一层薄薄的膜，还看不见什么东西。不过对一切东西，我都充满了好奇，妈妈的子宫外面到底是怎样的一个世界呢？和我现在待的地方一样吗？

二、难题解决方案

孕期水肿闹心，有减轻水肿的窍门吗

孕期身体的种种变化让准妈妈有些应付不来，而孕期的水肿尤为难过。据统计，约有75%的准妈妈，在怀孕期间或多或少会有水肿情形发生。这是由于在整个怀孕过程中，准妈妈的体液会增加6～8升，其中4～6升为细胞外液，它们贮留在组织中造成水肿。脚掌、脚踝、小腿是最常出现水肿的部位，有时候甚至脸部也会出现轻微的肿胀。这种情况越接近生产日越严重。水肿不会对胎儿产生不良的影响，在产后会慢慢自愈，准妈妈不必过于担心。

饮食营养方案

❶ 不要吃过咸的食物。为了避免水肿加重，准妈妈要吃一些清淡的食物，不要吃过咸的食物，尤其是咸菜。水肿较严重时，需适当控制水分的摄入。**数据解读：** 准妈妈每日盐的摄取量应控制在6克左右。

❷ 多吃蔬菜水果。蔬菜和水果中含有人体必需的多种维生素和微量元素，可以提高机体抵抗力，加强人体新陈代谢，还具有解毒利尿等作用。**食物推荐：** 红豆、冬瓜、西瓜、茄子、芹菜等均是利尿消肿的食物。

❸ 不要吃难以消化和易胀气的食物。有水肿症状的准妈妈，应少吃或不吃难消化和易胀气的食物，如油炸的糯米糕、白薯、洋葱、马铃薯等，以免引起腹胀，使血液回流不畅，加重水肿。

❹ 多吃蛋白质。准妈妈应保证每天摄入足量的蛋白质，多吃一些禽肉、鱼、虾、蛋、奶等动物类食物及豆类食物。

起居方案

❶ 保持侧卧睡眠姿势，并保证充分的休息，可以最大限度地减少早晨的浮肿。建议准妈妈在睡前（或午休时）把双腿抬高15～20分钟，可以起到加速血液回流、减轻静脉内压的双重作用，不仅能缓解孕期水肿，还可以预防下肢静脉曲张等疾病的发生。**数据解读：** 准妈妈每天卧床休息至少9～10小时，最好中午也能躺下休息1小时。

❷ 注意保暖，但不要穿过紧的衣服。为了消除浮肿，必须保证血液循环畅通、气息顺畅，所以不能穿过紧的衣服。**用品推荐：** 为了减少过多血液堆积在下肢，建议准妈妈在清晨出门前穿上弹性（裤）袜。尤其长期站立或是保持坐姿的准妈妈，可以选择孕妇专用的袜子，在秋冬穿着还有保暖的功效。

❸ 准妈妈要避免久坐久站，应该经常改换坐立姿势。步行时间不要太久；坐着时应放个小凳子搁脚，促进腿部的血液循环通畅，每1个半小时就要站起来走一走；站立一段时间之后就应适当坐下休息。

❹ 适当运动，如散步、游泳等，都有利于小腿肌肉的收缩，使静脉血顺利地返回心脏，减轻浮肿。

❺ 准妈妈需要给自己选择一双合脚的鞋。

安享孕期一点通

缓解水肿的舒适小方法：

❶ 准妈妈平时可以做一些简单的脚部运动。**运动推荐：** 看电视时，用脚趾滚动小球或小棍；每天晚上做完家务后，仰卧于地上，双腿高高竖起，靠在墙上，保持5～10分钟。这些简单的脚部运动可以促进血液循环。

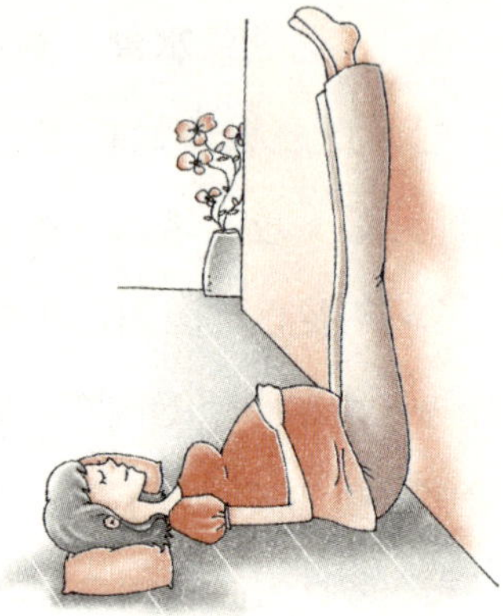

❷ 有水肿症状的准妈妈不妨用热水来泡泡脚。用热水泡脚的时候，尽量把脚抬高，有利于下肢静脉中的血液回流到心脏，减轻浮肿带来的不适。

❸ 准妈妈晚上睡觉时，可以把腿部垫高，这样第二天起床时，一定会感觉特别舒服。

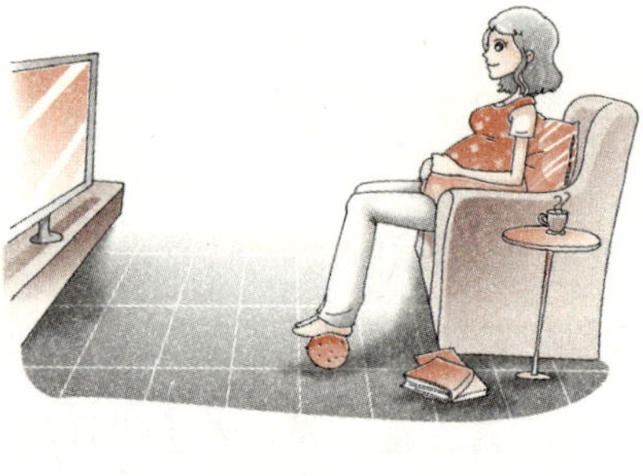

准妈妈可以做一些简单的脚部运动来缓解水肿

孕产专家告诉你

虽然水肿是准妈妈在孕期常见的生理现象，但是仍有需要注意的地方。因为根据原因的不同，准妈妈的孕期浮肿分为生理性浮肿和病理性浮肿两种。生理性浮肿属于孕期的正常现象，一般不会对胎儿造成不良影响，产后会自愈。病理性浮肿是由疾病造成的，例如：妊娠毒血症、肾脏病、心脏病或其他肝脏方面的疾病，这些疾病不仅会对准妈妈的身体造成不同程度的影响，也会对胎儿的健康产生危害。一旦准妈妈出现下肢甚至全身浮肿，同时伴有心悸、气短、四肢无力、尿少等不适症状时，需尽快去医院检查、确诊和治疗。

怎样避免准妈妈营养过剩导致巨大儿

很多准妈妈怀孕以后会从各个方面大量地增加营养，虽然说良好的营养是准妈妈和胎儿身体健康的前提条件，但凡事都会物极必反，如果补得太多很可能会造成营养过剩，为将来的分娩和自身的健康带来风险，同时也增加了剖宫产的概率。孕后期营养过剩还可导致孕期胰岛素相对不足，引起妊娠期糖尿病，而血糖升高使胎儿胸、背、腹部的脂肪堆积，常常变成4千克以上的巨大儿。胎儿太大往往难以通过产道，增加了准妈妈难产的机会，即使胎头分娩，还有肩难产的危险。因此，孕期营养并非越多越好。

饮食营养方案

❶ 养成良好的膳食习惯，不要边看电视边吃东西，这样会在不知不觉中进食大量的食物。这种习惯非常不好，最好能按时进餐。**食物推荐：** 建议零食选择热量比较低的水果，不要选择饼干、糖果、瓜子仁、油炸马铃薯片等热量比较高的食物。

❷ 控制进食量。准妈妈在孕期最好不要增加饭量，可以多吃些辅食，如蔬菜、豆类和动物性食物等。**食物推荐：** 动物性食物中可多选择含脂肪相对较低的鸡、鱼、虾、蛋、奶，以及一些豆类食品。

❸ 膳食品种要多样化。尽可能食用天然的食品，多食一些新鲜绿色蔬菜，少食高盐、高糖及刺激性食物。

❹ 烹饪应按少煎、炸，多蒸、煮的原则。准妈妈可将一天的总量分成5～6顿进食。

黄金配餐

准妈妈孕期每天饮食的“九个一”标准：即1～2杯合适的奶制品（500毫

升，孕妇配方奶优选）、1份粗细搭配的主粮（250～300克，一半是粗粮）、1斤蔬菜（其中250克绿叶）、1～2个水果（150～300克）、100克豆制品、100克肉类、1个鸡蛋、一定量的调味品（如油20～25克、盐6克、不用或少用糖）和1600毫升的饮水量。

起居方案

❶ 心态保持平和。准妈妈孕期的心理状态如恐惧、紧张、悲伤、抑郁、狂喜等，会在一定程度上影响胎儿营养的摄取、激素的分泌和血液的化学成分。比如，有些情绪紧张的准妈妈暴饮暴食，情绪低落的准妈妈懒得运动，这都会直接造成准妈妈体重过重。因此，准妈妈需要保持平和的心态。

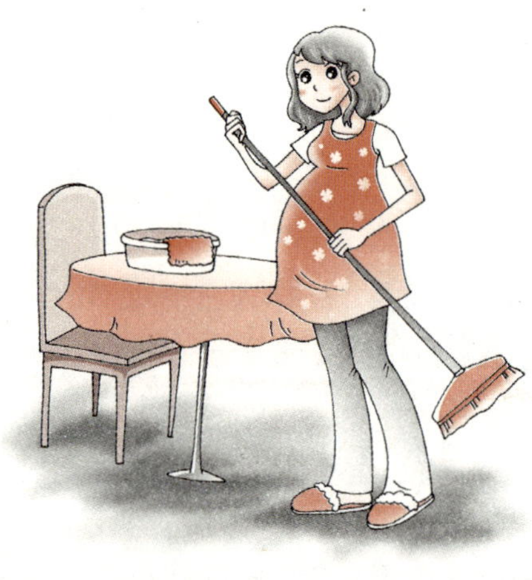
准妈妈可做一些轻松的家务活儿消耗多余脂肪

❷ 注意适当地运动。每天运动30～60分钟，比如散步、做孕妇保健操等，也可以做一些强度不大的家务活儿，促使准妈妈体内的新陈代谢，消耗多余的脂肪，维持身体的平衡。

❸ 作糖尿病筛查。每个准妈妈都应该作糖尿病筛查，如果发现糖尿病，应该遵从医生对营养摄取的指导，避免胎儿生长过快，度过一个安全的孕期。

❹ 早睡早起、戒烟、戒酒。

安享孕期一点通

孕妇体操是专门为准妈妈设计的有氧运动，简单易操作。以下几组动作，既可以帮助准妈妈缓解孕期的不适，为以后分娩打下基础，还可以增强信心，促进准妈妈体内的新陈代谢，消除多余的脂肪。担心营养过剩，又不想外出散步的准妈妈，可以多练习。

脚部运动：把一条腿搭在另一条腿上，然后放下来，重复10次，每抬1次高度增加一些，然后换另一条腿，重复10次；然后两腿交叉向内侧夹紧，紧闭肛门，抬高阴道，然后放松。重复10次后，把下面的腿搭到上面的腿上，再重复10次。

腹肌运动：单腿屈起，伸展，屈起，伸展，左右各10次；然后双膝屈起，单腿上抬，放下，上抬，放下，左右各10次。

压腿运动：盘腿坐在垫子上，挺直背部，两手轻轻放在膝盖上，每呼吸一次，手就按压一次，反复进行。按压时，要用手腕向下按压膝盖，一点点地加力，让膝盖尽量接近床面。

孕产专家告诉你

判断孕期是否营养过剩，最方便、最常用的指标就是体重。因此，准妈妈怀孕期间每月至少得称一次体重。**知识链接：**在正常情况下，准妈妈在妊娠前3个月内体重可增加1.1～1.5千克；3个月后，每周增加0.35～0.4千克；至足月妊娠时，体重比孕前增加10～12.5千克。准妈妈可以按照这个指标计算体重，如果发现过度肥胖或体重增加过快，应该及时调整饮食结构，或去向医生咨询。

改善孕期胃肠胀气，关键在促进肠胃蠕动

孕期腹胀是准妈妈常见的困扰之一。随着胎儿的成长，逐渐增大的子宫会自然压迫到准妈妈的胃肠道，除了会将胃稍微上推外，肠道也会被推挤至上方或两侧，胃肠在受到压迫的情况下，便会影响其中内容物及气体的正常排解，从而引起腹胀。另外，准妈妈怀孕以后，活动量要比孕前减少许多，所以导致胃肠的蠕动减弱，再加上过多高蛋白、高脂肪的摄入，以及蔬菜和水果的补充相对不足，造成了粪便更容易在肠道内滞留，引起便秘而使腹胀感更加严重。

饮食营养方案

1. 补充纤维素。准妈妈可多吃含丰富纤维素的食物，例如蔬菜、水果等

含丰富纤维素的食品。**食物推荐：**蔬菜类如茭白、笋、韭菜、菠菜、芹菜、丝瓜、莲藕、萝卜等都有丰富的膳食纤维；水果中则以柿子、苹果、香蕉、猕猴桃等含纤维素多。纤维素能帮助肠道蠕动。流质的食物虽然较好进食，但却并不一定好消化，因此准妈妈可选择半固体的食物。

❷ 少量多餐。准妈妈可采用少量多餐的进食原则，每次吃饭的时候记着不要吃得太饱，便可有效减轻腹部饱胀的感觉，准妈妈不妨从每日3餐的习惯，改至一天吃6～8餐，以减少每餐的分量。**专家提醒：**除了控制蛋白质和脂肪的摄入量，烹调时添加一些大蒜和姜片，也可以减少腹胀气体的产生。

❸ 细嚼慢咽。准妈妈在吃东西的时候应保持细嚼慢咽、进食时不要说话、避免用吸管吸吮饮料、不要常常含着酸梅或咀嚼口香糖等，可以避免让不必要的过多气体进入腹部。

❹ 避免产气食物。胀气状况严重时，应避免吃易产气的食物，例如豆类、蛋类及其制品、油炸食物、马铃薯等，太甜或太酸的食物、辛辣刺激的食物也不宜食用。

❺ 多喝温开水。准妈妈每天至少要喝1500毫升的水，充足的水分能促进排便，如果大便累积在大肠内，胀气情况便会更加严重。

起居方案

❶ 保持愉快轻松的心情。紧张和压力大，也会造成准妈妈体内气血循环不佳，因此学会放松心情在怀孕期间也很重要。**方法推荐：**准妈妈可以多看一些轻松诙谐的散文或者小说，多幻想腹中胎儿可爱的模样，有条件的准妈妈也可以去听几场音乐会，有助于准妈妈保持愉快的心情。

❷ 保持适当运动。准妈妈在怀孕期间做适当运动能促进肠道蠕动，舒缓胀气情况，建议准妈妈可于饭后30分钟～1小时，到外面散步20～30分钟，可帮助排便和排气，但不要过度激烈地运动。

安享孕期一点通

如果准妈妈腹胀难受时，可采取简单的按摩方法舒缓：温热手掌后，采取顺时针方向从右上腹部开始，接着以左上、左下、右下的顺序循环按摩10～20圈，每天可进行2～3次。但是准妈妈千万不要在用餐后就立刻按摩，同时在按摩的过程中，要注意力度不能过大，并要稍微避开腹部中央的子宫位置。

孕产专家告诉你

腹胀所伴随的食欲不振、便秘，以及因其对准妈妈造成心理压力而导致的不易入眠、作息失调等，都是不可小觑的孕期烦恼。针对这种情况，准妈妈最好去医院检查一下造成腹胀的原因，排除一些危险情况，如果只是孕期的生理变化及个人生活习惯所造成的，准妈妈可以从注意饮食、加强运动等方面着手，来改善孕期的腹胀问题。当胀气状况严重时，准妈妈可以服用一些市售的胃散，但是在服用前必须先征询医生的意见。

三、你应该了解的

拉梅兹呼吸法

拉梅兹呼吸法也被称为心理预防式的分娩准备法，是由法国医生拉梅兹

(Lamaze)博士首创的。这种分娩呼吸法强调分娩是一种正常、自然、健康的过程。通过一系列地学习与持续地练习，使准妈妈在情绪上、理智上、心理上及生理上都有所准备。

拉梅兹呼吸法主要通过对神经肌肉控制、产前体操及呼吸技巧训练的学习过程，有效地让准妈妈在分娩时将注意力集中在对自己的呼吸控制上，从而转移疼痛，适度放松肌肉，能够充满信心地在分娩过程发生产痛时保持镇定，以达到加快产程并让胎儿顺利产出的目的。

采用拉梅兹呼吸法时，最重要的是需要准妈妈充分了解分娩过程中自身的身体变化及胎儿的状态，这样才能使拉梅兹呼吸法发挥最大作用。

一般情况下，建议准妈妈从本月开始进行拉梅兹呼吸法的训练。如果准爸爸能陪同准妈妈一起练习的话，效果会更好。

在客厅地板上铺一条毯子或在床上练习，室内可以播放一些优美的胎教音乐，准妈妈可以选择盘腿而坐，在音乐声中，准妈妈应首先让自己的身体完全放松，眼睛注视着同一点。

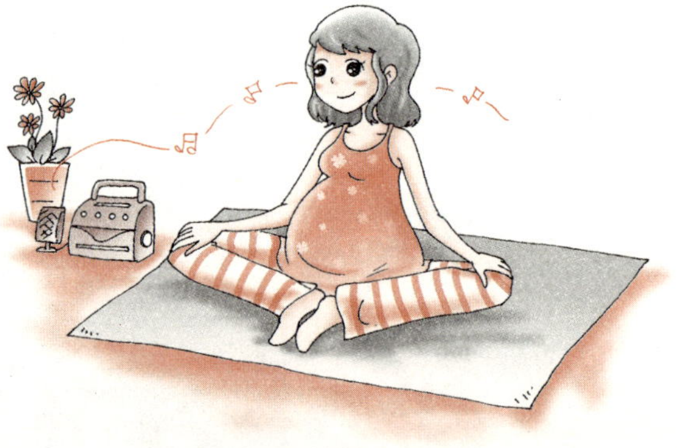

准妈妈可从本月开始进行拉梅兹呼吸法的训练

阶段一：胸部呼吸法

呼吸指导：准妈妈可以学习由鼻子深深吸一口气，随着子宫收缩就开始吸气、吐气，反复进行，直到阵痛停止才恢复正常呼吸。

应用阶段：应用于分娩开始的阶段。此时宫颈开3厘米左右，准妈妈可以感觉到子宫每5～20分钟收缩一次，每次收缩时间长30～60秒。准妈妈可以通过这种呼吸方式准确地给家人或医生反应有关宫缩的情况。

阶段二：嘻嘻轻浅呼吸法

呼吸指导：首先让自己的身体完全放松，眼睛注视着同一点。然后用嘴吸入一小口空气，保持轻浅呼吸，让吸入及吐出的气量相等，呼吸完全用嘴呼吸，保持呼吸高位在喉咙，就像发出“嘻嘻”的声音。当子宫收缩强烈时，需要加快呼吸，反之就减慢。需注意呼出的量需与吸入的量相同。练习时由连续20秒慢慢加长，直至一次呼吸练习能达到60秒。

应用阶段：应用于胎儿一面转动，一面慢慢由产道下来的时候，即子宫颈开7厘米以前。此阶段，宫颈开至3～7厘米，子宫的收缩变得更加频繁，每2～4分钟就会收缩一次，每次持续45～60秒。

阶段三：喘息呼吸法

呼吸指导：先将空气排出后，深吸一口气，接着快速做4～6次的短呼气，感觉就像在吹气球，比嘻嘻轻浅式呼吸还要浅，也可以根据子宫收缩的程度调节速度。练习时由一次呼吸练习持续45秒慢慢加长至一次呼吸练习能达90秒。

应用阶段：子宫开至7～10厘米时，准妈妈会感觉到子宫每60～90秒钟就会收缩一次，这已经到了产程最激烈、最难控制的阶段了。胎儿马上就要临盆，子宫的每次收缩维持30～90秒。

阶段四：哈气呼吸法

呼吸指导：阵痛开始，先深吸一口气，接着短而有力地哈气，如浅吐1、2、3、4，接着大大地吐出所有的“气”，就像在吹一样很费劲的东西。练习时每次呼吸需达90秒。

应用阶段：第二产程的最后阶段。此时准妈妈想用力将胎儿从产道送出，但是医生却要求你不要用力，以免发生阴道撕裂，等待胎儿自己挤出来。这一阶段准妈妈可以用哈气法呼吸。

阶段五：用力推

呼吸指导：下巴前缩，略抬头，用力使肺部的空气压向下腹部，完全放松骨盆肌肉。需要换气时，保持原有姿势，马上把气呼出，同时马上吸满一口气，继续憋气和用力，直到胎儿娩出。当胎儿头部已娩出产道时，准妈妈可使用短促的呼吸来减缓疼痛。每次练习时，至少要持续60秒用力。

应用阶段：此时宫颈全开了，助产士要求准妈妈在即将看到胎儿头部时，用力将胎儿娩出。准妈妈此时要长长吸一口气，然后憋气，马上用力。

脐带的秘密

脐带是准妈妈和胎儿之间的重要连接，它是一端连接胎儿的脐轮，另一端连接着胎盘的带状物。脐带内含有三根通道：两条脐动脉和一条脐静脉，外面包裹着含水丰富的胶样结缔组织，称为华通氏胶，起着保护脐血管的作用，并有羊膜覆盖，游离在羊水中。脐带是胎儿的营养物质供应、气体交换和代谢产物排出的重要通道。胎儿足月时脐带长30～70厘米，平均长度为50厘米，直径1.0～2.5厘米，常呈螺旋状扭转。

脐带的异常情况

脐带长短异常：脐带长度超过70厘米，称为脐带过长，而短于30厘米称为脐带过短。脐带过长，易发生绕颈及缠绕肢体，也可以打结、扭曲，大多数情况下不会发生意外。但当胎儿活动或临产时，脐带受压或拉紧会引起胎儿缺氧，造成胎儿窘迫，导致死胎、死产。脐带过短，受牵拉引起脐带血管受压、痉挛和缺氧，胎儿营养与排泄会受到影响，引起发育不良。在分娩时，影响胎先露的下降，导致产程延长，严重时可导致胎盘早剥；由于胎先露的下降，脐带过度牵拉，影响胎儿的血供，引起胎儿窘迫，甚至脐带被拉断，危及胎儿生命。

脐带绕颈：脐带绕颈的发生率为13%～25%，是胎儿在宫内活动时，脐带缠绕在胎儿的颈部（当然也可缠绕在胎儿的其他部位）。随着超声波技术的发展，脐带缠绕可在妊娠晚期发现。脐带绕颈是否引起严重后果，主要取决于脐带的长度和绕的松紧度，脐带较长而且是比较松的一般不会引起胎儿缺氧；如果脐带比较短，绕得紧，绕的圈数多，往往会在胎儿活动时或临产后胎头下降时，脐带被收紧或受压，而导致胎儿缺氧。

脐带脱垂：脐带脱垂是一种严重而突然的情况，发生率为0.4%～10%。脐带在胎先露的前方或一侧，胎膜未破裂前叫脐带先露；破膜后，脐带随羊水沿破口脱落在胎先露的下方，经宫颈口进入阴道内甚至脱出在外阴部，则称为脐带脱垂。脐带脱垂多由于胎位异常，如臀位足先露或胎头高浮等破膜后，脐带随羊水脱出所致。一旦发生脐带脱垂，脐血流很快受阻，胎儿可能急性缺氧甚至胎死宫内，因此在临产前如果胎膜自破后，准妈妈应平卧，防止脐带脱垂。

其他异常：脐带一些少见的异常情况还有脐带水肿、脐带过细、脐带打结、脐带缺失、脐带附着在胎膜上等。

检测和治疗的方法

关于脐带的异常，目前还没有很好的方法来进行检测，无法测量宫内胎儿脐带的长度，及判断脐带缠绕的松紧度。但可以通过其他方法来了解胎儿有无缺氧的存在：

1. 自我监护数胎动。当准妈妈发现胎动过多或过少时，应及时去医院检查。
2. 加强胎心监测和超声波检查等间接方法，判断胎儿情况。
3. 产前了解胎位情况。

羊水与胎儿的关系

准妈妈腹中的羊水量若少于300毫升，称为羊水过少。最少者只有几十毫升甚至几毫升黏稠、混浊、暗绿色液体。羊水过少较为少见，发生率约占分娩数的0.1%。如果羊水量达到或超过2000毫升时，称为羊水过多。羊水过多的发病率占分娩数的0.5%～1%。羊水在数天内急剧增加者称为急性羊水过多，这种情况占少数，大多数是在较长时间内缓慢增加，称为慢性羊水过多。在妊娠38周时，羊水量约为1000毫升，以后逐渐减少。

羊水过少，一般与胎儿畸形和过期妊娠有关。胎儿发育不良，泌尿系统畸形，例如肾脏发育不全、泌尿道闭锁等，使胎儿尿量减少或无尿，羊水来源减少，以致羊水过少；胎盘组织变性，功能减退，尤其是并发妊娠高血压综合征、心血管疾病、慢性肾炎时，出现胎盘病变，影响胎儿发育，都会导致羊水过少。

羊水过少若发生于妊娠早期，胎膜与胎体粘连，会造成胎儿严重畸形，甚至肢体短缺。妊娠中、晚期羊水过少，子宫压力直接作用于胎儿，会引起斜颈、屈背和手足畸形等。羊水过少，使胎儿生长发育受到限制，不利于优生。在妊娠晚期临产时，由于羊水过少，会发生胎儿宫内窘迫、新生儿窒息的情况。而且，羊水越少，胎儿窘迫、新生儿窒息的发生率和围产儿的死亡率也越高。所以，当妊娠足月时发现羊水过少，应选用剖宫手术终止妊娠。

若发生羊水过多，常常伴有胎儿或母体的一些病变，如以下几种情况。

胎儿畸形：在羊水过多的患者中，约25%合并胎儿畸形，其中以中枢神经系统和上消化道畸形最常见。例如无脑儿、脑膨出、脊柱裂、脑积水、食道或小肠闭锁以及肺发育不全等。

多胎妊娠：多胎妊娠并发羊水过多的是单胎妊娠的10倍。有时羊水过多与双胎中的畸胎同时存在。

其他：妊娠合并糖尿病时，葡萄糖透过胎盘屏障，羊水含糖量增加，致水分向羊膜腔内渗人。胎儿因血糖升高引起多尿，也会致羊水过多。

急性羊水过多时，子宫会极度增大，准妈妈不能平卧，呼吸困难，下肢浮肿。慢性羊水过多多见于妊娠晚期，由于羊水增加速度较慢，大多数准妈妈能适应，症状比较缓和。羊水过多的准妈妈，常并发妊娠高血压综合征和胎位异常。

四、营养大讲堂

准妈妈需要注意哪些营养

这个阶段，准妈妈的食欲大增，体重开始增加，应注意在均衡饮食的基础上，减少高脂肪食品的摄入。本月已经面临妊娠高血压综合征的高发期，所以在饮食方面需要额外小心。不宜多吃动物性脂肪，减少盐的摄入量，日常饮食以清淡为佳，忌吃咸菜、咸蛋等盐分高的食品。水肿明显的准妈妈要控制每日盐的摄取量，限制在2～4克之间。同时，要保证充足、均衡的营养，必须充分摄取蛋白质，适宜吃鱼、瘦肉、牛奶、鸡蛋、豆类等。忌用辛辣调料，多吃新鲜蔬菜和水果，适当补充钙元素。

本月主打营养素为“脑黄金”。保证胎儿大脑和视网膜正常发育的DHA、EPA和脑磷脂、卵磷脂等物质合在一起，被称为“脑黄金”。“脑黄金”对于怀孕7个月的准妈妈来说，具有双重的重要意义。首先，“脑黄金”能预防早产，防止胎儿发育迟缓，增加婴儿出生时的体重。其次，此时的胎儿，神经系统逐渐完善，全身组织尤其是大脑细胞发育速度比孕早期明显加快。而足够“脑黄金”的摄入，能保证胎儿大脑和视网膜的正常发育。为补充足量的“脑黄金”，准妈妈可以交替地吃些富含DHA的物质，如富含天然亚油酸、亚麻酸的核桃、松子、葵花子、杏仁、榛子、花生等坚果类食品，此外还包括海鱼、鱼油等。并控制每周体重的增加量在350克左右，以不超过500克为宜。

胖准妈妈孕期该怎么吃呢

随着生活水平的日益提高，很多准妈妈怀孕以后都会大量地补充营养，体重在不知不觉中日益攀升。同时又在传统观念的影响下，长辈们总觉得准妈妈就是要胖，这样胎儿才能获取充足的营养，而实际上，肥胖会给准妈妈造成许多健康隐患。准妈妈过于肥胖可导致分娩巨大儿，并造成妊娠糖尿病、妊娠中毒症、剖宫产、产后出血情况增多和并发症增多。因此准妈妈在妊娠期间一定要合理营养，平衡膳食，不可暴食，注意防止肥胖。已经肥胖的准妈妈，不能通过药物来减肥，可在医生的指导下，通过调节饮食来减轻肥胖。肥胖的准妈妈在日常饮食中要注意以下几点：

❶ 在保证营养均衡的基础上控制热量的摄入。主要控制糖类食物和脂肪含量高的食物，米饭、面食等粮食均不宜超过每日标准供给量。动物性食物中，可多选择含脂肪量相对较低的鸡、鱼、虾、蛋、奶，少选择含脂肪量相对较高的猪、牛、羊肉，并可适当增加一些豆类，这样可以保证蛋白质的供给，又能控制脂肪量。

❷ 避免吃油炸、煎、熏的食物，多吃蒸、炖、烩、烧的食物，少食面制品、甜食、淀粉高的食物。

❸ 休息时间不宜过长，做到早起床，餐后室外活动20分钟以上，并进行一些力所能及的体力活动。

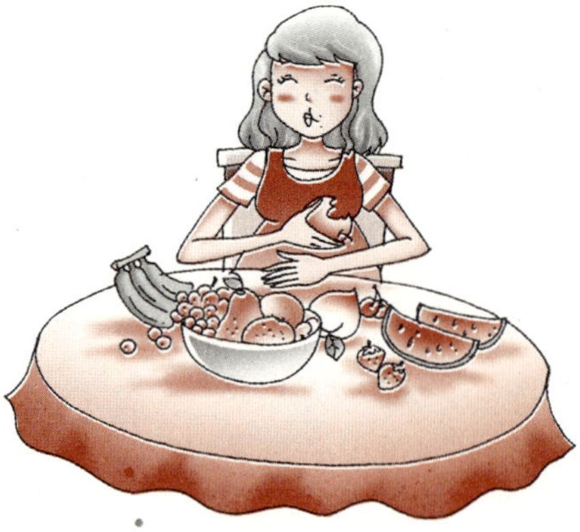
肥胖准妈妈可选择多吃含糖分少的水果

❹ 多吃蔬菜水果。主食和脂肪进食量减少后，往往饥饿感较严重，可多吃一些蔬菜水果，注意要选择含糖分少的水果，既可缓解饥饿感，又可增加维生素和有机物的摄入。

❺ 养成良好的膳食习惯。肥胖的准妈妈要注意饮食有规律，并按时进

餐。可选择热量比较低的水果做零食，不要选择饼干、糖果、瓜子仁、油炸马铃薯片等热量比较高的食物。

偏食的准妈妈该怎样补充营养

妊娠期间，由于准妈妈摄入的营养素要用来满足胎儿成长的利用量、需要的蓄积量，以及妊娠期间伴随准妈妈体内脏器，如子宫、胎盘、脐带等的增大的补足量，所以，准妈妈对于营养素的利用量要比非妊娠期大大增加，有偏食习惯和口味的准妈妈，要注重通过其他的方式来进行营养补给。偏食的准妈妈如何补充营养呢？

不爱吃肉的准妈妈

不爱吃肉的准妈妈可能会缺蛋白质、B族维生素。肉类为我们提供的营养主要是蛋白质，而动物性蛋白质是人体最容易吸收利用的蛋白质。此外，动物的内脏是无机质（磷、铁、镁、锌等）以及B族维生素（猪肉的维生素B_1是牛肉的10倍）的重要食物来源。

营养补充

❶ 多摄取奶制品。这类准妈妈可以每天喝3杯牛奶，或每天喝250毫升牛奶、1杯酸奶，也可以每天吃2～3块奶酪。

❷ 多选用豆制品。豆类富含植物蛋白，并且其必需的氨基酸组成与动物性蛋白相类似，比较容易被人体吸收利用。可以常吃豆腐、豆芽、豌豆、扁豆，平常多磨点豆浆喝。

❸ 选择全谷物粮食、鸡蛋和坚果。全麦面包和麦片都是全谷物粮食，可在早餐时适当增加。每天适当地吃几粒坚果和两个鸡蛋。

不爱吃蛋的准妈妈

不爱吃蛋的准妈妈可能会缺蛋白质、铁、钙及维生素A、维生素B_1、维生素B_2。常见的蛋有鸡蛋、鸭蛋、鹅蛋、鸽蛋及鹌鹑蛋等。蛋类是优质蛋白质的来源，利用率很高。蛋中的脂肪绝大部分含于蛋黄中，而且分散成小颗粒，容易被人体吸收。蛋黄中还含有丰富的钙、铁、维生素A、维生素B_1、维生素B_2、维生素D以及磷质等。

营养补充

❶ 喝点醋蛋口服液。鸡蛋不仅含有丰富的蛋白质，而且还包括人体不能自行合成的8种必需氨基酸、各种维生素及一些微量元素。不喜欢吃蛋的准妈妈可以喝些此类的替代品。

❷ 每天固定两份坚果。

❸ 多吃点富含维生素C的蔬菜和水果，可以增加铁质的吸收。

不喜欢吃鱼的准妈妈

不喜欢吃鱼的准妈妈可能会缺蛋白质、脂肪、无机盐及维生素D、维生素A。鱼肉和畜肉一样，蛋白质含量丰富，约占20%，水分占65%～80%，脂质占2%～40%，而且含有丰富的维生素D，能有效促进钙的吸收。此外，有些种类的鱼，例如鳗鱼，还富含维生素A。鱼类含有大量脂肪酸DHA，与脑部及神经传导有很大关系。

营养补充

❶ 食用鱼油。准妈妈最好选择以深海鱼为原料提炼而成的鱼油。

❷ 用坚果当加餐。坚果脂类含量丰富，可以作为不吃鱼准妈妈的一种营养补充剂。

❸ 做菜时多选用植物油。植物油如大豆油、菜子油、橄榄油等是脂肪酸的很好来源，但要控制用量。

不爱喝牛奶的准妈妈

不爱喝牛奶的准妈妈可能会缺钙。牛奶的成分中，水分占了87%～89%，脂质占3%～5%，糖质约为5%，其他成分约为0.7%。日常生活中，牛奶是蛋白质和易吸收钙质（约110毫克/100克）的重要食品来源，对胎儿的骨骼发育和准妈妈自身的营养状况有着重大的意义，牛奶中提供的钙是任何食物都无法相比的，而且牛奶中的酪蛋白磷缩胺酸（CCP）还可以提高钙的吸收。

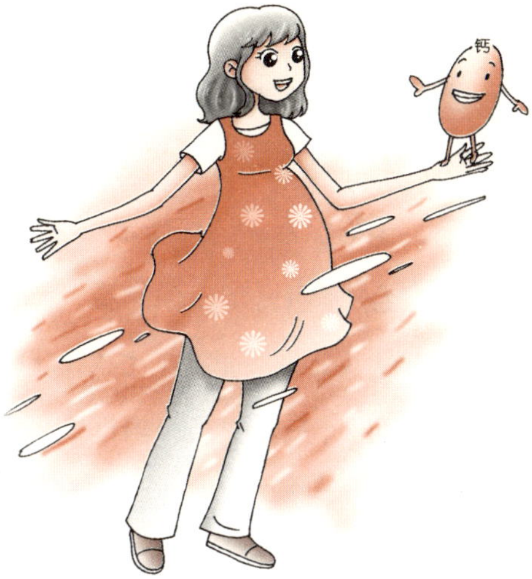

牛奶是蛋白质和易吸收钙质的重要食品来源

营养补充

1. 可以选择酸奶和奶酪。酸奶和奶酪都是由鲜牛奶加工而成的，口味上没有了鲜牛奶的腥味，而且酸奶中还含有乳酸菌，对于便秘的准妈妈很有好处。

2. 乳糖不耐症的准妈妈可以选用羊奶。羊奶是国际公认的“奶中之王”，比牛奶营养更丰富全面，更易消化吸收。

3. 每天喝杯孕妇配方奶粉。市场上为准妈妈量身打造的配方奶粉很多，各种情况的准妈妈都可以找到有针对性的一种。

4. 补点钙片。不爱喝奶的准妈妈，如果出现了缺钙的症状，可以在医生的指导下吃点钙片。

不喜欢吃菜的准妈妈

不喜欢吃菜的准妈妈可能会缺各种维生素、纤维素及微量元素。蔬菜是含有抗酸化维生素、食物纤维、钾、钙等重要营养素的食品源。根据颜色和种类的不同，蔬菜分为绿黄色蔬菜和其他蔬菜（淡色蔬菜），其中尤以绿黄色蔬菜的营养素含量最为丰富，绿黄色蔬菜是指那些可食部分100克中胡萝卜素含有量在600微克以上的黄绿颜色的蔬菜，例如目前市场上常见的番茄、大辣椒、竹笋等。正常的人，每天的蔬菜食用量应该是350克，其中120克是黄绿色蔬菜，准妈妈所需要食用的量更要增加。

营养补充

❶ 日常饮食中多吃富含维生素C的食物。蔬菜富含维生素C，不爱吃菜的准妈妈可在两餐之间多吃一些富含维生素C的水果，如橙子、草莓、猕猴桃等，也可以将它们榨成新鲜的果汁饮用。

❷ 早餐增加一份燕麦。燕麦富含铁、B族维生素及纤维素，可以将其加在早餐的牛奶里。此外，也可以吃些全谷物粮食及坚果。

❸ 补充叶酸及少量辅助一些补充铁质的片剂。

准妈妈常吃红枣有哪些好处

红枣营养丰富，含有丰富的营养物质和多种微量元素。红枣含有的维生素C比苹果、梨、葡萄、桃、柑橘、橙、柠檬等水果均要高，还含有维生素P、维生素A、B族维生素和黄酮类物质环磷酸腺苷、环磷酸鸟苷等，十分有益于人体健康，故红枣又有“天然维生素”的美誉，对于准妈妈补充营养及胎儿生长发育都有很大的帮助。具体好处如下。

增强准妈妈免疫力：红枣是营养丰富的滋补品，它除含有丰富的碳水化合物、蛋白质外，还含有丰富的维生素和矿物质，对准妈妈和胎儿的健康大有益处。尤其是维生素C，它可增强准妈妈的抵抗力，还可促进准妈妈对铁质的吸收。

促进胎儿大脑发育：红枣中含有十分丰富的叶酸，叶酸参与血细胞的生成，促进胎儿神经系统的发育。而且红枣中含有微量元素锌，有利于胎儿的大脑发育，促进胎儿的智力发展。

健脾益胃：红枣能补益脾胃和补中益气。多吃红枣能显著改善肠胃功能，达到增强食欲的功效。此外，红枣还能补气血，对于气血亏损的准妈妈特别有帮助。

安神定志：准妈妈经常会出现躁郁、心神不宁等情绪，多食红枣可起到养血安神、舒肝解郁的作用。特别是对于治疗准妈妈的心神不安、产后抑郁综合征有所帮助。如果准妈妈感到精神紧张和烦乱，甚至心悸失眠和食欲不振，不妨在平日的汤或粥中加些红枣同食，有养血安神、舒肝解郁的功效。

补血：红枣除了可补中益气外，还有补血的作用。

降血压：红枣中含有芦丁，是使血管软化、降低血压的物质，对于妊娠高血压有一定的防治作用。

好孕链接

红枣可以经常食用，但不可过量，否则会有损消化功能，并引起便秘等症。生食红枣时，一定要将它消毒、洗净，否则红枣上可能会残留农药，对胎儿和准妈妈会产生不好的影响。红枣含糖量丰富，患有糖尿病的准妈妈不要多食。

蔬菜吃多了有没有什么不良的影响

蔬菜里含有丰富的维生素、矿物质，食物纤维也很丰富。吃适量的蔬菜可以促进肠道蠕动，促进排便，提供机体所需的微量营养素，发挥抗氧化作用和保证人体各器官的正常功能。但是摄入过多的蔬菜，也可能存在以下危害：

❶ 影响钙、锌吸收。准妈妈大量摄入蔬菜会阻碍体内钙、锌吸收，影响胎儿智力发育和骨骼生长。

❷ 有些蔬菜含较多的草酸易形成结石。菠菜、芹菜、番茄等含有较多的草酸，与其他食物中的钙结合，容易形成草酸钙结石。

❸ 不易消化。粗纤维含量高的蔬菜，如芹菜、春笋等，大量进食后很难消化，患有胃肠疾病的准妈妈更不宜多食。

五、护理大讲堂

坚持上班的准妈妈，怎样拥有舒心孕期

现在的准妈妈大多都要兼顾家庭和工作，如果准妈妈孕期也在继续上班的话，要注意以下细节：

避开上班高峰时段

准妈妈上班时可以早些起床，这样既可避开拥堵的交通，又不会迟到，还能呼吸到新鲜空气。如果准妈妈早起觉得困难的话，也可以向公司申请，采用晚上班晚下班的方式，在不影响工作的同时做到上班安全。

搬到公司附近住

如果公司和家的路程相隔太远，准妈妈可以考虑在公司旁边租房住，这样就可以把路上的时间作为休息时间。住在公司旁边，步行就可以轻松上班，既锻炼了身体，又不会迟到。

吃工作餐怕营养不够，怎么办

卫生和营养是准妈妈饮食最担忧的两个问题。工作餐往往比较简单，而且营养方面也不太讲究，更有一些不太健康、容易导致发胖的饮食。准妈妈吃工作餐的时候一定要善于“去粗取精”，选那些营养、健康的食物来食用。食物还要注意多样化，如果工作餐比较单调，就应该把早餐和晚餐做得丰富些，以满足一天的营养需求。

还有一个很好的方法，就是多带些营养的零食来到单位，比如坚果、牛奶、酸奶、新鲜水果等，在两餐之间食用。容易饥饿的准妈妈要记得带些全麦饼干或者面包之类的食物，饿了就吃点。还有两点比较重要：

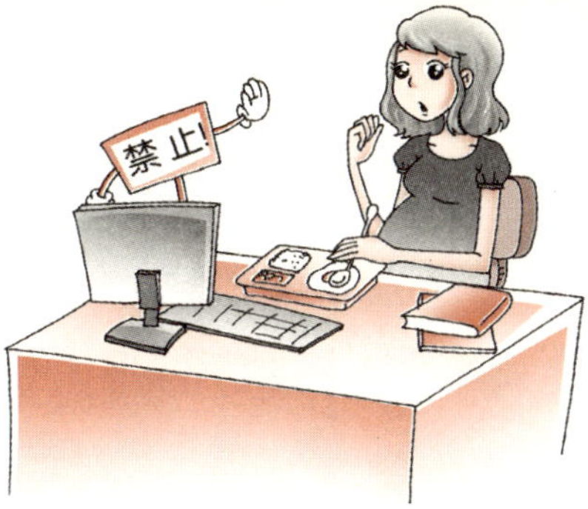

准妈妈不要边工作边进食

❶ 不要边工作边进食。这样准妈妈不仅工作无法专心，而且还会降低身体的消化吸收功能。吃饭要细嚼慢咽，这样食物比较容易消化。

❷ 定时进餐。如果进餐时间不固定，一旦养成习惯，会造成恶性循环。假设下午2点吃午餐，正常晚餐时间又没有食欲，一拖再拖，连生物钟都跟着受影响。

电话也会传播疾病

很多准妈妈怀孕以后由于担心手机辐射，而改用座机来打电话。其实座机并没有想象中的那么安全。

有资料显示，黏附在电话机上的细菌和病毒有480种以上，尤其使用率高的公用电话，所黏附的细菌和病毒更多。用公用电话打电话时，说话者口腔中潜藏的病菌随着唾液喷到了话筒上。并且公用电话一般都没有作什么消毒处理，所以，这些常年积累在电话机上的病毒，就会在准妈妈使用它的时候，浩浩荡荡地进入准妈妈的口腔和鼻孔中，并在此进行生长繁殖。然后，再通过这些部位的黏膜和一些微小的创口等，大摇大摆地进入体内，从而引起多种不良症状，如上呼吸道感染、胎儿生长发育不良等。所以，建议准妈妈在使用座机电话时，尽量与话筒保持远一点的距离，只要对方能听见即可，并在使用后马上洗手。尽量不要使用公话亭中的公用电话。

对于固定使用的办公电话及家庭电话，可以用市售的电话消毒膜来进行消毒处理，也可用75%的酒精棉球来擦拭电话机的外壳部分。由于酒精容易挥发，消毒效果比较短暂，所以应当经常地进行擦拭。

肚子总没别人大是怎么回事

肚子的大小跟准妈妈本人的体型以及子宫的位置有关，有的准妈妈肚子小，总觉得是营养没跟上，其实肚子的大小跟营养的关系不是太大。

由于每位准妈妈的子宫位置可以向前倾、向后倾，再加上准妈妈高矮胖瘦各不相同，因此相同的妊娠月份，肚子大小看上去不会都是一样的，胎儿的大小由医生根据子宫的高度、腹围、腹部检查来评估，如果医生确实觉得准妈妈的“肚子”小，会建议准妈妈进行B超检查进一步评估胎儿的生长发育，如果胎儿一切正常就没问题，准妈妈不必过于担心。

以下是孕中期之后的腹围参考标准，准妈妈可以进行对照。

孕月	腹围下限（厘米）	腹围上限（厘米）	标准（厘米）
5	76	89	82
6	80	91	85
7	82	94	87
8	84	95	89
9	86	98	92
10	89	100	94

孕期为什么总做噩梦

在孕期，准妈妈总是有着这样或那样的担心，诸如：宝宝能否健全？会不会发育异常或畸形？营养是不是够了？这些问题可能会给准妈妈带来困扰。又或者在怀孕过程中，因感冒等疾病，服用过药物以后，疑虑药物是否对胎儿有影响。还常常担心自己能否承受得了妊娠的负担，担心分娩时能否顺利，会不会发生难产或意外。这种种的心理压力和思想负担，都成为了噩梦的潜在诱因。准妈妈甚至还可能做一些非常惊险的噩梦，导致睡眠质量下降。长久地睡眠不足以及心理压力过大，自然会对胎儿的健康发育产生不利影响。

要对付这些由心而生的噩梦，准妈妈最需要做的就是解决心中的疑虑。把对孕期担忧的问题说出来，与身边的人交流。不能解决的应该向医生作咨询，尽量放松自己的心态。如果并非以上原因引起的经常性噩梦，那就要警惕心、脑血管疾病的可能性，建议准妈妈尽早到医院检查、治疗，以保证安全度过孕期。

怎样预防腿部抽筋

在妊娠中后期，准妈妈由于支撑过重的体重，腿部肌肉负担增加，在睡觉时，腿部肌肉有时会有抽筋、疼痛的现象，而且多在晚上或睡觉期间频繁发作。久坐、受寒以及疲劳都可以诱发腿部抽筋。子宫增大，下肢血液循环运行不畅也可以引起小腿痉挛。一般认为孕期缺钙是引起小腿抽筋的最主要原因。怎样预防呢？

❶ 为了避免腿部抽筋，应多吃含钙质的食物，如牛奶、孕妇奶粉、鱼骨。五谷、果蔬、奶类、肉类食物都要吃，并合理搭配。适当进行户外活动，接受日光照射。必要时可在医生的指导下加服钙剂和维生素D。

❷ 不要使腿部的肌肉过度疲劳，不要穿高跟鞋。

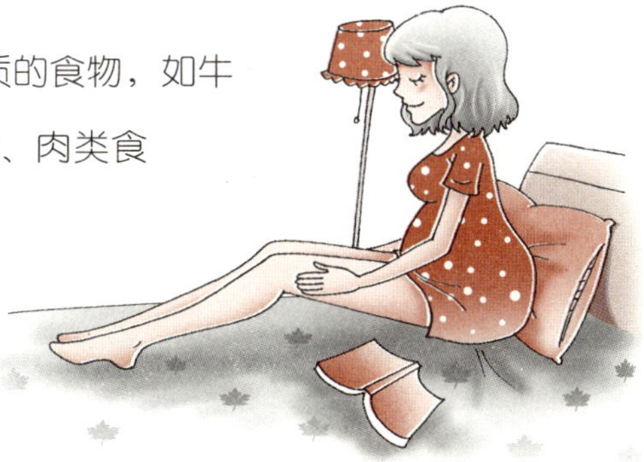

准妈妈可在睡前对腿和脚进行按摩，以预防抽筋

③ 睡前可对腿和脚进行按摩。

④ 一旦抽筋发生，立即站在地面上蹬直患肢；或是坐着，将患肢蹬在墙上，蹬直；或请身边亲友将患肢拉直。总之，使小腿蹬直、肌肉绷紧，再加上局部按摩小腿肌肉，即可以缓解疼痛甚至使疼痛立即消失。

好孕链接

准妈妈绝不能以小腿是否抽筋作为需要补钙的标准，因为每个人对缺钙的耐受值有所差异，有的准妈妈在钙缺乏时，并没有小腿抽筋的症状。

准妈妈随时随地可做的小运动

本月准妈妈运动的目的是舒展和活动筋骨，以稍慢的体操为主。比如简单的伸展运动：坐在垫子上屈伸双腿；平躺下来，轻轻扭动骨盆等简单动作。这些运动能加强骨盆关节和腰部肌肉的柔软性，既能松弛骨盆和腰部关节，又可以使产道出口肌肉柔软，同时还能锻炼下腹部肌肉。每次做操时间在5～10分钟就可以了。

扭动骨盆

仰卧，屈膝，双膝并拢。双膝带动大小腿左右摆动，像用膝盖画半圆形似的，慢慢有节奏地摆动，双肩贴紧床。然后将一条腿伸直，一条腿弯曲，弯曲膝盖的腿朝向伸直的腿倾倒，带动同侧腰臀部离开床，但肩部仍然贴着床，对侧臀部仍然贴在床上，似翻身样。左右腿交替这样做，反复10次，一天做2～3回。能锻炼骨盆关节，同时加强腰部肌肉的力度及柔软性。

振动骨盆

仰卧位，屈膝，两手平放在身体两侧。向上挺腹，弯背成弓形，数次再复原，每回做10次，早晚做。振动骨盆可放松骨盆和腰的关节。

伸展腰部

以下两个动作可使腰部关节、肌肉放松，减轻腰痛。

❶ 仰卧，一腿伸直，双手抱另一条腿膝盖（弯曲），尽量用膝盖贴在胸前，腰及肩背贴向床面。这个动作一松一紧5下，然后换另一条腿做。

❷ 仰卧，双手抱膝，使双膝弯曲至胸部，默数5次再慢慢放平双腿。

好孕链接

这段时期准妈妈体重增加，身体负担很重，运动的时候一定要注意安全，本着对分娩有利的原则，千万不能过于疲劳。在运动时，控制运动强度很重要：脉搏不要超过140次/分，体温不要超过38℃，时间以30～40分钟为宜。不要久站久坐或长时间走路。

六、胎教大讲堂

想象胎教：发挥想象的力量

想象胎教就是想象美好的事物，使准妈妈自身处于一种美好的意境中，再把这种美好的情绪和体验传递给宝宝。准妈妈如果在孕期产生一些不好的联想感受，胎儿能够意识到，从而会引起胎儿精神上的异常反应。这样的胎儿出生后易出现情感障碍，出现感觉迟钝、情绪不稳、体质差等现象。所以，准妈妈应多想一些美好的事物。

孕7月的胎儿初步形成的视觉皮质，能接收通过眼睛传达的信号，能够区分外部的明暗，并能直接体验准妈妈的视觉感受。准爸爸准妈妈应该把生活环境布置得整洁美观，赏心悦目。还应挂几张健康的宝宝头像，准妈妈可以天天看，想象腹中的胎儿也是这样健康、美丽、可爱，宝宝出生后也许会更加可爱。

还可以想象胎儿在羊水中安详地睡眠，一副逗人喜爱的样子。当准妈妈察觉到胎动时，就可以想象胎儿在欢快地从睡眠中醒来，伸脚动手打哈欠的可爱模样。

爱玩的照光光的“手电游戏”

这个游戏的名称就是光照胎教，对胎儿日后视觉敏锐、协调、专注和阅读都会产生良好的影响。有实验证明，从怀孕24周后，将光射进子宫内或用强光多次在准妈妈腹部照射，可发现胎儿眼球活动次数增加，胎儿会安静下来。

光照胎教的实施必须建立在胎儿视力发展的基础之上。胎儿的感觉功能中视觉的发育最晚，7个月的胎儿视网膜才具有感光功能。因此，光照胎教应该从怀孕6个月之后开始。具体的胎教方法如下：

每天用手电筒（4节1号电池的手电筒）紧贴准妈妈腹壁照射胎儿头部位置，每次持续5分钟左右。照射的同时，准爸爸或准妈妈可以同时对胎儿进行语言胎教，告诉胎儿现在是什么时间。结束时，可以反复关闭、开启手电筒数次。

光照胎教的注意事项

❶ 进行光照胎教的时候，准妈妈应注意把自身的感受详细地记录下来，如胎动的变化是增加还是减少，是大动还是小动，是肢体动还是躯体动。通过

一段时间的训练和记录，可以总结一下胎儿对刺激是否建立起特定的反应或规律。

❷ 切忌强光照射，同时照射时间也不能过长。

❸ 应在有胎动的时候进行光照胎教，而不要在胎儿睡眠时进行光照胎教，以免打乱胎儿的生物钟。

❹ 和其他胎教一样，光照胎教要取得预期的效果，就必须持之以恒、有规律地去做，这样才能使胎儿领会其中的含义，并积极地作出回应。

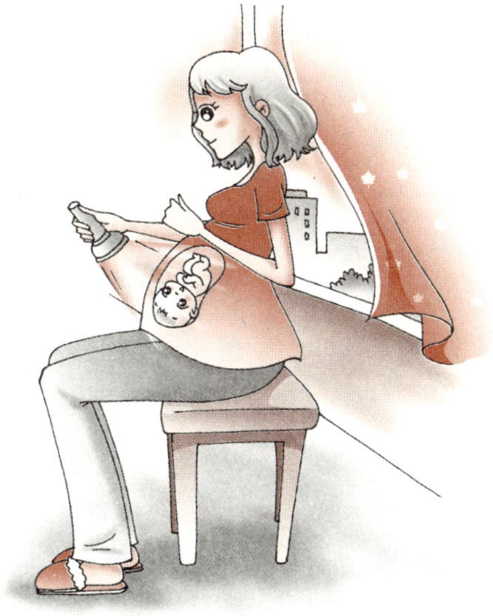

光照胎教要在有胎动的时候进行

胎儿和准妈妈一起念着儿歌成长

胎儿和准妈妈可以互通信息，并且还能够通过准妈妈学习文化，长知识。所以准妈妈一定要多动脑，平时可以读一本好书，看一些好的文章，这不仅能让准妈妈在精神上获得净化，还可以让准妈妈心情愉悦、精神振奋，对胎儿也有着潜移默化的影响。有条件的准妈妈可以去观赏一些美术作品或听几场高品质的音乐会。只要准妈妈能保持着旺盛的求知欲，胎儿也必将受到积极的影响，从而促进大脑智力的发育。

诗歌推荐：春娃娃

是小红梅/用最大胆的/红颜色/为春娃娃的/来到/贴出第一张/喜报/小燕子/在柳丝儿中间/穿来又穿去/忙着给春娃娃/编织一件/合身的新衣/逗人喜欢的/春娃娃啊/喜欢在林间/地头/和我们/捉迷藏/当我们找得/有点着急的时候/她嬉笑着/从地缝里/枝头上/钻出来/春娃娃的/力气可不小/她一挺

身/连很厚、很硬的/土块儿/也休想/压住她/春娃娃啊/披着鹅黄褂儿/背着绿书包/把大自然/当做一个/大学校/她上山/听很高的课/到花园/听很香的课/听得可用心哩/恨不得/把树儿怎么抽芽/花儿怎么开花的/秘密/全听进/印进/自己的脑子里……

起风的时候/春娃娃和我们/在青草地上/放风筝/连玩儿/她也没有忘记/守纪律呀/她总是把风筝/托得高高的，高高的/不让风筝/缠住电线/免得给人们/带来危险……

当布谷鸟/开始唱歌的时候/春娃娃/就和小秧苗们/办起了一个/怎样科学种田的/新的学习班/一个多么用心/多么细心的/小学生啊/——大自然老师/在春娃娃的/打着绿方格的/新作业簿上/于是又给批上了/一个崭新的/满分!

准妈妈不妨试试英语胎教

由于胎儿对声音已具有记忆能力，因此，如果在怀孕的时候经常对胎儿说英语，收效会很好。研究发现，出生5～6小时的宝宝，除了对声音有记忆能力之外，更可以辨识准妈妈的声音。当他还在准妈妈肚子里的时候，从第7个月（25～26周）开始，就具有听觉能力了。表现为：当听到外界声响时，会有所反应并产生母体胎动，这便是胎儿的一种学习表现。所以，从怀孕后7个月开始至胎儿出生之前的这段时期，是准妈妈进行英语胎教的黄金时间哟!

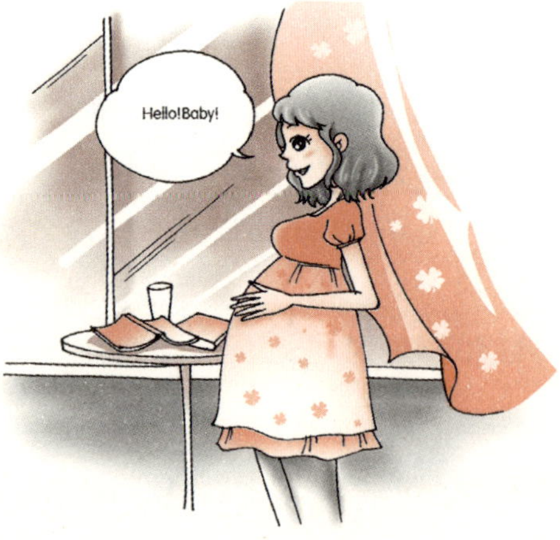

准妈妈可以试一下英语胎教

准妈妈可以讲一些很简单的英语，例如：“This is Mommy!”“It’s a nice day!”“Let’s go to the park!”“That is a cat!”将自己看见、听见的事情，以简单的英语对

胎儿述说。如果已经知道胎儿的性别，或者已经替即将出生的胎儿取好了名字的话，准妈妈就更可以常常呼唤胎儿的名字啦！例如："Lisa, I am your Mommy and I love you so much!" "Johnny, you are my lovely baby and I will try to give anything that you like!"

若要以英语进行胎教，先决条件就是准妈妈本身的英语能力要好，能够在日常生活中很自然地说出标准、流利的英语，能够轻松地运用两种语言来交流。

有的准妈妈觉得自己的英文能力有限、发音不够标准，或者觉得在"非英语为母语"的环境中实行英语胎教有一定的困难，那么就不要勉强进行英语胎教，可以选择一些句型简单、内容健康、重复性高的英文音像制品，借助它有趣的内容、清晰的发音、活泼的气氛，同样可以起到很好的效果。除了英语，准妈妈用本土语言（比如上海话、广东话）和胎儿说话，也可收到异曲同工之效。因为胎教的作用，就是让胎儿及早对身边的声音有所认识。

准妈妈若是怀孕时进行英语胎教，那么，在宝宝出生之后，仍要持续与宝宝进行英语沟通，不然，宝宝对英语的熟悉程度便会日久生疏。

好孕链接

在练习了"英语胎教"一个月之后，准妈妈可以不妨试试其成效哦！方法是对着胎儿说些英文语句时，胎儿听到之后是否每次都有反应，例如会用脚踢准妈妈的肚子；当用英语叫胎儿别再踢时，胎儿是否可以平静下来。

PART 9

8月方案：亲爱的宝宝，好梦

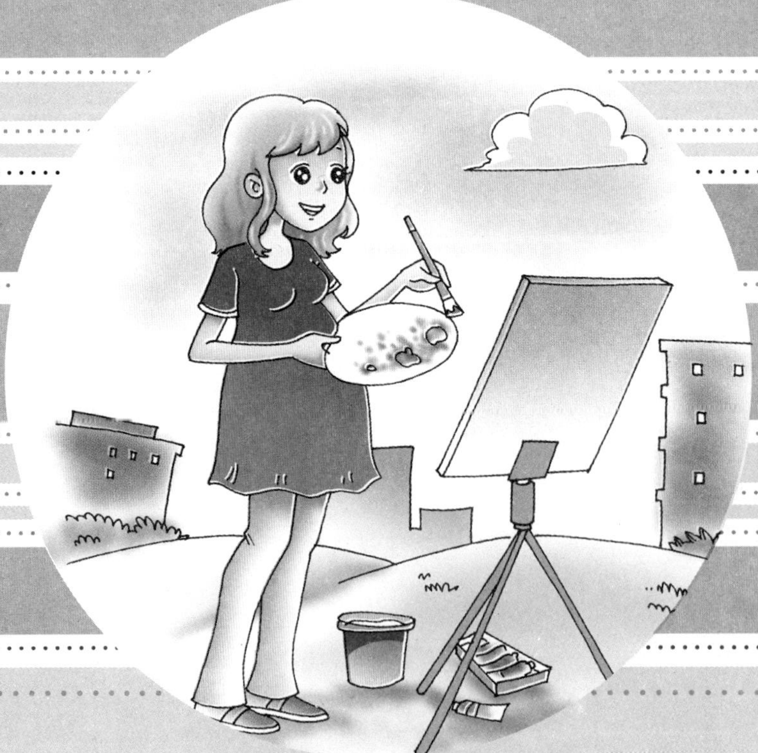

一、生理变化

准妈妈身体变化

这个月准妈妈的体重要比孕前增加7～12千克。子宫向前挺得更为明显，子宫底高度为25～30厘米，已经上升到胸与脐之间，所以准妈妈现在无论是站立还是行走都需要昂首挺胸。

准妈妈日益沉重的身体，让行动变得有些困难，如果较长时间行走，会感到下腹部和脚跟疲劳和笨重，有的准妈妈还会出现手脚浮肿的情况。这一阶段，由于胃部受到子宫的挤压，准妈妈的饭量会有所减少，有时候还会出现胸口上不来气，要靠肩来协助呼吸的现象。

另外，准妈妈不断增大的子宫使得腹壁绷紧，腹部的强力纤维出现浅红色或暗紫色的妊娠纹，有的准妈妈乳房和大腿也会出现这种现象。由于体内的黑色素分泌增多，准妈妈的面部会出现妊娠斑，同时乳头周围、下腹部、外阴部皮肤的颜色也逐渐发黑，这些都是正常现象，准妈妈不必担心。

宝宝对妈妈说

妈妈，不知道是不是因为我长大了的缘故，我觉得妈妈的肚子变小了，现在我的身体紧贴着妈妈的肚子，虽然可以自由地回转，但是已经没有空间让我自由活动了。我一般是头部朝下蜷曲在妈妈的肚子里，这个姿势比较舒服。现在要是遇到强烈的震动和刺激，我就会大惊失色，做出非常惊愕的表情，还会伸开双臂想要抓住什么，所以妈妈不论做什么都一定要小心翼翼的，不然会吓到我的。

现在我已经长到38～43厘米高了，体重在1500～1800克之间。皮肤已经没有先前那么皱了，不过现在的颜色还是深红的，也不怎么光滑，不过每天我都能感觉到自己在变化，是变漂亮的那种。我现在的神经系统和肺、胃、肾脏等器官都发育得接近成熟了，我很快就能和妈妈见面了，好激动呀！

二、难题解决方案

大肚子让人腰酸背痛，怎样能让准妈妈别这么累

进入怀孕中后期，准妈妈的肚子开始有明显的隆起，除了行动会有些不便外，有50%～70%的准妈妈会出现背痛的症状。造成准妈妈腰酸背痛的原因有很多：比如怀孕期间的激素变化，使关节变松；准妈妈的身体重心改变，随胎儿成长逐渐往前挪，加重腰椎、尾椎的负担，使肌肉承受太多不当的拉扯；准妈妈体内多余的水分流至骨盆部位静脉时，使得腰部神经与脊椎未能得到充足氧分等。孕期的背痛是不能完全避免的，准妈妈能做的就是尽量减少背痛的程度和频率。

起居方案

❶ 如果准妈妈的身体条件允许，可以适当做一些增强腰背肌肉的运动，减轻腰痛问题。如四肢跪下呈爬行动作，背部伸直，收紧臀部肌肉。

❷ 变换姿势时，最好能用双手支撑，减轻腰部的负荷。特别注意不要立即站起来，避免受伤。捡东西的时候尽量弯曲膝盖蹲下来而不是弯腰去捡。

❸ 不要站立太久、长时间走路或提重物。长时间需要站立或走路的准妈妈可使用托腹带。

❹ 要减轻腰部的负担，建议准妈妈在站立时，不要提太重的物品，也不要穿高跟鞋，以减轻脊柱的负担。

运动方案

适度运动可以改善肌肉的柔软度及关节的灵活性，进而加强肌肉的强度和耐力。全身整体性的运动，包括步行、游泳、慢跑等，都有助于缓解腰酸背痛。以下运动可供参考：

腰部运动：站在椅背后，手扶椅背，双脚分开与肩同宽，慢慢吸气，同时手臂用力使身体重心集中于椅背上，脚尖着地，脚跟抬高，腰部挺直，使下腹部紧靠椅背，然后慢慢吐（呼）气，手臂放松，恢复原来的姿势。每天早晚各做5～6次，可减轻腰酸背痛，还有助于顺利生产。

骨盆与背部摇摆运动：平躺仰卧，双腿弯曲，双足平放，利用足部与肩部的力量轻轻抬高臀部与背部，如此一上一下反复运动。每天5～6次，每次5个回合，可减轻怀孕时的腰酸背痛。

应急方案

当准妈妈出现急性腰痛时，可借助束腰或背架来增加腹压，从而减轻脊椎的压力，但使用时间以不超过3周为宜，以免造成腹肌和背肌无力。准妈妈也可借助冷敷或热敷来改善。一般而言，冷敷适用于急性疼痛期，有止痛及消肿的作用，一天3次，每次10分钟，直到酸痛消退；而热敷则用于慢性疼痛期，能增加受伤部位的血流，放松附近的肌肉，改善肌肉的活力，每次不宜超过20分钟，用40℃～42℃的湿毛巾或热敷袋放在酸痛部位即可。

此外，作局部按摩也是缓解疼痛的有效方法。按摩时准妈妈尽量采取坐姿，可将身子伏在桌子上 **用品推荐：** 准妈妈可以用一个厚度适中的靠垫把头和胸部保护好，尽量避免挤压到胎儿。准爸爸可按顺序进行如下操作：

按揉腰背： 用手掌掌根或拳面放在准妈妈后背脊柱两侧肌肉上，做轻快的、柔和的回旋运动，注意手要按住肌肉施加一定压力，不要在皮肤上摩擦。在一固定点按揉数十秒后将手向下移一手掌宽，再重复此操作，直至按揉到臀部以上。

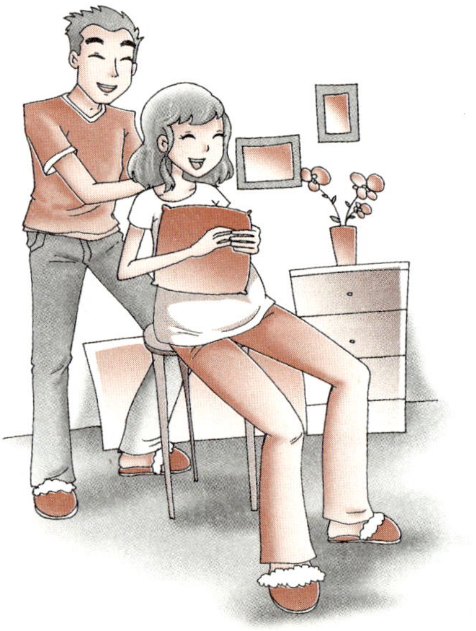
局部按摩是缓解腰酸背痛的好办法

摩擦大椎： 用手掌放在大椎穴上 反复摩擦（可左右手交替进行）20～30次。

专家提醒： 准妈妈低头时颈椎与胸椎之间最突起的脊椎下方的凹陷处即为大椎穴。

点按背俞： 将双手拇指指端放在大椎穴左右各旁开一横指的地方，用一定的力量点按并持续数秒钟，下移1厘米左右的距离再点按，如此操作直至臀部以上。如遇到疼痛敏感的部位可以适当加长按压时间，疼痛点提示可能身体有某些不适，通过点按可以部分缓解这些不适。

安享孕期一点通

有很多准妈妈认为自己感觉舒服的姿势就是最放松的姿势，其实一旦维持一个姿势超过20分钟，肌肉就会开始紧绷。提醒所有的准妈妈，无论是什么姿势，维持太久都不好，而且不正确的姿势会加剧腰酸背痛，所以对准妈妈而言，保持正确的姿势是相当重要的。

坐姿：准妈妈应选择有扶手、靠背的椅子来坐；坐时臀部和背部要紧贴椅背，臀部与背部应呈90°角，膝盖与脚跟也要呈90°角。如果需要长时间坐着，可在腰后加个小枕头帮助支撑腰椎；如果椅子太高，需要加个小脚凳避免双脚悬空。**正确坐姿：**肩、颈、头部保持直立与平衡，肩部自然放松下垂，身体靠近工作平台，上臂自然垂放在身体两侧，背部保持正常的曲度，大腿与上半身的夹角略大于90°，臀部及大腿两侧的受力相等，双脚平放于地面上。

睡姿：建议准妈妈采用左侧卧和平躺卧。左侧卧时可以在两腿间夹个枕头，肚子下面也垫个枕头；平躺卧时枕头的高度要合适，头颈部保持平直，下颌稍微内缩，膝部以下放置一个小枕头，这样可以缓解腰背部的疼痛。**用品推荐：**在床垫的选择方面，建议准妈妈选择舒适的、躺下去时凹陷不多，能使背部平贴床面的床垫。

站姿：准妈妈正确的站立姿势应是双腿平行直立，膝盖微向前弯曲，重心置于足部，肩稍往后，两臂放松。当然，准妈妈是不宜长时间站立的，如果需要长时间站立，可以在前面放一个小脚凳，让双脚轮流置于脚凳上，或将双脚前后叉开站立，重心放在后脚，隔一段时间再换脚。

孕产专家告诉你

严重的腰酸背痛可以借助药物治疗迅速地获得缓解，但是对于准妈妈而言，还是尽量避免服药、打针为好。所以，预防胜于治疗，准妈妈平时注意保持正确的姿势，多做运动，就能有效避免腰酸背痛的发生。

早产高发期如何防范早产

我国规定，妊娠满28周至36周前出生的婴儿为早产。早产儿不仅只是体重小，而且生存能力差，体温调节功能不良，呼吸功能、消化功能及免疫功能均差，所以很容易发生感染。同时还容易出现新生儿低血糖、高胆红素血症、脑损伤等。数据解读：早产约占分娩总数的5%～15%，比例相当可观，早产儿中有5%～15%死于新生儿期，是新生儿死亡的重要原因之一。早产儿增多与许多因素有关，其中包括高龄准妈妈的增加、试管婴儿的增多、环境污染的加重等。另外，准妈妈在孕期工作压力大、精神紧张等，也是重要的影响因素。

饮食营养方案

❶ 多吃鱼肉。鱼肉中丰富的Ω-3脂肪酸能延长妊娠期，防止早产，从而增加胎儿的体重。鲑鱼、鲭鱼等鱼类，含有丰富的Ω-3脂肪酸，不过，要避免食用含汞过量的鱼类。数据解读：科学家对8000名女性孕期的饮食习惯进行了研究，结果发现，经常吃鱼的准妈妈发生早产概率较小。统计数字表明，从不吃鱼的准妈妈早产率为7.1%，而每周至少吃一次鱼的准妈妈，早产率只有1.9%。

❷ 均匀摄入营养丰富的食物，多吃含蛋白质丰富的鱼、肉、蛋及豆类食品，多吃些新鲜蔬菜及水果。

❸ 饮食中注意食用一些含叶酸丰富的瘦肉、动物心及肝脏、花生、菠菜、卷心菜、橙子、香蕉、黄豆及其制品。

❹ 番茄、螃蟹、葡萄、西瓜等一些属寒属冷的食品不宜多吃，多吃有早产的危险。

❺ 不要吃过咸的食物，以免导致妊娠高血压病，从而增加早产的发生率。

起居方案

❶ 关注自己的健康。如果准妈妈患有心脏病、肾病、糖尿病、高血压等合并症，应积极配合医生治疗；有妊娠高血压综合征、双胞胎或多胎妊娠、前置胎盘、羊水过多症等情况的准妈妈，一定要遵医嘱，积极做好自己孕期的保健工作，及时发现异常，并尽早就医；准妈妈若患有生殖道感染疾病时，应该及时就医诊治。

❷ 避免劳累和外来刺激。专家提醒：孕晚期最好不要长途旅行，避免路

途颠簸劳累；不要到人多拥挤的地方去，以免碰到腹部；走路，特别是上、下台阶时，一定要注意一步一步地走稳；不要长时间持续站立或下蹲。

❸ 怀孕期间，准妈妈要注意改善生活环境，减轻劳动强度，增加休息时间。孕晚期应多卧床休息，并采取左侧卧位，减少宫腔内向宫颈口的压力。

❹ 不吸烟酗酒。烟酒不仅会导致早产，还有可能令胎儿畸形，所以准妈妈一定要远离。

❺ 在孕晚期，准妈妈必须禁止性生活。

应急方案

当准妈妈发现早产征兆时应该怎么办呢？**知识链接：**早产征兆指：准妈妈未满孕周却有“见红”，并伴有规律宫缩、持续性下腹痛、下背酸痛、阴道有温水样的东西流出等异常情况出现。以下方法可供参考：

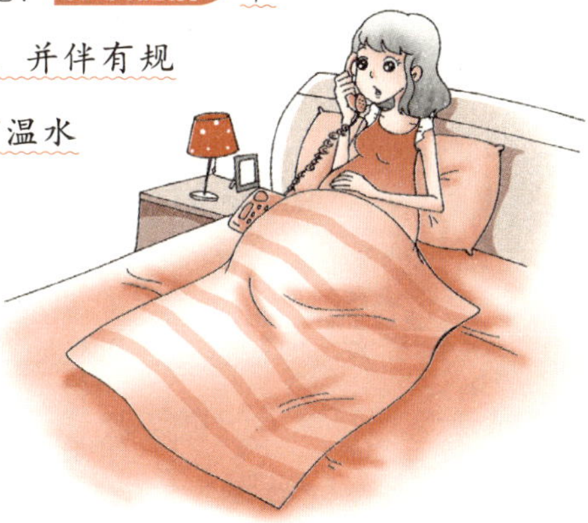

准妈妈一旦出现早产征兆，要卧床观察与休息

❶ 准妈妈一旦发现产兆，先放松心情（如深呼吸、听音乐），卧床观察与休息（最好左侧卧），补充水分，及时打电话到医院询问。

❷ 若有落红及破水现象，应立刻就医。

❸ 若使用以上方法经过半小时还无法改善的话，应立刻到附近设有“新生儿加护病房”的医院就诊（若早产儿出生后再转院，会错过急救黄金时间），以便及早提供最完善的检查，确定治疗方案及必要的处理措施，缓解早产危机。

情绪方案

研究表明，紧张、忧郁等心理因素也会引发早产或者流产，准妈妈心理压力越大，早产发生率越高。因此，准妈妈应积极通过自我调节、心理咨询及服用必要药物等方法，改善不良的心态，以预防早产的发生。

孕产专家告诉你

早产原因有多种，易发生早产的母体人群如：年龄小于18岁或大于40岁者；体重低于45千克者；身材矮于150厘米者。准妈妈吸烟或被动吸烟、酗酒、有流产史、子宫畸形、妊娠期母体感染疾病等，均易致早产。另外，准妈妈营养状态、精神创伤、孕期性生活不当等，也是导致早产的原因。总之，应从多方努力预防早产，还要积极防治孕期合并症。准妈妈应在孕前与医生密切配合，找出导致早产的危险因素，坚持孕期定期产前检查，评估是否有早产倾向，以便尽早发现问题，采取应对措施。

静脉曲张很难受，该如何预防呢

妊娠期准妈妈由于子宫增大，腹腔内压增高，可对腹腔静脉形成压迫，使静脉内压升高，阻碍下肢静脉回流。加之妊娠中晚期血量增加，活动减少，使得静脉壁变薄，易扩张，尤以下肢浅静脉变化明显。以上因素致使准妈妈在孕期出现下肢及外阴静脉曲张。轻度静脉曲张不会引起任何症状，当其加重时，会出现沉重感和疲劳感。约有1/3的准妈妈会产生严重程度不等的下肢静脉曲张或微血管扩张。那么，孕期准妈妈应该怎样作好静脉曲张的防治呢？

饮食营养方案

❶ 建议准妈妈适当吃一些新鲜菠萝。菠萝里含的菠萝蛋白酶，能够分散引起静脉曲张的血纤维蛋白，从而防止血液凝块。**专家提醒：** 准妈妈在吃菠萝的时候要注意别吃太多，特别是有孕期出血症状的准妈妈更需谨慎，因为大量菠萝蛋白酶会引发分娩。

❷ 准妈妈可以多喝一些新鲜的果汁，特别是用那些红色浆果（例如树莓、黑莓、蓝莓和覆盆子等）制作的果汁，有助于防止静脉曲张形成，因为这些浆果里含有一种会强韧静脉壁的色素。

❸ 准妈妈可以多吃一些富含维生素E的食物，因为维生素E不足会导致静脉曲张。**食物推荐：**葵花子、小麦胚芽、大豆、坚果、绿叶蔬菜、全麦、蛋黄等，均含有丰富的维生素E。

❹ 别吃精加工食品，每天至少喝8杯水。最好不要喝茶、咖啡、碳酸饮料和过多牛奶，那样不仅会加重静脉曲张，还会导致便秘，使痔疮加重。

❺ 远离酒精。饮用含有酒精的饮料和酒水，会加剧静脉曲张的程度。

起居方案

❶ 每天适度温和地运动。坚持锻炼有助于避免过量脂肪堆积、保持良好的血液循环并强韧血管。慢走、游泳都是不错的选择，但要避免过度的有氧运动，比如蹬自行车和慢跑，因为这些会增强腿部静脉的压力，使问题加重。

❷ 控制体重。如果超重，会增加身体的负担，使静脉曲张更加严重。准妈妈应使妊娠期体重的增加控制在正常范围：11.25～15.25千克。

❸ 不要穿紧身的衣服。腰带、鞋子也不可过紧，而且最好穿低跟鞋。**用品推荐：**准妈妈可以在医生指导下，穿着渐进压力式的医疗级弹性袜来减轻静脉曲张症状。

❹ 睡觉时尽量左侧卧，避免压迫到腹部下腔静脉，减少双腿静脉的压力。建议准妈妈睡觉时用枕头将脚部垫高。

❺ 尽量避免长期坐姿、站姿或双腿交叉压迫。休息的时候可将双腿抬高，帮助血液回流至心脏。

❻ 不要提重物。重物会加重身体对下肢的压力，不利于症状的缓解。

❼ 避免高温。高温易使血管扩张，加重病情。

安享孕期一点通

准妈妈选用医用弹力袜有讲究

❶ 选择合适的弹力袜。所谓合适，即穿上后感觉踝部压力最大，小腿次之，膝以上最小，并且不影响膝关节活动，坐下或下蹲时不会起褶，舒适贴身。如果穿上弹力袜后感觉整个袜子的压力基本一致，则为不合适，其弊大于利，不仅不利于改善血液循环，反而阻碍血液运输。

❷ 根据病变部位选择袜子的长短。由于妊娠期静脉曲张病变多局限于小腿及踝部，所以一般选择膝长型的袜子即可达到治疗目的，个别累及大腿静脉的准妈妈可以选择腿长型弹力袜。

❸ 注意袜子弹力和压力的大小。妊娠中晚期为预防下肢静脉曲张，应选择低压型弹力袜（预防型18毫米汞柱），治疗则用中压型（治疗型20～30毫米汞柱），不宜用高压型。

穿袜技巧

❶ 准妈妈可以将袜子反面朝外，从脚趾开始将袜子套上。

❷ 在早上起床前穿上袜子，因为准妈妈一旦起床，腿就开始肿胀了。

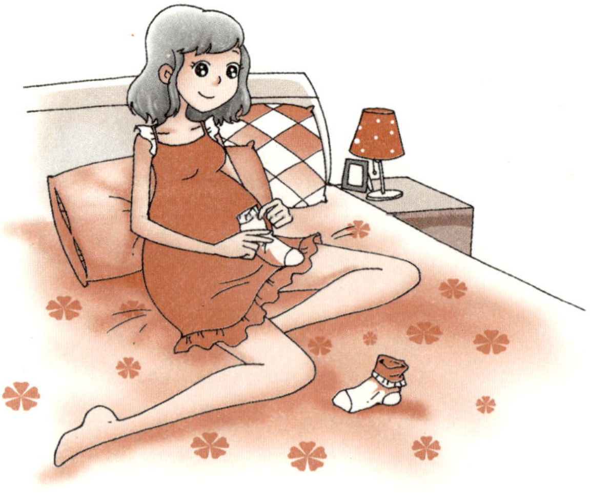

准妈妈选用医用弹力袜预防静脉曲张

孕产专家告诉你

静脉曲张会出现在准妈妈的双腿、直肠（也就是所谓的痔疮）甚至阴道口周围。在孕晚期，随着胎儿越来越大，静脉曲张通常会加重。如果准妈妈在刚开始怀孕时就超重，腹中的胎儿很大或者怀了不止一个胎儿，那么静脉曲张可能会特别严重。静脉曲张往往也会在家族中遗传，并且每多怀一次孕，就会加重一些，所以，准妈妈生产的次数越多，静脉曲张就越明显。

如果准妈妈经过休息后，症状仍没有减轻，就应该及时就医。一般情况下，静脉曲张会在分娩后自行恢复，若产后症状仍没有缓解，可采用手术治疗。

三、你应该了解的

法定产假有几天？何时开始休假比较好

《女职工劳动保护规定》第八条规定：女职工产假为90天，其中产前休假15天。难产的，增加产假15天。多胞胎生育的，每多生育一个宝宝，增加产假15天。

其实对于很多上班族的准妈妈来说，什么时候开始休产假，在一定程度上取决于准妈妈自己的意愿。准妈妈可以只工作到孕期的第36～38周，也可以一直工作到临盆。不过，如果准妈妈孕期休假的时间太长的话，那么产后照顾宝宝的休假时间相应就会变短。所以准爸爸准妈妈应该好好商量一下，充分考虑准妈妈的身体状况和工作性质，再合理地安排产假。

如果准妈妈的工作环境相对安静清洁，危险性比较小，或是长期坐在办公室工作，同时身体状况良好，那么准妈妈可以在预产期的前一周或两周回到家中，静静地等待胎儿的诞生。

如果准妈妈的工作是饭店服务人员、销售人员，或每天工作至少有4小时以上行走的，建议准妈妈在预产期的前两周半停止工作回到家中待产。

胎心率

胎心率即为胎儿心脏每分钟跳动的频率。胎儿心率受交感神经和副交感神经调节，通过信号描记瞬间的胎心变化所形成的监护图形的曲线，可以了解胎动时、宫缩时胎心的反应，以推测宫内胎儿有无缺氧现象发生。

正常妊娠从怀孕第37周开始，每周作一次胎心监护，如有合并症或并发症，可以从怀孕第28～30周开始做。胎儿正常的心率是在120～160次／分之间，若胎心率持续10分钟以上都小于120次／分或大于160次／分，表明胎心率是异常的。

目前，胎心监护仪应用已较为普及，在胎心监护时，发现胎心图形有异常，也常常用来表示胎心异常。多数情况下，胎心异常代表胎儿在宫内缺氧，胎心异常的程度越严重，常意味着胎儿缺氧也越重，但并非所有的胎心异常都是缺氧引起的。除上述情况之外，准妈妈本身的情况也影响胎心的变化，如准妈妈发烧，胎心率常常会超过160次／分，准妈妈有甲状腺功能亢进，准妈妈本身的心率很快，胎儿的心率也常常超过160次／分，如果准妈妈服用某些药物，如早产保胎时服用的舒喘宁，可引起母儿心率加快。胎心率慢可能由于胎儿缺氧引起，但有时准妈妈服用某些药物，如心得安，药物通过胎盘作用于胎儿，也可引起胎儿心率减慢。胎心率持续慢时，要注意检查了解胎儿有无先天性心脏病的可能。此外，妊娠超过40周后，由于胎儿神经系统的发育问题，胎心有时也可低于120次／分，因此在有胎心异常时，需仔细地分析情况，作出正确的判断及处理，如确实有胎儿缺氧存在，应及早分娩。

胎儿喜欢腹式呼吸法

腹式呼吸法会使人体刺激分泌微量的激素，使人心情愉快，准妈妈这种愉悦的心情也会影响胎儿，使胎儿感觉很舒服。妊娠第七个月后，胎儿的重量会超过1000克，身长约38厘米。这时，子宫内的空间对胎儿来说太狭窄了，准妈妈最好多多运用腹式呼吸法，给胎儿提供足够的新鲜空气。

腹式呼吸法正确的做法是：准妈妈背部挺直，全身放松，双手轻放在腹部，想象胎儿正居住在一个宽阔的空间里，慢慢地用鼻子吸气，直到腹部鼓起为止，吐气时慢慢地将体内的空气统统吐出去。最好请专业的医师示范，以免方法错误。在每一次练习前，准妈妈可以轻轻地告诉胎儿：宝宝，妈妈正在把新鲜的空气传送给你，你感觉到了吗？这样反复练习一定会事半功倍的。

当准妈妈学会正确的腹式呼吸法后，生产或阵痛来临时，也可以用腹式呼吸法来进行放松，可谓是一举两得。

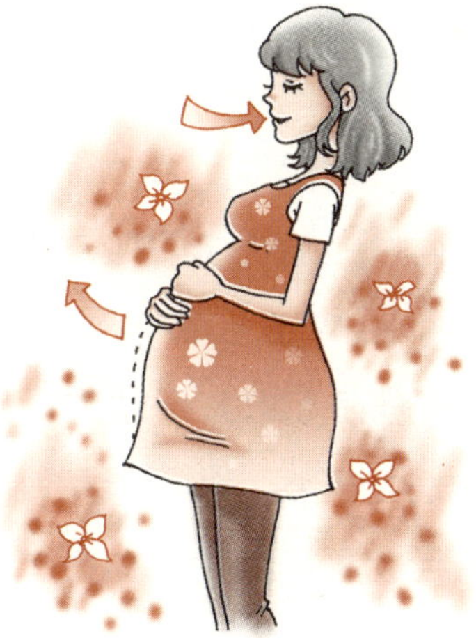

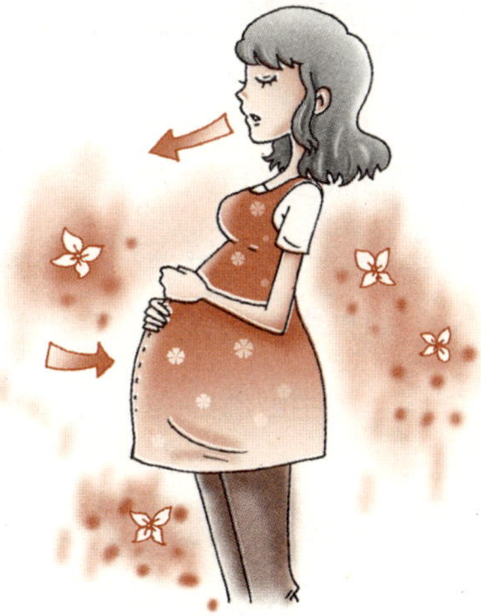

胎宝宝喜欢腹式呼吸法

导乐式分娩

“导乐”（Doula）是希腊语的译音，表示一位妇女照顾另一位妇女。导乐式分娩是指一个有爱心、有分娩经历的女性，在整个产程中给准妈妈以持续的生理、心理及感情上的科学支持。

调查发现，有98%的产妇在分娩过程中有恐惧感，100%的产妇期望在分娩时有家属陪伴。临床实践证明，陪待产有利于减轻准妈妈的焦虑，缓解紧张情绪，可使产程缩短，产后出血量减少。但进一步研究发现，由家属陪待产不能给准妈妈以持续支持，约30%的陪伴者（丈夫居多）随着产程进展，他们往往比产妇还紧张、焦虑及不安，从而加重了准妈妈的恐惧情绪，使其对分娩失去信心，从而影响产程进展。

在导乐式分娩中，准妈妈由有分娩经验的助产士陪伴，实行一对一服务，使产程在无焦虑，充满热情、关怀和鼓励的气氛中进行。有资料显示，导乐式分娩可使剖宫产率下降50%，产程缩短25%，需要催产素静脉滴注者减少40%，需用镇痛药者减少30%，产钳助产率减少40%，母儿并发症率也明显减少。

自然分娩的优与劣

自然分娩是人类繁衍过程中的一个正常生理过程，如果准妈妈孕期产前检查正常，绝大多数准妈妈是能平安顺利分娩的，而且产后准妈妈身体恢复也较快。虽然自然分娩有利有弊，但终究是利大于弊，建议身体健康状况良好的准妈妈，选用自然分娩的方式进行生产。

自然分娩的优势

❶ 分娩时腹部的阵痛可使准妈妈大脑中产生内啡肽，这是一种比吗啡作

用更强的化学物质，可给产妇带来强烈的欣快感，因为分娩在展示妊娠结出的硕果的同时，也是准妈妈一生中不可多得的“享受痛苦”的时刻。另外，准妈妈的垂体会分泌一种叫催产素的激素，这种激素不但能促进产程的进展，还能促进准妈妈产后乳汁的分泌，甚至在促进母子感情中也起到一定的作用。

❷ 临产时，随着子宫有节律的收缩，胎儿的胸廓受到节律性的收缩，这种节律性的变化，使胎儿的肺迅速产生一种叫做肺泡表面活性物质的磷脂，因此出生后的婴儿，其肺泡弹力足，容易扩张，很快建立自主呼吸。

❸ 在阴道自然分娩过程中，胎儿有一种类似于“获能”的过程。自然分娩的婴儿能从母体获得一种免疫球蛋白，出生后机体抵抗力增强，不易患传染性疾病。

❹ 在分娩时，胎儿由于受到阴道的挤压，呼吸道里的黏液和水分会被挤压出来，因此，出生后患“新生儿吸入性肺炎”、“新生儿湿肺”的概率相对减少。另外，随着分娩时胎头受压，血液运行速度变慢，相应出现血液充盈，兴奋呼吸中枢，建立正常的呼吸节律。从阴道自然分娩的胎儿，经过主动参与一系列适应性转动，其皮肤及末稍神经的敏感性增强，为日后身心协调发育打下了良好的基础。通过阴道分娩的胎儿，由于大脑受到阴道挤压而对胎儿今后的智力发育有好处。

自然分娩的劣势

❶ 自然分娩极其考验准妈妈的耐力和意志力，甚至因为精力耗尽而无法坚持。这种方式不能及时避免胎儿在宫内的一些危险，例如脐带打结、绕颈等。如果生产后护理不当，准妈妈还可发生阴道松弛、阴道裂伤或感染的情况。

❷ 自然分娩过程中，如果遇上生产不顺利，胎儿出现异常时，常会采用胎头吸引术和产钳术等医疗措施来干预。

四、营养大讲堂

孕晚期的营养原则有哪些

进入到孕晚期之后，准妈妈应结合孕晚期的营养特点，需要在孕中期饮食的基础上，进行相应的调整。具体如下：

增加蛋白质的摄入：此期是蛋白质在体内储存相对多的时期，其中胎儿存留约为170克，母体存留约为375克，这要求准妈妈膳食蛋白质供给比孕前时增加25克，应多摄入动物性食物和大豆类食物。

供给充足的必需脂肪酸：此期是胎儿大脑细胞增殖的高峰，需要提供充足的必需脂肪酸如花生四烯酸，以满足大脑发育所需，多吃海鱼可利于DHA的供给。

增加钙和铁的摄入：胎儿体内的钙一半以上是在孕后期贮存的，准妈妈应每日摄入1500毫克的钙，同时补充适量的维生素D。胎儿的肝脏在此期以每天5毫克的速度贮存铁，直至出生时达到300～400毫克的铁质，准妈妈应每天摄入铁达到28毫克，且应多摄入来自于动物性食品的血色素铁。

摄入充足的维生素：孕晚期需要充足的水溶性维生素，尤其是硫胺素，如果缺乏则容易引起呕吐、倦怠，并在分娩时子宫收缩乏力，导致产程延缓。

热能：其供给量与孕中期相同，不需要补充过多，尤其在孕晚期最后1个月，要适当限制饱和。

好孕链接

妊娠晚期准妈妈每天应摄入的食物量如下所列：

主粮（米、面）400～500克；豆类及豆制品50～100克；蛋类50～100克；奶类250克；新鲜蔬菜（绿叶蔬菜为主）500～750克；畜、禽、鱼、肉类200克；水果200克；粗粮50克；植物油40克等。

哪些食物可以让准妈妈的心情变好

准妈妈在怀孕期间经常容易心烦意乱，尤其到了孕后期，由于对临产的恐惧让准妈妈的焦虑心理越来越严重。不好的情绪和心理，无论对准妈妈还是胎儿都会产生不良的影响，所以准妈妈要学会自我调节与放松。

以下食物可以帮助准妈妈赶走坏情绪：

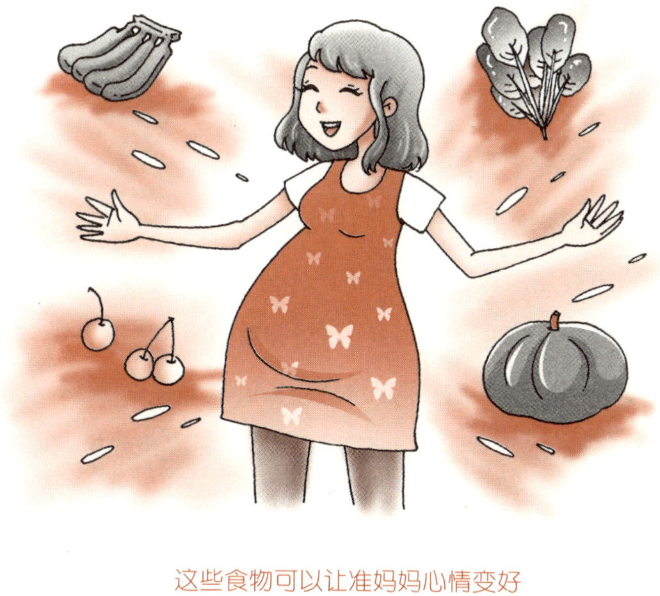

这些食物可以让准妈妈心情变好

豆类食物：大豆中富含人脑所需的优质蛋白和8种必需氨基酸，这些物质有助于增强脑血管的机能。身体运行畅通了，准妈妈心情自然就舒畅了。

香蕉：香蕉可向大脑提供重要的物质酪氨酸，使人精力充沛、注意力集中，并能提高人的创造能力。此外，香蕉中含有可使神经"坚强"的色氨酸，还能形成一种叫做"满足激素"的血清素，它能使人感受到幸福开朗，预防抑郁症的发生。

菠菜：菠菜除含有大量铁质外，更有人体所需的叶酸。人体如果缺乏叶酸会导致精神疾病，包括抑郁症和老年痴呆等。

南瓜：南瓜富含维生素B_6和铁，这两种营养素能帮助身体所储存的血糖转变成葡萄糖，葡萄糖正是脑部唯一的燃料。

樱桃：长期面对电脑的准妈妈会有头痛、肌肉酸痛等毛病，可吃樱桃改善状况。

维生素C可降低分娩危险吗

研究表明，在怀孕前和怀孕期间，未能得到足够维生素C补充的准妈妈，容易发生羊膜早破。

在怀孕期间，由于胎儿发育占用了不少营养，所以准妈妈体内的维生素C及血浆中的很多营养物质都会下降。并且水溶性维生素C在人体内存留的时间不长，未被吸收的维生素C会很快被排出体外。如果在准妈妈的饮食中加强维生素的补给，能够防止白血球中的维生素C含量下降。

实验表明，在分娩时，增量服用维生素C的准妈妈，羊膜早破率比未服用维生素C的准妈妈要低5%。因此，专家认为，增量服用维生素C有利于保持白血球中储存的营养，从而有利于防止羊膜早破。专家建议，准妈妈不仅要增量服用维生素C药丸，同时还应当多吃一些含丰富维生素C的水果和蔬菜，如橙子和西兰花等。

五、护理大讲堂

孕晚期还能进行性生活吗

进入孕晚期之后，建议准爸爸准妈妈避免性生活。

这一段时间是胎儿发育的最后关键阶段，胎儿生长迅速，子宫增大很明显，对任何外来刺激非常敏感，而且此时胎膜里的羊水量也日渐增多，张力随之加大，在性生活中稍有不慎，即可导致胎膜早破，致使羊水大量地流出，使胎儿的生活环境发生变化而活动受到限制，子宫壁紧裹于胎体，直接引起胎儿宫内缺氧，引起早产，不利于胎儿的安全。即使在胎膜破裂后勉强保胎，也有可能引起宫腔内感染，使胎儿在未出生之前就饱受了各种细菌的袭击，引起新生儿感染，轻者给婴儿后天的发育及智力带来不良影响，重者危及生命。

胎位不正怎么办

胎位是指胎儿在子宫内的位置与骨盆的关系。正常的胎位应该是胎儿的头部俯曲，枕骨在前，分娩时头部最先进入骨盆，医学上称之为“头先露”，这种胎位分娩一般比较顺利。除此以外的其他胎位，就属于胎位不正了，包括臀位、横位及复合先露等。

如果准妈妈在孕7月前发现胎位不正，则不必处理，但是在孕8月时胎儿的头部仍未向下，应予以矫正。不过准妈妈不必太过担心和焦虑，因为胎位不正是正常事，可以在医生的指导下进行以下的矫正：

膝胸卧位：准备前，准妈妈需要排空大小便，换上宽松、舒适的衣服。将小腿与头和上肢紧贴床面，在床上呈跪拜样子，胸部要贴紧床面，臀部抬高，使大腿与床面垂直，保持15分钟，然后再侧卧30分钟。每天早、晚各做一次，持续1周。患有心脏病、高血压的准妈妈忌用此方法。

桥式卧位：准备前，准妈妈仍需要排空大小便，换上宽松、舒适的衣服。先用棉被或棉垫将臀部垫高30～35厘米，准妈妈仰卧，将腰置于垫上。每天只做1次，每次10～15分钟，持续1周。

此外，准妈妈可以进行适当的运动，如散步、揉腹、转腰等轻柔的活动。

准妈妈上火该怎么办

孕期上火，不仅影响到准妈妈的情绪和健康，连带着腹中的胎儿也会遭殃。

上火的准妈妈可以多吃一些苦味食物，因为这些食物中含有生物碱、尿素类等苦味物质，具有祛热解暑、消除疲劳的作用。最佳的苦味食物首推苦瓜，不管是凉拌、炒还是煲汤，都能达到“去火”的目的。除了苦瓜，准妈妈还可以吃一些杏仁、苦菜、芥兰等。

除了多吃苦味食物，准妈妈应该多吃甘甜爽口的新鲜水果和鲜嫩蔬菜。专家指出，甘蓝菜、花椰菜和西瓜、苹果、葡萄等富含矿物质，特别是钙、镁、硅的含量高，有宁神、降火的神奇功效，因此准妈妈应多吃和常吃这些食品。

好孕链接

很多人认为喝牛奶会加重“上火”，引起烦躁，其实，喝牛奶不仅不会“上火”，还能解热毒、去肝火。中医认为牛奶性微寒，可以通过滋阴、解热毒来发挥“去火”的功效。准妈妈需要注意的是，不要把牛奶冻成冰块食用，否则很多营养成分都会被破坏。

孕期患上难言的痔疮怎么办

准妈妈怀孕以后，逐渐膨大的子宫，会慢慢影响盆腔内静脉血液的回流，使得肛门周围的静脉丛发生淤血、凸出，从而形成痔疮。所以，痔疮也可以看做是静脉曲张的一种。据统计，约有99%的准妈妈会在孕期受到痔疮的困扰。如果准妈妈在孕期得了痔疮，不用过于惊慌，一般分娩后即可消除。为了避免痔疮随着孕期而加重，建议准妈妈从以下几个方面来进行改善：

❶ 多吃富含纤维素的新鲜蔬菜，如韭菜、芹菜、油菜等，以利大便通畅。不要吃刺激性的调味品，如辣椒、胡椒、姜、蒜等。

❷ 平时注意多饮水。晨起后空腹喝一杯500毫升的淡盐水有助于排便，并且要养成每天定时排便的良好习惯。排便后，最好能用温水坐浴，以促进肛门局部血液循环。

❸ 不要久坐，尤其是不要长时间坐沙发。因为沙发质地软，久坐会加剧淤血程度，造成血液回流困难，诱发痔疮或加重痔疮。

❹ 适当增加提肛运动的频率，每天有意识地做3～5组提肛，每组30下。具体步骤：思想集中，并拢大腿，吸气时收缩肛门括约肌；呼气时放松肛门。

好孕链接

准妈妈千万不要擅自使用痔疮膏，以免不明药物对胎儿产生影响。即使需要手术治疗，也要等到生育之后再做。

怎样减轻假宫缩带来的不适

从本月开始，准妈妈可能会偶尔觉得肚子一阵阵发硬发紧，这是假宫缩，不必紧张。准妈妈可以通过以下的方法来减轻宫缩的不适：

❶ 改变一下姿势。如果准妈妈一直站立，可以稍微躺会儿；若之前一直坐着或卧着，可以起来走走。

❷ 喝1～2杯水，因为脱水可能会引起宫缩，也可以喝一杯温牛奶。

如果这些措施依旧不能改善宫缩的痛苦，准妈妈可以咨询妇产科医生。如果宫缩频繁，或者有疼痛感时，应立刻休息，必要时应及时去医院就诊。

本月准妈妈的生活细节需要注意哪些

进入本月之后准妈妈要特别注意妊娠并发症，要控制好体重，不能增长得太快。以下是本月的一些细节提醒：

❶ 每天早晨起床后，先喝一杯凉开水再吃早餐，有助于预防便秘。

❷ 每天晚上入睡前，先作5分钟的乳房按摩，疏通乳腺管，为哺乳作准备。

❸ 从本月开始，准妈妈要每2周作一次产前检查。

❹ 准备一个人体秤，经常测查体重。如果腿部浮肿在早晨起床后还未消失，应马上告诉医生。

❺ 凡O型血准妈妈都应在分娩前测定血清血型抗体浓度，如果浓度高，需服用减少或中和抗体的中药，避免胎儿出生后发生溶血或减轻溶血。

❻ 为减轻胃部胀满感，每次不要进食太多，进餐次数可增加到5次以上。

❼ 枕头不宜太高，这样易使颈部弯曲过大，不仅不利于呼吸，还容易压迫到胎儿。

❽ 只要天气允许，每天出去散散步。

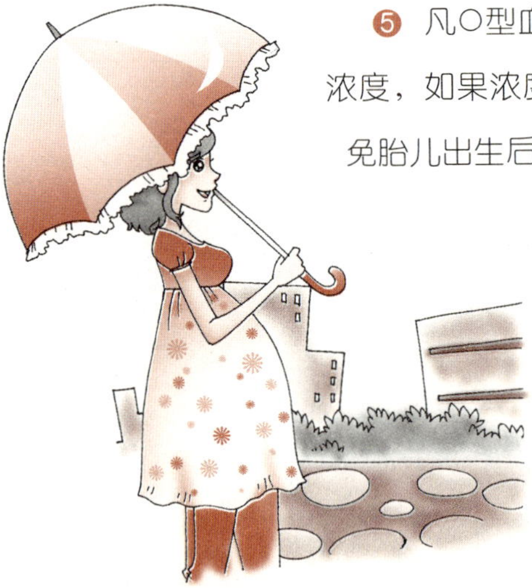
准妈妈外出时要撑上遮阳伞

⑨ 外出的时候，准妈妈尽可能避开强烈日光直晒，最好戴上遮阳帽或撑上遮阳伞，以防色素斑加重。

孕晚期阴道分泌物增多正常吗

很多准妈妈发现，进入孕晚期之后阴道的分泌物明显地增多，这是正常的现象。因为孕期激素水平增加会使分泌物增加，这也是自我保护的情况。孕晚期分泌物特别多，主要是通过润滑阴道使分娩更顺利。

不过阴道分泌物增多会使菌群结构改变，产生细菌增生的场所，容易产生炎症。准妈妈平时一定要注意清洁，一般用清水清洗阴道就可以了，不要用任何冲洗器。如果准妈妈阴道有黄绿色的分泌物，或者是豆渣一样的分泌物，或者是有臭味、有痛的感觉，就要去医院进行检查了。

六、胎教大讲堂

画画、剪纸，与胎儿一起体会“美”趣

心理学家认为，画画、剪纸不仅能提高人的审美能力，产生美的感受，还能通过笔触和线条，释放内心情感，调节心绪平衡。

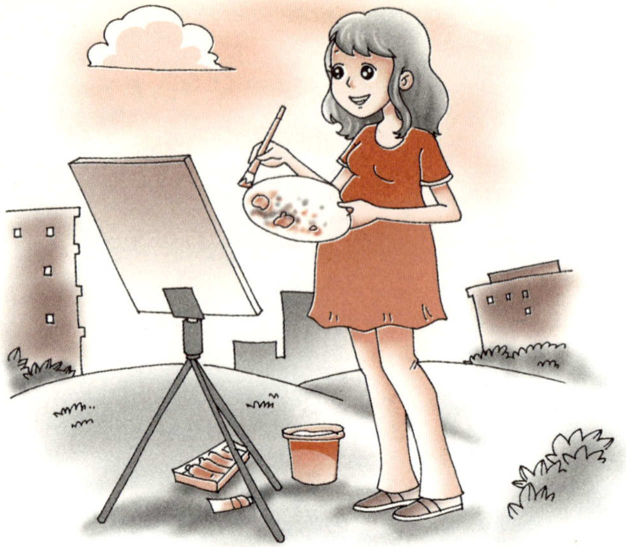

准妈妈通过画画可以释放内心情感，调节心绪平衡

画画的时候，准妈妈不要在意自己是否画得好，可以持笔临摹美术作品，也可随心所欲地涂抹，只要准妈妈感到是在从事艺术创作，感到快乐和满足，就可以画下去。画画具有和音乐治疗一样的效果，即使准妈妈不会画画，也可以在涂涂抹抹之中自得其乐。

剪纸的话，准妈妈可以先勾轮廓，而后细细地剪，剪个胖娃娃、“双喜临门”、“喜鹊登梅”、“小放牛”，或胎儿的属相，如鼠、龙、猴、兔等，不要怕麻烦，也不要说没时间，更不要说不会剪，因为问题不在于剪得好坏，而是在于准妈妈在进行艺术胎教，在向胎儿传递深深的“爱”，传递“美”的信息。

边听乐曲边跟胎儿聊天

这个月胎儿的活动已经非常有力了，听觉功能完善，对外界声音反应灵敏，所以对话、朗读、听音乐、唱歌等胎教显得越来越重要。和胎儿轻柔地谈话，给胎儿播放一些节奏明快的乐曲，亲切地抚摸和触动等，都是一些不错的胎教方法。

轻柔地谈话：8个月后的胎儿能够区别高低声音，这时，准爸爸准妈妈不妨经常跟胎儿说说话，不必考虑胎儿能否听懂，声音轻柔，胎儿即能感受到，并使胎儿产生一种安全感。胎儿熟悉后，就会对准爸爸的低音作出反应。一旦胎儿出生，就会十分自然地对准爸爸准妈妈的声音产生亲切感。

播放节奏明快的乐曲：胎儿对节奏特别敏感，很早就熟悉母体的心跳节律。有些乐曲只要是与准妈妈的心跳节律相似，胎儿听了也会随之活动。实践证明，胎儿出生后，对于这种具有明快节奏适合胎教的音乐特别喜欢，往往会停止哭闹，很快地安静下来。因此，准妈妈可以经常听一些节奏明快、流畅、抒情的音乐。

享受准妈妈亲切的抚摸与触动

这么做的目的是激发胎儿在母体中运动的积极性，感受准妈妈的爱抚。

抚摸法：自胎动起，准妈妈在休息、睡觉前，将身体平躺、放松，双手捧住胎儿，做来回抚摸状（一般10分钟左右）。从本月起准妈妈应顺时针抚摸。

轻压、慢推法：准妈妈可用手指做轻压胎儿随后放松的动作，到妊娠后期，还可采用轻缓推动胎儿的动作。一开始或许胎儿因受压、受推不太习惯，一旦胎儿熟悉了准妈妈的手法后，就会接受这种爱抚，主动地配合运动。这时，如果再加上准妈妈轻柔的说话声，效果会更好。在这个过程中，准妈妈的动作要轻缓适度，时间不能过长，一般不超过10分钟。

PART 10

9月方案：
最后的“冲刺”关头

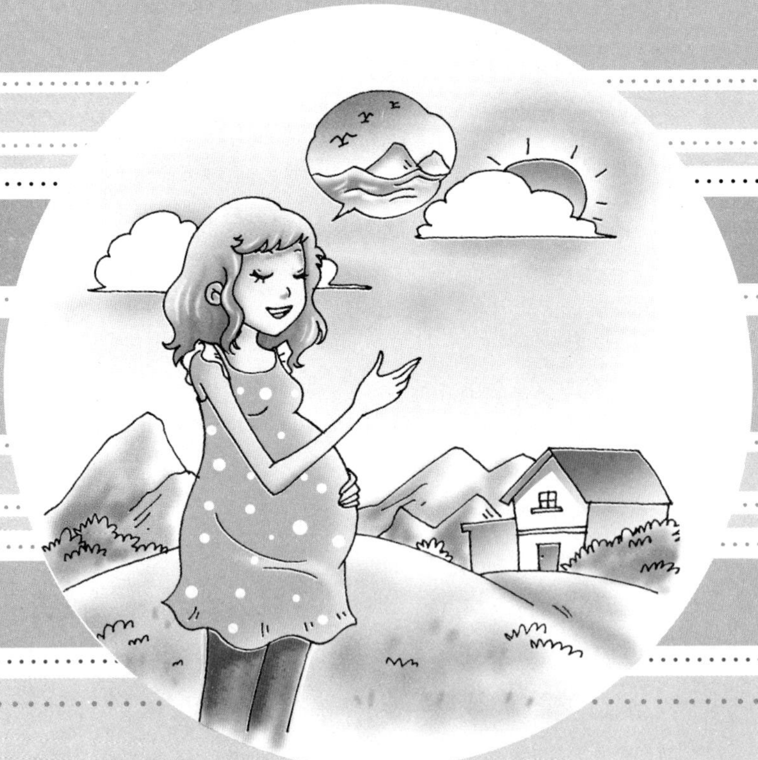

一、生理变化

准妈妈身体变化

本月应该是准妈妈怀孕最烦恼的一个月了，此期子宫底高度为32～38厘米，已经上升到心口窝，准妈妈的胃部由于受到挤压，消化液分泌得很少，心脏和双肺也受到挤压，而且血容量达到了孕期的最高峰，所以准妈妈的心脏负荷加大，心跳和呼吸增快，反胃胸闷感强烈，基本上没有食欲。同时，宝宝的头部开始逐渐下降进入盆腔，挤压膀胱，准妈妈尿频的次数更加频繁。

准妈妈的身体日趋笨重，到这个月末，体重会比孕前增加8～13千克。行动起来很不灵活，一不留神就会引起腰部外伤，很容易使腰椎间盘突出。由于非常容易疲倦，所以这个月准妈妈一定要注意休息，饮食上应少量多次，严禁性生活，避免早产和感染。

此期，准妈妈要坚持每两周作一次孕期检查，从36周开始每周检查一次，如果有异常，更应及时检查，并要提前作好分娩的准备。

宝宝对妈妈说

妈妈，我现在变漂亮啦！那些讨厌的皱纹越来越少了，身体也比以前圆润了许多，皮肤还有光泽了呢。脸上和肚子上的毛毛都不见了，不知道它们跑到哪里去了，不过我的肩膀和背部还有一些。

现在我的指甲已经长到指尖了，等我出去的时候就能用我的小手挠爸爸和妈妈了。而且我的内脏已经完全形成了，肺和肠胃的功能也越来越发达，所以我现在已经是一个很强壮的小宝宝了。有的时候我的动作会有些激烈，一不小心就把妈妈的肚子给顶起来了，有没有吓到妈妈呀？宝宝可不是故意的哦。

到这个月末，我就能长到45～48厘米高了，重量在2500克左右。如果我现在就出来和妈妈见面的话，已经有生存能力了，不过需要精心的养护，所以我还要和妈妈一样，再耐心地等待一段时间。一想到很快就能见到爸爸妈妈，我会兴奋得睡不着觉呢！妈妈是不是和宝宝一样呀？

二、难题解决方案

侧切是顺产准妈妈必挨的一刀吗？可以避免吗

据有关报道指出：国内女性生产时，经历会阴切开术的比率将近七成，初产妇遭切开会阴的比率近乎九成。**名词解释：**会阴指的是阴道与肛门之间的软组织，当胎儿的头快露出阴道口时，在准妈妈会阴附近施与局部麻醉，然后用剪刀剪开会阴，使产道口变宽，以利于胎儿的产出，这就是所谓的会阴侧切。国内之所以有这么高的手术率，除了跟准妈妈的身体结构（骨盆腔小、外阴较紧等）有关外，与孕期的饮食和运动也有着密不可分的关系。

究竟生产时会阴该不该切，一直是备受争议的问题，医生决定采用侧切，很大一部分理由就是为了避免准妈妈的会阴撕裂。其实只要准妈妈的产程很顺利，即使不剪会阴，撕裂的伤口也不会很大时，是可以避免侧切的。

饮食方案

建议准妈妈在怀孕8～9个月少吃淀粉类食物，并增加蛋白质的摄取，这样可以减少体重增加的速度，也可避免胎儿生长过大。

起居方案

孕期准妈妈要加强锻炼，多散步、爬楼梯和练习拉梅兹呼吸法等，都可以加强肌力，帮助准妈妈生产。每天进行会阴的按摩和锻炼，可以增加肌肉组织的柔韧性和弹性。

会阴按摩

修剪指甲，然后将手洗净，坐在一个温暖舒适的地方，把腿伸展开，呈一个半坐着的分娩姿势。把一面镜子放在会阴的前面，面朝会阴部。这样准妈妈就可以清楚地看见会阴周围肌肉组织的情况了。

准妈妈可以选择一些按摩油，例如纯的菜子油，或者水溶性的润滑剂，用拇指和食指把按摩油涂在会阴周围，把拇指尽量深地插入阴道，伸展双腿，朝直肠的方向按压会阴组织。轻柔地继续伸展会阴口，直到觉得有些轻微的烧灼或刺痛的感觉为止。保持这种伸展，直到刺痛的感觉平息，然后继续前后地轻柔按摩阴道。按摩当中，在阴道里勾起拇指，并且缓慢地向前拉伸阴道组织，分娩时胎儿的头也会这样出来。最后，前后轻柔按摩拇指和食指之间的肌肉组织大约1分钟。**专家提醒：**过于用力会引起会阴部敏感的肌肤出现淤伤和刺痛，并且在按摩期间不要用力按压尿道，因为这样会导致感染和发炎。

锻炼括约肌

绷紧阴道和肛门的肌肉，准妈妈每天可以做200次，每次8～10秒。也可以试着在小便的时候收缩肌肉，停一下。

括约肌的锻炼有更多的好处：当准妈妈打喷嚏或是咳嗽的时候，可以帮助准妈妈不再漏尿。

孕产专家告诉你

一般以下几种情况需要进行会阴侧切：

❶ 35岁以上的高龄产妇，或者合并有心脏病、妊娠高血压综合征等高危妊娠，为了减少准妈妈的体力消耗，缩短产程，减少分娩对母婴的威胁，当胎头下降到会阴部时，一般会进行侧切。

❷ 会阴弹性差、阴道口狭小或会阴部有炎症、水肿等情况，胎儿娩出时可能会发生会阴部严重撕裂。

❸ 胎儿较大，胎头位置不正。

❹ 子宫口已开全，胎头较低，但是胎儿有明显的缺氧现象，胎儿的心率发生异常变化，或心跳节律不匀，并且羊水混浊或混有胎便。

❺ 借助产钳助产时。

宝宝就要出生了，该准备些什么呢

宝宝马上就要到来了，对于准爸爸准妈妈来说，内心充满着激动和幸福。10个月的日夜盼望和呵护，马上就要变成现实了。不过在高兴的同时，也要为宝宝的到来作好充分的准备。很多准爸爸准妈妈在给宝宝准备用品的时候显得有些手忙脚乱：小衣服要买多少？除了衣服、被褥，还要准备点什么？妇婴专卖店里那些设计周到、用途多多的新品到底有没有必要买？宝宝的房间怎样布置？一系列的问题令准爸爸准妈妈头疼不已，下面就让我们一起来看看，到底要为宝宝准备些什么吧。

宝宝用品选购方案

❶ 吃。带奶嘴的奶瓶2～5个，喂水、喂药、喂奶（母乳不足时）时用；奶瓶刷子1～3把；小勺子2～3个；喂奶巾2～3条，柔软的棉织物不易伤着小宝宝的脸蛋；小围嘴2～5条，以便吃奶喝水时不弄脏和弄湿衣服；奶粉1包，以备母乳不足时之需。

❷ 穿。小宝宝皮肤嫩，衣服最好全部选用柔软的全棉制品，可以水洗，不脱色。贴身衣服2～5套，和尚袍、连体服，最好不要腰上有松紧带的；保暖衣服2～3套；外出服2～3件（冬天需棉服2套）；护脐带1～2条；手套脚套1～3套；帽子1～2顶；抱毯1～2件；袜子3～5双。另外要提醒的是，很多医院会提供新生儿的衣服、被褥、小帽子等，准爸爸准妈妈最好事先问清楚，不要买重了。

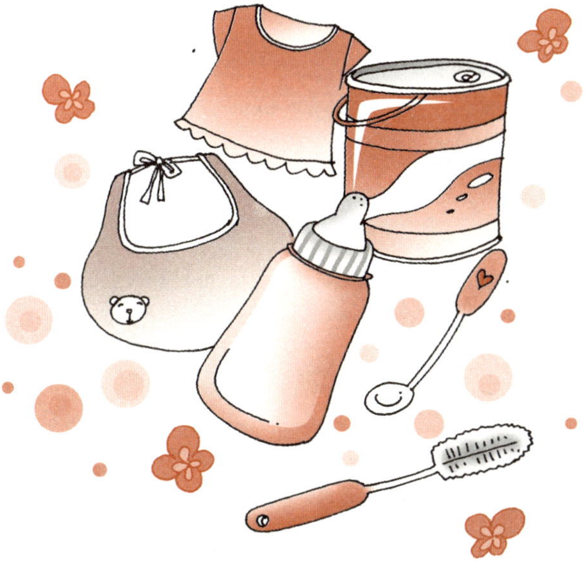

准妈妈要为宝宝准备用品了

❸ 睡。童床1张，最好选用无毒无味的；睡袋1个；小棉被1套；蚕沙枕头1个。**知识链接：**科学研究证明，让小宝宝单独睡觉利大于弊，小宝宝不用从

爸爸妈妈鼻子底下抢氧气，爸爸妈妈睡觉也不用担心压着小宝宝，可以从小培养孩子的独立性。

④ 洗。小脸盆2～3个，胎儿洗脸、洗屁股，甚至洗尿布，都应有个专用盆，不要混用；小毛巾2～5条，平时擦洗时用；浴盆1个；浴巾1～3条；浴架1个；按摩油1瓶；婴儿沐浴露1瓶；婴儿洗发水1瓶；婴儿护肤霜1瓶；医用消毒酒精1瓶，为肚脐眼消毒。

⑤ 用。纸尿裤1～2包；湿纸巾1包；爽身粉1盒；可换洗的尿布1包；大的隔尿垫2～4张；奶瓶消毒锅1个；指甲刀1把；体温计1个；室温计1个。

数据解读： 妈妈和婴儿的房间温度最好保持在22℃～24℃；婴儿洗澡时的室温最好保持在26℃～28℃。

婴儿房的布置方案

在布置婴儿房的时候准爸爸准妈妈要注意以下几点：

① 居室环境。婴儿居室应选择向阳、通风、清洁、安静的房间。新生儿体温调节中枢尚未发育成熟，体温变化易受外界环境的影响，故选择能使新生儿保持正常体温，又耗氧代谢最低的环境很重要。

② 颜色。应以红、黄、蓝三色为基本色调，再补充其他颜色加以调节。最好备用两幅颜色不同的窗帘，一幅暖色的，在婴儿需要休息时使用，一幅冷色的，在婴儿活动时使用。

③ 灯光。建议除一般的日光灯外，再安一些五颜六色的低强度彩灯，每天在婴儿情绪较好的时候打开彩灯，让婴儿感受一下光和色彩的变化。避免强烈的阳光直射婴儿的眼睛，夜里喂婴儿奶或有其他事情起来，不要打开光线过分强烈的电灯，最好备用一个光线较弱的暖色灯泡。

④ 保证室内适宜的湿度。过于干燥的空气使婴儿呼吸道黏膜变干，抵抗力低下，宜发生上呼吸道感染，故需注意保持室内一定湿度，湿度在50%～60%左右为佳。**家居能手：** 使用加湿器效果最好，另外冬季时可以在暖气片上放些干净的湿布，夏季时地面上洒些清水。

安享孕期一点通

没有经验的准爸爸准妈妈在给宝宝准备用品时，最好事先列出一张清单。考虑到宝宝的成长速度，因而在购买物品时，一定要考虑到弹性、安全性和实用性。建议准爸爸准妈妈带着购物清单出门，按照清单一样一样挑选，千万不要只听售货员的甜言蜜语，而忘了自己本来的计划，买了一堆不实用的东西，造成浪费，必要时准爸爸准妈妈可以相互监督。

三、你应该了解的

胎盘老化

准妈妈经常看到B超报告单上写着胎盘Ⅰ级、Ⅱ级，甚至Ⅲ级的字样。事实上，这些都代表了胎盘的发育成熟度，Ⅰ级为胎盘成熟的早期阶段，Ⅱ级表示胎盘接近成熟，Ⅲ级则提示胎盘已经成熟。正常情况下，越接近足月，胎盘越成熟，而胎盘功能则随着胎儿的成熟逐渐下降。

通常，多数准妈妈将近足月时，胎盘成熟度应在Ⅱ、Ⅲ级，这很正常。但是，如果妊娠20周左右，胎盘成熟度就达到了Ⅱ级，或妊娠35周左右，胎盘成熟度达到Ⅲ级，就表明胎盘功能减退了。由于胎盘从母体输向胎儿氧气及营养物质能力的下降，可能引起胎儿宫内缺氧，不仅影响胎儿的生长发育，甚至有生命危险。衡量一个胎盘功能是否减退，也就是“胎盘老化”，主要看胎盘的发育成熟度是否超过了妊娠月份。

为什么会出现胎盘老化呢？多数是过期妊娠，或准妈妈存在妊娠合并症，如妊娠高血压、糖尿病等，都会导致胎盘血液供应减少，加速胎盘老化。通常，超过预产期2周，也就是妊娠超过42周，就是过期妊娠了，其原因不明。但是，这类准妈妈迟迟不见宫缩，很容易因胎盘功能减退导致胎儿宫内缺氧。因此，建议这类准妈妈要密切测胎心、查羊水，必要时用药催产，以免胎死宫内。此外，特别要提醒的就是有高血压、糖尿病、肾病等妊娠合并症者的准妈妈，一定要定期检查，及早治疗，以防加速胎盘老化。患有这些妊娠合并症的准妈妈，胎盘血管容易狭窄、痉挛，胎儿可能慢性缺氧，不仅发育得小，还有流产、死胎危险，甚至会威胁准妈妈的生命。

那么，怎样才能确诊胎盘老化呢？除了作B超检查看胎盘钙化点以外，还要看羊水多少，彩超看脐动脉血流速度是否正常，胎心监测，尿检查雌三醇和肌酐比值，查阴道壁上脱落细胞等，都能反映胎盘状况，需要综合考量后才能确诊。

如果胎盘功能确实老化了，就可能造成胎儿宫内缺氧，对于妊娠28周以上的准妈妈，必要时可提前分娩。妊娠合并症易致胎盘老化，定期围保、及早治疗很重要。

脐带血

胎儿的脐带血里含有丰富的高质量造血干细胞，可用来治疗恶性血液病、心血管疾病、神经损伤、角膜损伤和多种肿瘤。如果在胎儿出生时将脐带血保存下来，一旦需要则可随用随取，并与本人配型完全相合，等于为胎儿买了一份最安全的保险。

资料表明，脐带血造血干细胞可长期保存，至少不会低于一个正常人的寿命。所有身体健康、产前常规检查正常、无传染性疾病、无家族遗传病史的准妈妈，都可以进行脐带血干细胞的储存。脐带血的采集过程非常简单，只需几分钟，无须麻醉，并无痛、无副作用，在大多数妇产医院或产科皆可完成。

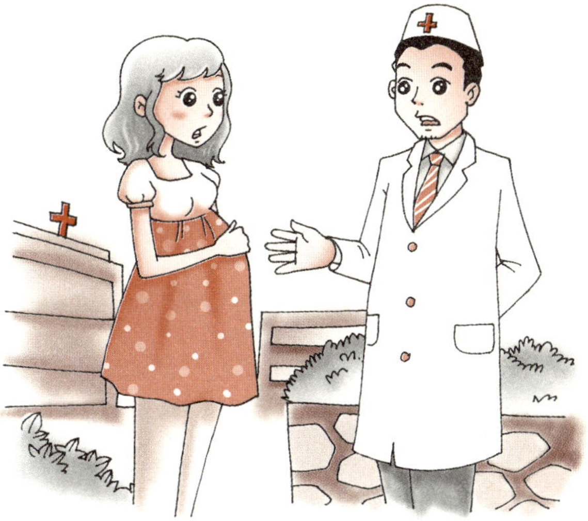
准妈妈可就保存脐带血的具体事宜向医生咨询

如果准妈妈想保存胎儿的脐带血，最好在孕28周左右与脐带血库进行联络，并签署一份《脐带血干细胞储存合同书》。具体事宜可向脐血库的医生详细咨询。如果由于种种原因未能提前签署合同，在分娩前与脐带血库工作人员联系也能进行采集。

采集脐带血大约需5000元人民币，今后每年的储存费用为500元左右，同时还可免费获得一份由中国人寿保险公司承保的“脐带血干细胞储存医疗保险”，保额30万元。

从准妈妈的骨盆看生产难易度

骨盆是准妈妈进行自然生产的一个重要因素之一。骨盆由两侧前方的无名骨（肠骨、坐骨及耻骨围绕而成）、荐骨及尾骨连接成一个信道，也就是通常所说的“产道”。

评估骨盆之产容量时，最重要的量度有：入口的产科直径、坐骨棘之间的距离、耻骨下角与二结节间之距离、三平面（入口、中间及出口）之后矢径、荐椎之屈度和长度。这些客观评估的尺度，必须借助放射线骨盆摄影才能测知。但是放射线的照射，可能会增加将来胎儿得血癌的概率，所以使用并不广泛。

由于准妈妈的骨盆及每一骨盆之平面的变化极大，要将骨盆做硬性的分类实不可能。为了实际上的需要，依照骨盆入口的形态，可将骨盆分为：

女式，即圆形或横卵圆形。

男式，即心脏形或楔形。

扁平式，即横卵圆形，但前后径很短。

类人猿式，即长前后卵形。

这四类的骨盆对分娩的影响，以“女式”及“类人猿式”较有利于生产。“男式”及“扁平式”不利于阴道式生产。当然，骨盆的形态无法由肉眼透视，屁股大比较会生小孩的说法，并不科学。

不要忽视准爸爸的产前焦虑

很多准妈妈在怀孕的过程中，会产生强烈的恐惧感、孤独感，也就是所谓的“产前焦虑症”。不过这种病可不是准妈妈的专利，准爸爸也有可能会患上产前焦虑症。情况严重的准爸爸还有可能会出现恶心、想吐等心理不适。这主要是由于准爸爸是家庭的支柱，他们面临的压力更大。但是焦虑是负面的情绪，很有可能会影响到准妈妈的情绪，胎儿也会连带着受到影响，所以准爸爸一定要克服焦虑的情绪，自信地完成角色的转变。

以下缓解焦虑的办法，可供准爸爸参考：

❶ 不要把宝宝的到来只看成是一种责任和压力，应该是一种乐趣。用平和的心态去对待即将出生的宝宝，尽量不要设计很多高标准的期待，这样压力自然就变小了。

❷ 强壮体魄，有利于增强自信心，克服焦虑。不要熬夜，经常陪准妈妈散步和做运动，没多久，准爸爸就会发现自己的精力更加充沛了。

❸ 如果对于准妈妈生产过于担心，可以抽出半天时间去医院实地查看一下。那样准爸爸就会发现之前所担心的场景，其实在准妈妈生产时都很少出现。

❹ 把去医院的路线事先走一遍，最好是写在纸上放在钱包里。那样在紧

急情况下准爸爸就不会太过紧张，即使是一时忘记了路线，也能及时地从钱包里找出。

❺ 控制情绪，这对于应对焦虑很重要。当准爸爸感觉到担心焦虑渐渐地袭来时，一定要想办法让自己更舒服些，比如适当地休息、充足地睡眠、适量地运动，以及均衡地饮食等。不要让这种负面情绪不断加重。

❻ 建立适合自己的支持系统。每个人都需要帮助，应该学会利用周围资源的力量。准爸爸可以想想在宝宝到来的日子里到底需要什么帮助，需要什么人帮助。从现在开始建立一个支持系统，可以包括父母、兄弟姐妹、朋友、医生等。

❼ 多看看孕产专业的书籍，了解相关知识。

❽ 学会倾诉，不要把自己的情绪藏起来。准爸爸如果把自己的情绪藏起来，使它没有及时地宣泄出来，积累到一定程度以后，反而更不容易得到缓解。准爸爸可以向自己的亲戚朋友倾诉自己的担心，这并不是没有面子，而是以更好的心态去做个称职的准爸爸。

四、营养大讲堂

准妈妈多吃水果也有危害吗

水果虽然香甜可口，营养丰富，食用方便，但是，大部分水果的铁、钙含量都较少，如果准妈妈长期拿水果当正餐吃，容易患上贫血。

近年来临床发现，准妈妈过量食用水果，除容易引发高脂血症外，还有导致妊娠期糖尿病上升的趋势。妊娠期糖尿病是指一些准妈妈糖代谢异常，导致血糖升高，通常在产后两个月内恢复正常。它的发病原因多数是因为饮食不当，过量吃水果是最大诱因。妊娠糖尿病如不及时控制，首先影响准妈妈健康，部分妊娠糖尿病患者在5～10年后可转变成Ⅱ型糖尿病，还容易引发孕期感染、流产、早产、死产及羊水过多；其次对孩子生长发育有严重危害，血糖高的准妈妈容易使胎儿巨大，导致分娩困难，增加难产、产后出血发生的概率。

一般水果含丰富的碳水化合物、水分、纤维素以及少量的蛋白质、脂肪、维生素A、维生素B和矿物质，但是，粗纤维素含量及其特殊营养成分不如根茎绿叶类蔬菜，并缺少维生素B_{12}，所含的氨基酸也不全面。长期依赖水果作为唯一的营养来源会产生不少弊病，如贫血等，对准妈妈来说尤为突出。营养专家建议，要吃各种不同种类的食物，以摄取不同的营养素，才能达到营养的均衡。准妈妈更不能把水果作为主食，应该遵循时令多样化地选择鲜品。水果每餐1～3个，蔬菜日摄人量400克，其中绿叶蔬菜应占1/2。

怀孕期间为什么要少吃马铃薯

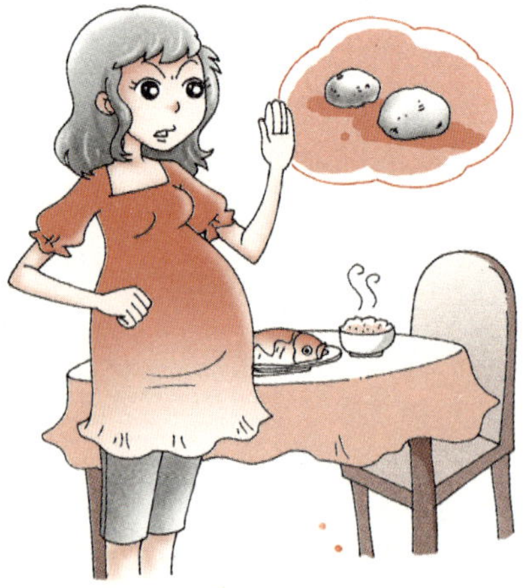

准妈妈要禁食发了芽的马铃薯

马铃薯的蛋白质中含有18种人体所需的氨基酸，是一种优质的蛋白质。其中所含的黏体蛋白质能预防心血管类疾病，马铃薯中维生素B_1的含量也居常食蔬菜之冠。所以马铃薯是世界上公认的营养丰富的食物。

然而，食人发芽、腐烂了的马铃薯却可导致人体中毒，因为马铃薯中含有一种叫龙葵素的毒素，而且龙葵素较集中地分布在发芽、变绿和溃烂的部分。有研究测定，每千克马铃薯嫩芽中龙葵素的含量可高达5200毫克，高出马铃薯块60～65倍。

龙葵素被吸收进入血液后有溶血作用，还可麻痹运动、呼吸中枢，刺激胃黏膜，最终可因呼吸中枢麻痹而死亡。此外，龙葵素的结构与人类的甾体激素如雄性激素、雌性激素、孕激素等性激素相类似。准妈妈若长期大量食用含生物碱较高的马铃薯，蓄积体内会产生致畸效应。据推算，有一定遗传倾向并对生物碱敏感的准妈妈，食人44.2～252克马铃薯，即可能生出畸形儿。而且马铃薯中的生物碱并不能因常规的水浸、蒸、煮等烹调而减少。所以，准妈妈还是少吃马铃薯为好。

好孕链接

有的准妈妈喜欢吃市场上出售的薯片，虽然它们经过高温处理，龙葵素的含量会相应减少，但是它们却含有较高的油脂和盐分，多吃除了会引起肥胖，还会诱发妊娠高血压综合征，增加妊娠风险，所以也不能贪吃。

准妈妈常服维生素容易生下畸形儿吗

许多准妈妈认为维生素吃得越多，对胎儿越有好处，其实不然。一般身体条件健康的准妈妈，并不需要特别摄入这些维生素。

如果准妈妈觉得自己有挑食、胃口不好等问题，担心会影响到胎儿，可以在医院作微量元素检查，医生会根据准妈妈身体需要适量补充维生素。准妈妈切勿盲目地补充，那样只会弄巧成拙，比如，镁过量可能影响胎儿肌肉的正常发育，如果有怀孕计划，需要在孕前3个月至孕后3个月补充，它可促进神经管发育，减少神经畸形发生；而维生素K可通过促进肝脏合成凝血酶而加速凝血过程，发挥止血作用，但当准妈妈食用维生素K（特别是维生素K_3、维生素K_4）过量后，可引起新生儿黄疸、新生儿高胆红素血症、新生儿出血和溶血性贫血；维生素A可维持皮肤、黏膜等上皮细胞的完整性，促进机体的生长发育，但准妈妈过量摄人，会对发育期胎儿四肢和骨骼的生长造成长期损害，出现畸形，如兔唇、脑积水和严重心脏缺陷等。

虽然准妈妈应比一般人多服用些维生素来保证母体和胎儿的需要，但不能没有限制地大量摄人，更不能以药代食。

五、护理大讲堂

即将临产，准妈妈要作哪些准备

准妈妈的产期眼看着就要临近了，都需要作哪些准备呢？让我们一起来看看吧：

安排好住院事宜：为了防止医院妇产科的床位紧张，准妈妈必须要提前安排好住院事宜，那样才能有备无患。

确定好去医院分娩的路线和交通工具：分娩的时间很难预测，必须准备一个万全之策，准爸爸准妈妈一定要设计好去医院的几种方案，以便在紧要关头准妈妈能顺利平安地抵达医院。

按时作产检：一般到了孕晚期，体检的次数会变得频繁，准妈妈一定要坚持按时去体检，关注每一次检查的结果，以便及时发现异常，及时解决。

准备好待产包：准妈妈要把之前准备好的物品装包，放在随取随用的地方，方便入院后取用。

准妈妈要经常按摩身体：按摩可以刺激身体皮肤内的神经末梢，增进血液循环，缓解肌肉疲劳。对于做不到的地方可以请准爸爸帮忙。

学习分娩知识：准妈妈要多阅读孕产相关图书或参加产前培训班，全面客观地了解分娩，保持轻松和自信的状态，迎接宝宝的降生。

随身携带通信工具：孕晚期准妈妈不要单独一个人外出，如果一定要单独外出，手机一定要随身携带，以防有紧急情况出现的时候方便与家人取得联系。

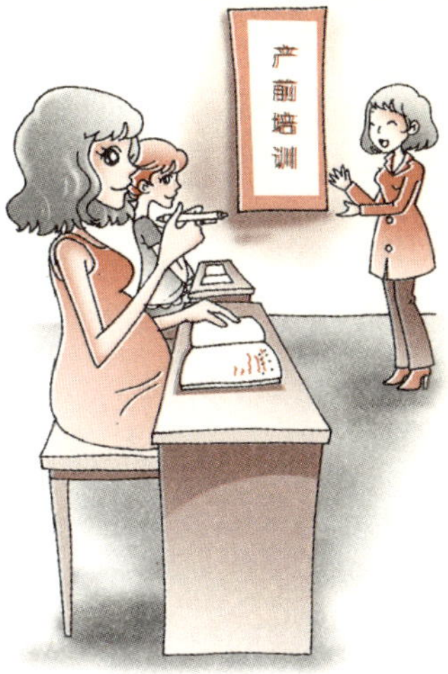

准妈妈可参加产前培训班，学习分娩知识

准妈妈的待产包里需要放哪些东西

准妈妈的待产包需要提前作好准备，那样无论什么时候宝宝要来了，都可以立刻拎起包包去医院。待产包里具体都要放哪些东西呢？

现金：办住院手续时需要用的钱款。

证件：准爸爸和准妈妈的身份证、户口本，准妈妈的保健手册、病历本等。

卫生巾：日用、夜用多准备几包，要勤更换。

衣物：2～3套睡衣，方便更换；拖鞋1双；舒适的帽子1顶；防止乳汁渗漏乳垫2副；哺乳胸罩2个；一次性纸内裤1包。

洗漱用品：牙刷、牙膏、毛巾、脸盆等。毛巾至少3条，洗脸、擦身、洗下身各1条；脸盆至少2个，洗脸、擦身各一个。

日用品：饮水杯、饭盒等。

食物：待产有时是漫长的，要准备些食物补充能量，可准备巧克力、果汁（配上弯曲的吸管，可以方便喝水）。

宝宝用品：小衣服，小被子，小毛巾，纸尿裤，湿纸巾。

哺乳用品：吸奶器，奶瓶，奶粉，奶嘴，奶瓶消毒锅、消毒钳，宝宝专用电暖水壶。

胎头什么时间开始入盆，会有什么感觉

一般情况下，在本月的第一周或者是第二周，胎儿的头部就能入盆了。不过，胎儿的入盆时间因人而异，晚的可能会在37～38周入盆，还有的可能直到开始生产前都不会入盆。不过即使胎儿早早入盆，也不意味着准妈妈就会提前生产。

胎头入盆的时候，由于胎头下降，压迫到了膀胱，准妈妈会觉得尿意频繁，还会感到骨盆和耻骨联合处酸痛不适，不规则宫缩的次数也在增多。这些都表明胎儿在逐渐下降。

好孕链接

如果准妈妈的体格很棒，腹部肌肉的弹性非常好，建议准妈妈放松肚子上的肌肉，并尽量让腹部向前挺，减轻胎儿入盆的困难；如果准妈妈是长时间坐着的办公族，建议准妈妈不管什么时候，只要是坐下，就一定注意向前倾斜着就坐，让膝盖低于臀部，这会有助于胎儿的背部转向妈妈的前面并向下移动。

产前心理焦虑有哪些危害，怎样减轻

据调查显示，约有98%的准妈妈在妊娠晚期会产生焦虑心理，有些准妈妈善于调节自己的情绪，会使焦虑心理减轻，有些准妈妈不善于调节，心理焦虑会越来越重。造成这种心理问题的原因有很多，比如没有生产经验、害怕疼

痛、担心胎儿畸形、身体不适等，这些因素都会使准妈妈产生焦虑的心理。

准妈妈产前焦虑会对自身及胎儿造成直接的影响：

❶ 产前严重焦虑的准妈妈剖宫产及阴道助产率比正常准妈妈高一倍。

❷ 严重焦虑的准妈妈常伴有恶性妊娠呕吐，并可导致早产、流产的情况。

❸ 准妈妈的心理状态会直接影响到分娩过程和胎儿状况，比如易造成产程延长、新生儿窒息、产后易发生围产期并发症等。

❹ 焦虑会使准妈妈肾上腺素分泌增加，导致代谢性酸中毒引起胎儿宫内缺氧。

❺ 焦虑还可引起植物性神经紊乱，导致产时宫缩无力造成难产。由于焦虑，得不到充分的休息和营养，准妈妈生产时会造成滞产。

减轻产前焦虑

❶ 纠正对生产的不正确认识。生育能力是准妈妈与生俱来的能力，生产也是正常的生理现象，绝大多数准妈妈都能顺利自然地完成，如存在一些胎位不正、骨盆狭窄等问题，现代的医疗技术也能顺利地采取剖宫产的方式将胎儿取出，最大限度地保证母婴安全。

❷ 准妈妈应学习有关知识，增加对自身的了解，增强生育健康胎儿的自信心。

❸ 有产前并发症的准妈妈应积极治疗并发症，与医生保持密切关系，遇到问题及时请教，保持良好情绪。

❹ 临产前做一些有利健康的活动，如编织、绘画、唱歌、散步等，不要闭门在家，整日躺在床上胡思乱想。

❺ 多和其他准妈妈们交流，讨教经验。

孕晚期为何总感觉心慌气短

进入到本月之后，很多准妈妈都会有这样的感觉：平时不觉得怎么样累的动作，现在做了就会扑通扑通地心跳，大口喘粗气，即所谓的心慌气短。这是由于在妊娠过程中，为了适应胎儿的生长发育，准妈妈的循环系统发生了一系列变化所致。

妊娠晚期，准妈妈全身的血容量比未孕时增加40%～50%，心率每分钟增加10～15次，心脏的排出量增加了25%～30%，也就是说心脏的工作量比未孕时明显加大。另外，妊娠晚期由于子宫体增大，使膈肌上升推挤心脏向左上方移位，再加上准妈妈体重的增加，新陈代谢的旺盛，更加重了心脏的负担，机体必须增加心率及心搏量来完成超额的工作。通过加深加快呼吸来增加肺的通气量，以获取更多的氧气和排出更多的二氧化碳。正常的心脏有一定的储备力，可以胜任所增加的负担。

因此，准妈妈一旦发生心慌气短，不必惊慌，休息一会儿即可缓解，也可侧卧静睡一会儿，注意不要仰卧，以防发生仰卧位低血压综合征。

好孕链接

若是妊娠前无心脏病史，在妊娠最后3个月发生心慌气短，休息后不能缓解，准妈妈则应考虑围产期心肌病的可能。围产期心肌病的心慌气短主要发生于夜间，半夜常因胸闷不能入眠而坐起呼吸，或者经常感到胸痛而与用力无关，此时准妈妈应及时请教医生。

自然分娩需要多长时间

分娩时间的长短和准妈妈的年龄、胎位、精神因素、子宫颈的扩张及盆底组织的抵抗力等有关系。初产妇一般需要10～20个小时，经产妇因为子宫颈和骨盆底的组织经过分娩的扩张变得松弛，所以多数比初产妇分娩进展得快，产程在10个小时以内。

有的准妈妈宫缩特别强，产程也明显地缩短，不到3小时分娩的，称为“急产”。有的产妇，年龄偏大或者精神紧张，畏惧分娩，可致产程延长。如果产程超过24小时则称为“滞产”。一旦滞产，手术产和感染的机会都将增加。

为了有效缩短产程，建议准妈妈在临产时不要紧张，要照常进食和休息，子宫收缩时要听从、配合助产士、医生的指导，从而顺利度过分娩期。

怎样解决尿频、尿失禁的烦恼

进入到孕后期，准妈妈的排尿次数明显增多，大约1～2小时排尿一次，甚至更短，这就叫孕后期的尿频现象。孕后期尿频是正常的生理现象。在尿频的时候，准妈妈千万不要憋着，应立即去卫生间。除了排尿次数增多外，还有些准妈妈可能会由于骨盆底肌肉呈托力差而出现压力性尿失禁。压力性尿失禁也是孕后期一个正常且常见的生理现象，如果准妈妈有大笑、咳嗽或打喷嚏等增大腹压的活动，则更是不可避免地会发生压力性尿失禁。如果准妈妈想要避免这种尿失禁的尴尬现象，可以参照以下建议：

❶ 使用卫生巾或卫生护垫，避免关键时刻出现尴尬情形。

❷ 千万不要为了避免压力性尿失禁而故意少喝水，这么做只会导致更大的麻烦——便秘。

❸ 常做骨盆放松练习，有助于预防压力性尿失禁。做骨盆放松练习前应咨询医生，如果你有早产征兆，就不要做了。

孕晚期适合做哪些运动

随着妊娠月份的增加，准妈妈的肚子逐渐凸出，使身体的重心向前移，准妈妈的背部及腰部的肌肉常处在紧张的状态。此外，增大的子宫对腰部神经的压迫，也是造成腰背疼痛的原因。这时候运动的目的是舒展和活动筋骨，以稍慢的体操为主。比如简单的伸展运动：坐在垫子上屈伸双腿，平躺下来，轻轻扭动骨盆等简单动作。这些运动能加强骨盆关节和腰部肌肉的柔软性，既能松弛骨盆和腰部关节，又可以使产道出口肌肉柔软，同时还能锻炼下腹部肌肉。每次做操时间控制在5～10分钟为宜。另外，孕期瑜伽对于分娩时调整呼吸很有帮助，而一些棋类活动能够起到安定心神的作用。

近预产期的准妈妈，体重增加，身体负担很重，这时候运动一定要注意安全，本着对分娩有利的原则，千万不能过于疲劳，也不要久站、久坐或长时间走路。在运动时，准妈妈一定要控制好运动强度，以脉搏不超过140次/分，体温不超过38℃，时间控制在30～40分钟为宜。

六、胎教大讲堂

贵在坚持，胎教需要持续进行

怀孕晚期，准妈妈的动作常常会有些笨拙，而且行动起来也不方便。许多准妈妈因此而放弃孕晚期的胎教训练，这样不仅影响前期训练对胎儿的效果，而且影响准妈妈的身体与生产准备。因此，准妈妈在孕晚期最好不要轻易放弃自己的运动，以及对胎儿的胎教训练。适当地运动可以给胎儿躯体和前庭感觉系统自然的刺激，可以促进胎儿的运动平衡功能。为了巩固胎儿在孕早期、孕中期对各种刺激已形成的条件反射，孕晚期准妈妈更应坚持各项胎教内容。

宝宝的性格由准爸爸准妈妈培育

性格是儿童心理发展的一个重要组成部分，因此，在怀孕期注重胎儿性格方面的培养显得非常必要。胎儿性格的形成离不开生活环境的影响，母亲的子宫是胎儿的第一个环境，在这个环境里的感受将直接影响到胎儿性格的形成和发展。对于胎儿性格的塑造，除了准妈妈的胎教外，还要做些有意识的精神刺激。

准妈妈

许多研究表明，准妈妈的精神状态、情感、行为、意识可以引起体内激素分泌异常，影响胎儿的性格形成。如准妈妈有忧郁心情，缺乏活力，所怀胎儿出生后会好委屈、长时间啼哭，长大后感情脆弱、郁闷。如果准妈妈能正确对待孕期反应带来的烦恼，积极、坚强地克服怀孕后期和分娩中的痛苦，这种坚强的意志会影响到胎儿，为胎儿出生后能有自尊自强、勇于与困难作斗争的好性格打下基础。胎儿接受准妈妈的影响是自然而然的，特别在胎儿6个月以后，能把感觉转换为情绪，这时胎儿的情感与准妈妈息息相通。因此，准妈妈在怀孕过程中，要时刻注意当好胎儿的老师，塑造胎儿良好的性格。

准爸爸

准爸爸需要有意识地对准妈妈进行精神方面的刺激，即准爸爸逗着准妈妈开心，使准妈妈的好情绪有片刻的波动，让这种波动影响胎儿，使他得到锻炼。

在怀孕后期，准爸爸可以趁准妈妈不备时，给将要出生的宝宝买漂亮的衣物，给准妈妈买一件纪念品，不动声色地放在床头，等准妈妈发现后得到一个意外的惊喜。在临产时，准爸爸更要多方帮助和鼓励准妈妈克服分娩时的紧张情绪，坚信分娩顺利。这些有益的刺激，将给胎儿日后坚强、自信的性格形成奠定基础。不过，这些要在准妈妈毫无心理准备的情况下进行，这样才能使准妈妈感到意外的惊喜和激动。

定时念故事，让胎儿跟准妈妈一起读书

胎儿在七八个月大的时候，胎脑就可以捕捉到外界的信息，所以胎儿是有记忆的，如果准妈妈定时念故事给腹中的胎儿听，可以让胎儿有一种安全与温暖的感觉，准妈妈若一直反复念同一则故事给胎儿听，会令其神经系统变得对语言更加敏锐。所以本月是实施阅读胎教的最佳时机。

练习方式

准妈妈可以选一则认为读来非常有意思、能够感到身心愉悦的儿童故事、童谣、童诗，将作品中的人、事、物详细、清楚地描述出来，例如：太阳的颜色、家的形状、主人公穿的衣服，等等，让胎儿融入到故事描绘的世界中。故事要避免过于暴力的主题和太过激情、悲伤的内容，选定故事内容之后，设定每天的“念故事时间”，最好是准爸爸准妈妈两个人每天各念一次给胎儿听，借念故事的机会与胎儿沟通、互动。

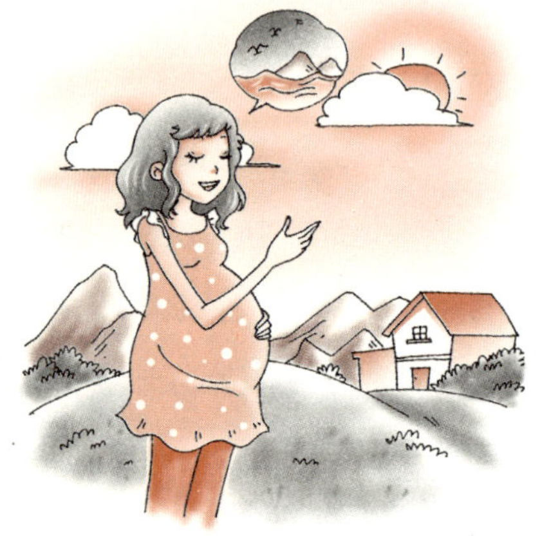

定时念故事，让胎儿跟妈妈一起读书

注意事项

❶ 为了让准妈妈的感觉与思考能和胎儿达到最充分的交流，念故事时，最好保持平静的心境，并保持注意力的集中。

❷ 在念故事前，最好先将故事的内容在脑海中形成影像，以便比较生动地传达给胎儿。

❸ 如果没有太多的时间，只能匆匆地念故事给胎儿听，至少也要选择一页图画仔细地告诉胎儿。

❹ 在选择胎教书籍时，不要有先入为主的观念，要尽量广泛阅读各类书籍。

PART 11

10月方案：瓜熟蒂落，准备迎接天使

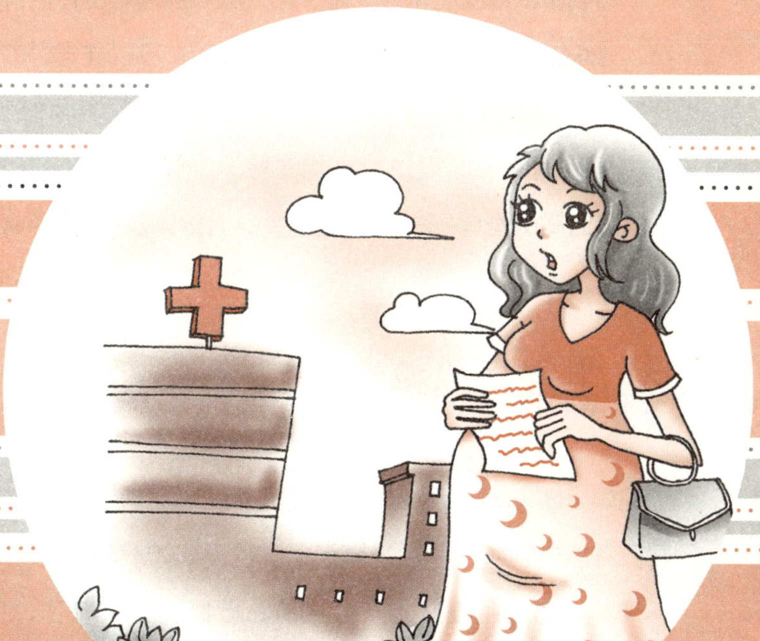

一、生理变化

准妈妈身体变化

本月准妈妈的体重会比孕前增加10～14千克，宫底高度约为30～35厘米，子宫会继续往前挺，为了保持身体的重心，准妈妈不得不将上半身向后仰，所以准妈妈会感到腰痛和脊背痛，有时候连肋间也痛。并且沉重的身体也加重了腿部的负担，腿部容易出现抽筋和疼痛。

不过到了本月的后半月，由于胎儿顺着准妈妈的骨盆开始往下降，宫顶位置下移，对准妈妈的心脏、肺、胃的挤压减轻，所以准妈妈的胃胀有所缓解，食欲也开始增加，但是对直肠和膀胱的压迫加重，所以尿频和便秘的现象更为明显。

由于胎儿逐渐增大，羊水相对变少，腹壁紧绷而发硬，会有无规律的宫缩。这段时间的准妈妈一定要注意全身清洁，多按摩乳头，并严禁性生活。

宝宝对妈妈说

妈妈，不知道为什么，这个月我长得特别快，每天都要长大概30克呢。到月底我就能长到48～52厘米高了，体重在2800～3300克左右。

现在我身上的皮肤是粉红色的，已经没有皱纹了，宝宝变得很可爱哦，妈妈，你能想象出我胖嘟嘟的模样吗？对了，我的头发也变得浓密多了，好像都有3厘米长了呢。妈妈，现在宝宝的呼吸系统、消化系统、泌尿系统，还有心、脑、肝、外生殖器等器官全部发育好了，胎盘开始在逐渐地钙化。我已经是一个非常非常成熟的小宝宝了，正时刻等待着降临呢。

妈妈，你也要跟宝宝一样，时刻作好准备哦。

二、难题解决方案

打算剖宫产的准妈妈，产前产后该做些什么

一般情况下，准妈妈在入院生产前就已经选择好了生产的方式，医生会提前向妈妈详细讲明顺产、剖宫产的情况，帮助准妈妈分析、选择合适的分娩方式，作好谈话笔录且让患者签字。不管是剖宫产还是顺产，都各自有其优劣，要根据各人不同情况事先作好选择。如果准妈妈必须选择剖宫产或是自己决定要进行剖宫产，应该提前进行一些准备，以便让生产更加顺利，同时也为产后正确的护理打下基础。

产前准备方案

1 如果没有特殊非提早剖宫产不可的情况，医生通常会安排准妈妈在37～38周之间剖宫产。如果准妈妈要特别选定日子生产，应提前告知医生，同时请医生评估是否合适，一般由医生提出他方便的手术时间，准妈妈再从中选择合适的时间。

❷ 在实施剖宫产前一天晚饭后，准妈妈就不要再吃东西了，而且前一天的晚饭也要清淡，以保证肠道清洁，减少术中感染。

专家提醒： 准妈妈术前6～8小时不要再喝水，以避免麻醉时出现呕吐症状。

❸ 因为已经知道大概的生产时间，准妈妈可以事先将待产时的用品及产后需要的用品准备好，可在预定剖宫产的前一天和医院或医师联系确定，在预定的时间到医院待产。

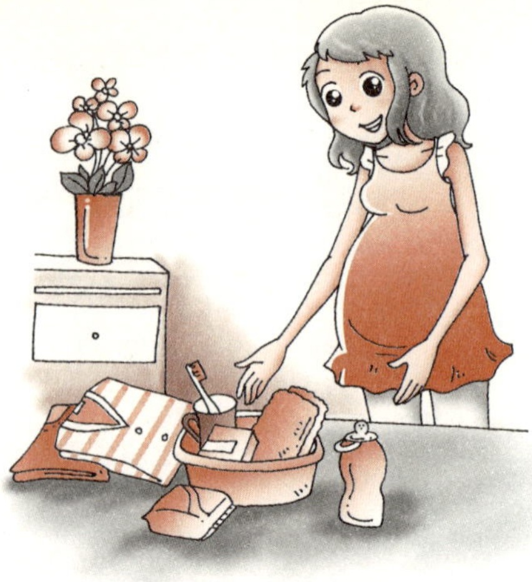

准妈妈要提前准备好待产用品

❹ 如果还没到剖宫产预定的日子或胎儿尚未满36周，准妈妈最好避免太过劳累或紧张，以防提早破水或早产，而造成须紧急手术的状况。

❺ 手术前注意保持身体健康，注意不要患上呼吸道感染等发热的疾病。

产后护理方案

❶ 手术后，新妈妈的消化道功能不能立即恢复，暂时不能进食。

知识链接： 手术6小时后，新妈妈可饮水或进少量流食，如炖蛋、蛋花汤、藕粉等；术后24～48小时，肠开始正常蠕动，可以吃清淡的、含纤维丰富的饭菜，如粥、鲫鱼汤等。

❷ 注意体温。停用抗生素后可能出现低热，这常是生殖道炎症的早期表现。**数据解读：** 如果妈妈体温超过37.4℃，则不宜强行出院；无低热可以出院，回家一周内，最好每天下午测体温一次，以便及早发现低热，及时处理。

❸ 注意经期伤口疼痛。伤口部位的子宫内膜异位症时会出现疼痛，表现为经期伤口处持续胀痛，且一月比一月严重，后期可出现硬块。一旦出现此类症状，应及早去医院就诊。

❹ 及时采取避孕措施。房事必须于产后42天、恶露完全干净后才可以开始。初期宜用避孕套，产后3个月应去原手术医院放环，因为目前如果一旦受孕做人工流产，会特别危险。

❺ 一般于手术后第二天补液结束即可拔除留置导尿管，拔除后3～4小时应及时排尿。卧床解不出，应起床去厕所，再不行，应告诉医生，直至能畅通排尿为止。

❻ 及早活动，是防止肠粘连、血栓形成、猝死的重要措施。麻醉消失后，上下肢肌肉可做些收放动作，术后6小时就可起床活动。

❼ 剖宫产时，子宫出血较多，妈妈需要注意阴道出血量，如发现超过月经量，及时通知医生。

❽ 咳嗽、恶心、呕吐时，应压住伤口两侧，防止缝线断裂。

❾ 当心晚期产后出血。回家后如恶露明显增多，如月经样，应及时就医。

安享孕期一点通

剖宫产的妈妈如何进行母乳喂养？下面是两种剖宫产妈妈常用的比较有效的体位姿势。

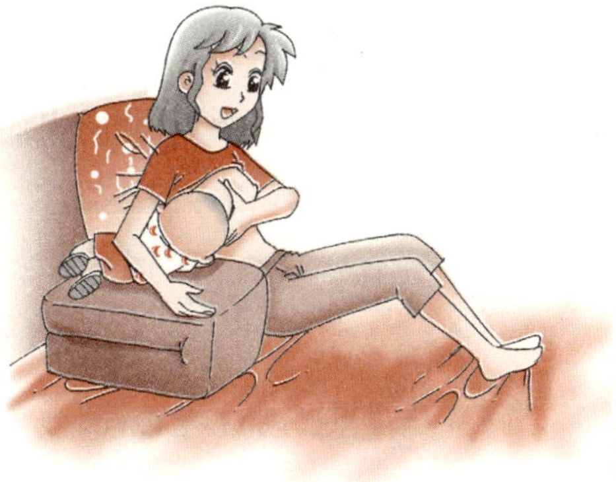
床上坐位哺乳

床上坐位哺乳：妈妈背靠床头坐或半坐卧，将背后垫靠舒服。把枕头或棉被叠放在身体一侧，其高度约在乳房下边缘（妈妈根据个人情况自行调节）。将宝宝的臀部放在垫高的枕头或棉被上，腿朝向妈妈身后，妈妈用胳膊抱住宝宝，使他的胸部紧贴妈妈的胸部。妈妈用另一只手以“C”字形托住乳房，让宝宝含住乳头和大部分乳晕。

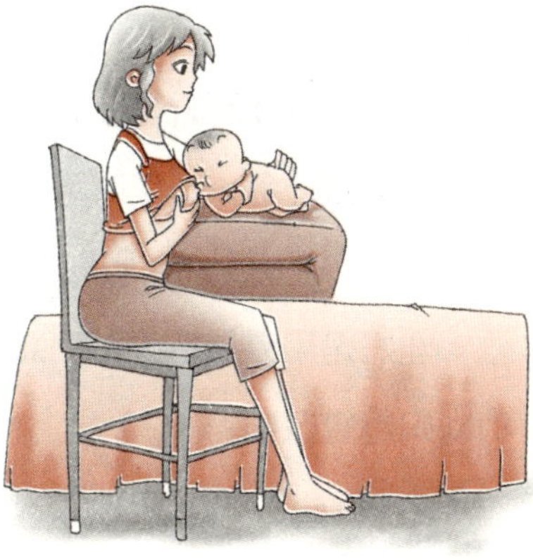
床下坐位哺乳

床下坐位哺乳：妈妈坐在床边的椅子上，尽量坐得舒服，身体靠近床缘，并与床缘成一夹角。把宝宝放在床上，用枕头或棉被把他垫到适当的高度，使他的嘴刚好能含住乳头。妈妈可以环抱住宝宝，用另一只手呈“C”字形托住乳房给宝宝哺乳。

孕产专家告诉你

剖宫产的妈妈住院的时间比自然分娩的妈妈时间会长些，根据医院的不同住院的时间一般为4～10天，一般会在术后第5天或者第6天拆线。尽管目前剖宫产手术的安全性非常高，但是毕竟它仍是一项侵入性的手术，手术时必须注射麻醉药，同时需要切开腹壁和子宫壁，所以，妈妈还是要面对并发症发生的可能性以及术后恢复较久等缺点。

顺产准妈妈怎样冷静对待随时到来的临产征兆

每位准妈妈在即将分娩的时刻，都会感觉到无比的幸福和骄傲，但同时也会有些不安和紧张。临产有哪些征兆、产程中可以吃些什么增加体力、生产时要怎样配合等，都是困惑准妈妈的问题。只有充分地了解后，准妈妈才能够冷静地对待随时可能到来的临产，更好地度过这生命中最重要的时刻。

安全生产方案

我们把分娩的全过程，分为三个时期，也就是三个产程。

第一产程的配合

第一产程是从子宫出现规律性地收缩开始，直到子宫口完全开大为止。随着宫缩越来越频繁，宫缩力量逐渐加强，子宫口逐渐开大，直到扩展到10厘米宽（子宫口开全），这时第一产程结束。

第一产程所占时间最长，初产妇需要12～16小时。在此阶段，宫口未开全，准妈妈用力是徒劳的，过早用力反而会使宫口肿胀、发紧，不易张开。此时准妈妈应做到：

❶ 思想放松，精神愉快。情绪紧张可以直接影响子宫收缩，而且会使食欲减退，引起疲劳、乏力，影响产程进展。做深慢、均匀的腹式呼吸大有好

处，即每次宫缩时深吸气，同时逐渐鼓高腹部，呼气时缓缓下降，可以减少痛苦。

❷ 注意休息，适当活动。利用宫缩间隙休息、节省体力，切忌烦躁不安消耗精力。如果准妈妈的胎膜未破，可以下床活动，适当地活动能促进宫缩，有利于胎头下降。

❸ 采取最佳体位。除非是医生认为有必要，不要采取特定的体位，只要能使准妈妈感觉减轻阵痛，就是最佳体位。

❹ 另外，准妈妈要乘机补充营养和水分，以保证有足够的精力来承担分娩重任。

❺ 勤排小便。膨胀的膀胱有碍胎先露下降和子宫收缩。准妈妈应在保证充分的水分摄入前提下，每2～4小时主动排尿1次。

第二产程的配合

宫口开全，胎儿随着宫缩逐渐下降，当胎先露部下降到骨盆底部压迫直肠时，准妈妈会不由自主地随着宫缩向下用力。约经1～2小时，胎儿从完全开大的子宫口娩出。

第二产程时间最短。宫口开全后，准妈妈要注意随着宫缩用力。当宫缩时，两手紧握床旁把手，先吸一口气憋住，接着向下用力。宫缩间隙，要休息、放松、喝点水，准备下次用力。当胎头即将娩出时，准妈妈要密切配合接生人员，不要再用力下屏，避免造成会阴严重裂伤。

第三产程的配合

胎儿生下后，胎盘及包绕胎儿的胎膜和子宫分开，随着子宫收缩而排出体外。胎盘娩出时，只需接生者稍加压即可。如超过30分钟胎盘不下，妈妈则应听从医生的安排，由医生帮助娩出胎盘。胎盘娩出意味着整个产程全部结束。

在第三产程，妈妈要保持情绪平稳。分娩结束后2小时内，妈妈应卧床休息，进食半流质饮食补充消耗的能量。一般产后不会马上排便，如果妈妈感觉肛门坠胀，有排大便之感，要及时告诉医生，医生要排除软产道血肿的可能。如有头晕、眼花或胸闷等症状，也要及时告诉医生，以及早发现异常并给予处理。

饮食营养方案

临产时，由于宫缩阵痛，有些准妈妈无法保持镇静，不想吃东西，甚至连水也不喝，这些状况对于分娩是不利的。其实，临产相当于一次重体力劳动，准妈妈必须有足够的能量供给，才能有良好的子宫收缩力，宫颈口开全才有体力把胎儿娩出。不好好进食、饮水就会造成脱水，引起全身循环血容量不足，供给胎盘的血量会减少，容易引起胎儿在宫内缺氧。

第一产程时，由于不需要准妈妈用力，因此准妈妈尽可能多吃些东西，以备在第二产程时有力气分娩。所吃的食物应以稀软、清淡、易消化为原则。一般以碳水化合物类的食物为主，因为它们在胃中停留时间比蛋白质和脂肪短，不会在宫缩紧张时引起产妇的不适感或恶心、呕吐；其次，这类食物在体内的供能速度快。**食物推荐：**蛋糕、挂面、糖粥、蛋羹等，都是准妈妈在第一产程时可以选择的食物。

第二产程中，多数准妈妈不愿进食，此时可适当喝点果汁或菜汤，以补充因出汗而丧失的水分。由于第二产程需要准妈妈不断用力，准妈妈应进食高能量易消化的食物，如牛奶、糖粥、巧克力等。如果实在因宫缩太紧很不舒服不能进食时，也可通过输入葡萄糖、维生素来补充能量。**食物推荐：**在炎热的夏天，临产时出汗多，不及时进食，更容易引起脱水情况的发生。准妈妈可选择西瓜汁、葡萄汁等含糖饮料，一方面解渴，另一方面，其中的糖分可直接供应能量。

安享孕期一点通

宫缩时，准妈妈会有腹痛、肚子发硬的感觉。随着产程的进展，宫缩时间逐渐延长，而间歇时间逐渐缩短。子宫收缩的同时，宫颈口逐渐扩张开，胎儿头不断下降。正常初产妇预计在14～18小时内宫口开全并分娩。**知识链接：**临产的主要标志是规律的子宫收缩，即：两次子宫收缩间隔5～6分钟左右，持续至少20～30秒并有一定的强度。

在预产期的一个月内，准妈妈体内激素水平的变化使子宫肌细胞兴奋性增高。有些准妈妈会出现不规律的子宫收缩，有时几分钟一次，有时半小时以上才有一次，每次宫缩时间在30分钟以下，并不逐渐增强，反而逐渐减弱而消失，宫颈并未开大，这种情况称“假临产”。准妈妈仅感觉到下腹部的轻微坠胀，它常会在夜间出现而白天消失，影响准妈妈的睡眠。假临产虽然不能使宫颈扩张，但能使宫颈软化，为宫颈扩张作准备。如果确认是假临产的话，准妈妈就应回家好好休息，积聚精力。

孕产专家告诉你

不少准妈妈在预产期前后相当一段时期内紧张不安，担心把握不住住院分娩时间。其实正式临产有特定的标志。当准妈妈出现下列情况之一，可去医院待产。

规律的腹痛：当出现规律的子宫收缩，即准妈妈感觉有规律的腹痛时。

破水：通常胎膜在宫缩剧烈、胎儿快娩出时破裂，此时羊水不由自主地从阴道流出。如果破膜时间超过24小时仍未分娩，感染的危险性将大大增大。所以，一旦发生了胎膜破裂，均应立即去医院。

超级全能新妈妈速成课程

宝宝的出生意味着妈妈完成了人生道路中的一件大事——从一个女人的角色到妈妈角色的转换。从现在起，家里就多了一口人，以前安静甜蜜的二人世界从此进入吵闹忙乱的育儿阶段。照顾新生宝宝会让新手妈妈有些措手不及，对于已经到来的这一切，新手妈妈甚至有一种承受不住的感觉。那么新手妈妈怎样照顾好宝宝，顺利地完成好角色的转换呢？让我们一起来看看吧。

宝宝护理方案

新生儿的护理须知与基础常识，妈妈一定要多了解，再结合着日常生活中的实际操作，相信妈妈很快就能够胜任。

喂奶：准备一个哺乳用的枕头。哺乳时把宝宝放在一个枕头上可以有效避免背痛以及胳膊酸痛。在宝宝表示需要的时候喂奶给他，也许他会每隔一个小时就哭醒了要吃奶。如果他在夜里哭了要吃奶，妈妈尽可能在宝宝哭得很伤心以前喂奶给他。要是妈妈是母乳喂养，可以找一个安静、不容易让他分神的地方喂他。妈妈越有舒适感，宝宝就越感到放松和安全。

宝宝吃奶后要确保打出饱嗝。不然，宝宝的胃会感觉不舒服，继而可能会哭闹。**方法推荐：**刚开始，宝宝可能要半个小时才能打出饱嗝，妈妈让宝宝背对着你坐在大腿上，摁住宝宝的大腿，然后前后翘起他的小屁股大概5分钟，这样宝宝很快就能打出饱嗝。

洗澡：宝宝的皮肤柔软，容易受伤，发生感染，因此给宝宝洗澡的盆要专用，保持干净，以备使用。还要作好其他准备，先把更换衣服套好，尿布叠好，柔软的小毛巾、大浴巾或婴儿毛巾被、婴儿皂、爽身粉等先要备齐。给宝宝洗澡时室温要高些，水温在38℃～40℃，先试水温。水的深度要盖过宝宝全身的大部分。

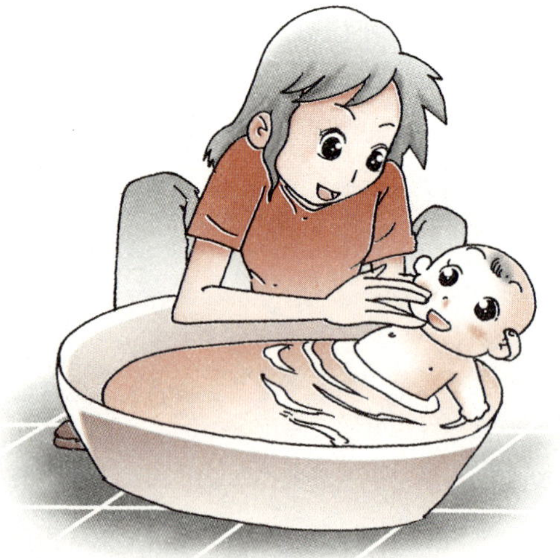

妈妈要学会为宝宝洗澡

洗澡时，先给宝宝脱去衣服，在冬天要注意保温。将宝宝抱起，用左手及左前臂托住宝宝的头颈和背部，用大拇指及中指捏着两耳孔，防水人耳，洗洗头脸，然后将宝宝放人盆中，用手迅速地洗，特别是颈下、腋下、耳后、腹股沟及皱褶部。洗澡时用小毛巾擦洗皮肤，有利血液循环，又增强抗病能力。洗净出水时，用双手将宝宝抱出，放在浴巾上裹好，轻轻地给宝宝擦干，要注意擦干腋下、颈下皱褶处，适当地涂点婴儿爽身粉，保护皮肤光滑。

穿衣：宝宝对外界刺激反应弱，适应能力低，换衣服时暴露的皮肤易受室内气温的影响，如果妈妈的动作慢，很容易让宝宝着凉而引起感冒。冬天，一般家庭室温较低，可减少换衣服次数，每周1～2次，对部分溢奶、流口水的宝宝，可在胸前围上口水罩或柔软手帕，以避免搞脏衣服。

换衣服的时间尽量缩短，将要换的干净衣服从里到外一件一件地事先套好，可以减少分别穿的麻烦。冬天最好先把衣服烘热。平时换衣服，大人可坐在床上，把宝宝抱在怀里，前面盖上毛巾或被子，这样不仅宝宝的身体与空气的接触面减少，而且在被窝里暖和，不容易受凉而感冒。

清理脐带：宝宝的脐带需要小心地对待。将棉球在外用酒精中浸泡后，再轻轻慢慢地擦拭脐带，这样不但可以起到消毒的作用，而且不必担心感染。

宝宝的哭声：当宝宝刚开始哭的时候，妈妈可能感到很害怕和不知所措，不知道该如何去安慰宝宝。不久妈妈将会了解宝宝需要的是什么了。如果宝宝不饿，也没有尿湿了尿布和被褥，那么宝宝肯定是累了，或者想让爸爸妈妈把他抱起来。

宝宝的睡眠规律：在宝宝出生后的最初几个星期里，他饿了才哭着要喝奶，否则就一直在睡觉，这也给了妈妈一个多睡会儿的好机会。

起居方案

在缺少睡眠又比较情绪化的产后头几周里，妈妈可能懒得去想任何问题。这个时候的妈妈一定要学会放松自己，多休息。妈妈可以邀请有经验的人来帮忙，在出院后的第一个晚上最好请一位好朋友来和自己做伴；或者请一位有经验的月嫂，这样妈妈在月子里就会轻松多了。

谢绝来访和来电。妈妈无须回复所有的电话，可以设置一个简单的外出留言，告诉每一个打电话过来的人你和宝宝都很好，并告诉他们在方便的时候你会回电话给他们。

与爸爸和睦相处的方案

爸爸需要适应角色的转换：家里多了一个人，每个人都必须适应新的角色。有的爸爸会适应得比较快，有的可能慢一点。如果爸爸的表现不太令你满意，妈妈可以和他推心置腹地谈谈，不要动不动就扯到感情的问题上去。这个时候，妈妈应该多给爸爸一点时间。

给爸爸一些机会：妈妈需要给爸爸一些机会，让他感觉自己是一个成功的爸爸，就算宝宝的爸爸不那么称职，妈妈也千万不要埋怨他不像爸爸，没有责任感。**高手支招：**洗了澡以后，宝宝的心情比较好，妈妈可以把握这个机会

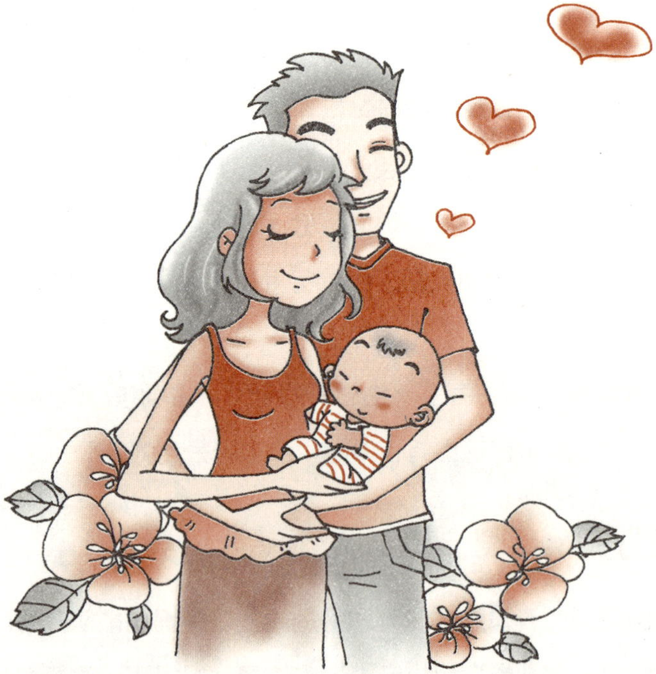

妈妈在产后不要忽略了与爸爸的感情交流

把爸爸带进你们的小圈子里面，让爸爸来抱抱宝宝。宝宝舒服地躺在爸爸的怀里，两只眼睛会直直地看着爸爸，脸上充满着感激。当爸爸发现宝宝也像需要妈妈一样需要自己时，这个感觉相当刺激喔！

不要忽略了感情的交流：宝宝出生后，妈妈很容易因为太关注宝宝，而忽视了爸爸，很容易给爸爸造成一种失落感。**高手支招：**抽空给爸爸一个深情地吻，抱着宝宝在爸爸的怀里躺一躺，不仅会让爸爸满足，还会激发爸爸的责任感。

要信任爸爸：刚为人母的妈妈，在照料宝宝的过程中，感到烦闷、不安、焦虑是难免的，但是妈妈不应该怨气冲天地责怪爸爸，或者恶声恶气地命令他干这干那，更不应该独自生闷气。妈妈应该信任爸爸，多向他倾诉。信任和沟通，这是一个和睦家庭的基本功能，也是夫妻相亲相伴的基本内容。

找时间和爸爸约会：养育、照料一个宝宝，是一件又琐碎又累人的事，妈妈常常会顾了这头顾不了那头。有研究表明，妈妈的表情和情绪都会影响宝宝的心理。所以，当妈妈觉得劳累时，就该休息、放松一下，丢下琐碎的家务和不快的心情，乘孩子睡觉安静的空隙，和爸爸来个浪漫的约会吧。

安享孕期一点通

在最初阶段，如果妈妈总是焦虑不安，可以询问一下有同样经历的朋友或邻居，因为她们的心态和状况与妈妈相差不多，和她们聊一聊，妈妈就会觉得并不是只有你一个人有这样的感觉和难处，她们也像你一样情绪从低谷一下子又到了高峰，反复无常。这既能使你心理上得到平衡，也使你能够学到经验，吸取教训。

孕产专家告诉你

宝宝出生后，妈妈的身份发生了天翻地覆的变化。为人母就意味着妈妈成了一个必须对“某个人”负责的人，宝宝的吃喝拉撒都要操心，很容易产生疲倦感。其实只要妈妈有耐心，一定能渡过每一关。

如果宝宝出生后妈妈并没有立刻感觉到自己的母爱，千万不要惊慌和害怕。产后妈妈的激素超出了正常值，再加上妈妈的身体和情绪都处于产后恢复状态，所以，在最初的一段时间里，如果妈妈并不想亲近宝宝，也不必担忧和愧疚。随着时间的推移，妈妈会情不自禁地深爱着宝宝的。

三、你应该了解的

催生

催生，也叫晚期妊娠引产，即怀孕28周以后（胎儿有宫外存活的可能），运用药物或器械等手段促使分娩发动，以争取阴道分娩，减少剖宫产等手术助产的发生。其目的在于：预防过期妊娠，使胎儿脱离不良宫内环境，减除或缓解准妈妈的严重并发症。催生应从准妈妈和胎儿两方面同时加以考虑。

准妈妈方面

❶ 准妈妈患有某些内科疾病不宜继续妊娠，如慢性肾炎、肾盂肾炎、糖尿病、慢性高血压等。

❷ 准妈妈患妊娠高血压综合征：轻、中度妊高征胎儿已成熟；重度妊高征经药物保守治疗效果不佳或恶化，子痫控制后24小时无临产征兆。

❸ 预防过期妊娠，妊娠已达41周以上。

胎儿方面

❶ 胎儿畸形，胎死宫内。

❷ 绒毛膜羊膜炎，继续妊娠可能造成胎儿宫内感染。

❸ 胎盘功能减退、胎盘早期剥离，必须立即终止妊娠；部分性前置胎盘反复出血，而妊娠已近足月，胎儿出生后可存活。

❹ 胎儿宫内环境不良，继续妊娠可能对胎儿造成危害，甚至胎死宫内，宫外环境相对较宫内环境更有利于新生儿存活，这种情况包括：母子血型不合、严重的胎儿宫内发展迟缓、急性羊水过多等。

❺ 胎膜早破后，估计胎儿已成熟，24小时还未临产。

过期妊娠

当准妈妈的妊娠时间达到或超过42周时，即为过期妊娠，它的发生率占妊娠总数的3%～15%。过期妊娠常和胎儿宫内缺氧、新生儿窒息密切相关。

过期妊娠胎儿的特点

和早产的胎儿不同，过期妊娠的胎儿并不具有完全相同的生长特点：

一部分准妈妈的胎盘功能始终正常，但胎儿就是没有得到娩出的信号，仍继续生长，约1/4体重增加，超过4000克，成为巨大儿。虽然在外观上过期妊娠的胎儿和正常胎儿之间没有明显的差异，但胎儿过度成熟后头颅骨钙化明显，不能变形重叠，再加上胎儿巨大，所以分娩时很难通过狭窄复杂的产道，因而导致准妈妈难产的机会大大增加。

另一部分准妈妈由于胎盘出现老化现象而缺血缺氧，从而使给予胎儿的营养受到限制，胎儿不再继续生长发育，表现得过度成熟，容貌像个“小老人”：没有胎脂、皮下脂肪减少、皮肤干燥松弛又多皱褶、身体又瘦又长、体重偏轻，胎儿缺氧后还会排出胎粪，使羊水和胎儿皮肤变成黄绿色，羊水也进行性减少。这种类型的胎儿非常容易在有宫缩后，因为不能适应子宫收缩伴随的胎盘缺氧而发生死亡。

导致过期妊娠的原因

❶ 胎头对于宫颈的直接压迫刺激可以诱发分娩，当胎头和妈妈骨盆不相称时，胎头不能很好地下降入骨盆腔内紧紧贴合宫颈口，从而减少了对子宫刺激所诱发的宫缩。

❷ 内源性的促进子宫收缩和抑制子宫收缩有关的激素不平衡。

❸ 某些胎儿畸形，如无脑儿等。

❹ 可能与遗传因素有关。

预防过期妊娠

在临床上，大部分过期妊娠者都是没有经过正规产检，而在分娩发动或胎儿已死在腹中才来医院治疗，常常为时已晚。如果在定期产前检查的情况下，通过医生的严密监护和指导，过期妊娠是完全可以避免的。有了正规的产前检查，对已超过预产期而迟迟不分娩的，医生会对准妈妈及胎儿进行评估，如果胎儿巨大、准妈妈骨盆较小、阴道分娩有困难或胎盘功能检查显示减退者，就应考虑行选择性剖宫产术；如果胎头和准妈妈骨盆相称，宫颈条件好，胎盘功能正常，则可在超过预产期一周到10天内入院，通过人工的方式引产。应用这些方法以后，宝宝均可在1～3天中娩出，从而避免过期妊娠的发生。

胎膜早破

在临产前，胎膜就发生破裂即为胎膜早破。胎膜早破是妊娠晚期较常见的孕期并发症，其发生率为分娩总数的2.7%～17%。胎膜早破的准妈妈，除出现阴道流水外，通常没有明显的不适，所以，常易被忽略。但胎膜早破常常会给准妈妈和胎儿造成严重的后果。具体表现在：

❶ 母子的感染率会明显增加。这是因为胎膜早破很容易并发宫腔感染，接着可导致胎儿感染。

❷ 胎膜早破如发生在37周以前，常常会导致早产或晚期流产。

❸ 容易导致脐带脱垂。胎膜早破常发生于胎位不正（臀位或横位）的准妈妈，脐带很可能随着羊水被冲出羊膜腔，脱垂于阴道内。脐带是胎儿的生命线，一旦落于阴道内，就很容易受压，使胎儿血循环中断，导致胎儿突然死亡。

❹ 如果羊水流净，可导致“干产”。此时，子宫紧紧裹住胎体，影响子宫胎盘血循环。由于胎儿血供减少，很容易引起宫内窒息。此外，还可引起子宫不协调的收缩，使产程延长，甚至停止，增加了难产率，增加手术产的机会。

识别与应对

一般来说，胎膜早破的信号是不伴疼痛的阴道流水。常发生于腹压增加或大小便之后，阴道内突然有大量水流出，可湿透内裤，然后时断时续。流出的羊水无色无黏性，与黏性的白带不同；另外，此种阴道流水于起立时增多，平卧时减少（甚至停止），羊水微混，有时可见混杂其中的胎脂。所以与排尿有区别。

准妈妈一旦发现有阴道流水，立即就地尽可能平卧，再用担架抬送去医院，以防脐带脱垂及羊水流净。经医生确诊后，应坚持平卧，会阴部放置消毒巾，尽量少作肛查和阴道检查，以减少感染机会。严密观察胎心，如有异常，应立即采取措施。胎膜早破超过12小时的准妈妈，需加用预防性抗生素。多数准妈妈在此期间可出现有规律的子宫收缩，此时已处于临产状态，且大多数能顺利分娩。如超过24小时仍未临产，可考虑催产素引产。

胎膜早破的原因

性生活：妊娠晚期的性生活是引起胎膜早破的重要原因，应引起准爸爸准妈妈的注意。

生殖道炎症：阴道炎、宫颈炎容易引起胎膜感染，导致胎膜破裂。

胎位不正：多胎、羊水过多的准妈妈，由于羊膜腔内压力过高，容易发生胎膜早破。臀位、横位及头盆不称的准妈妈，可因羊膜腔内压力不均而发生胎膜早破。

营养不合理：准妈妈的饮食中，缺乏维生素C、铜、锌等微量元素，致使胎膜变脆，缺乏弹性，容易引发胎膜早破。

其他因素：剧烈咳嗽、便秘及提拿较重物体等因素，可导致准妈妈的腹压骤增，也易促发胎膜早破。

了解产钳术和胎头吸引术

产钳术：分娩第二产程时，如果胎儿心跳突然降低或产妇出现异常时，通常实施产钳术。具体操作方法是，将勺状金属钳两叶按左右顺序插入产道，准确置于胎儿头部后，配合产妇用力，迅速将胎儿取出。

胎头吸引术：自然分娩时，当胎儿出现异常，迅速取出胎儿的助产技术。具体操作方法是，利用金属或塑料材质的吸盘贴紧胎儿头部，子宫收缩时，迅速将胎儿取出。

胎头吸引术和产钳助产术可能造成准妈妈宫颈和阴道壁损伤、新生儿颅骨骨折、新生儿颅内出血和新生儿头皮损伤、水肿或血肿。不过，这些并发症大多数情况下是由于操作不当引起的。所以，准妈妈不要对胎头吸引术和低位产钳术心有顾虑。

产前走动有助于缩短产程

很多准妈妈在临产前习惯卧床待产，但有研究表明，临产前进行适量行走，对准妈妈和胎儿更有利。

研究显示：从有规律的子宫收缩到子宫口开大到10厘米的第一产程中，和采取躺姿的准妈妈相比，如果准妈妈采取坐、站的姿势或者走动一下，第一产程的时间平均缩短1个小时，需要硬膜外麻醉的比例也稍低于前者。这么做能缩短产程，可能是因为在重力的作用下，胎儿头部对子宫颈的积压增加了宫缩的频率和强度。

水中分娩

水中分娩是一种全新的分娩方式，水中分娩是指在充满温水的分娩池中分娩，分娩池与准妈妈子宫内的羊水环境类似。

水中分娩主要利用了水的浮力和温度。温度适宜的水，能使准妈妈感到镇静和放松，促使宫颈扩张；水的浮力可与地心引力相抵消，有助于准妈妈发挥身体的自然节奏；同时，因在水中有失重感，较容易支持身体，便于准妈妈休息和翻身，从而使肌肉放松，更能耐受宫缩，减轻分娩时的疼痛。温热可以使体内儿茶酚胺减少，分泌一种叫多氨酚的激素，有效减少焦虑及紧张情绪，促进宫缩，缩短产程和减少催产的需要。另外，水可以提高产道和会阴的弹性，降低会阴切开率，减少会阴裂伤的发生及程度。与传统的分娩方式相比，水中分娩具有纯自然、干预少、风险小、简便、创伤小等特点。对初生婴儿来说，水中的状态与在母亲的子宫羊水中的感觉很类似，这对宝宝的感觉过渡十分重要。

尽管水中分娩有很多好处，但并不是所有妈妈都适合，比如糖尿病、心脏病、传染病等；以及宫内感染、胎儿宫内窘迫等均不适合水中分娩。同时，至今仍未确认水中分娩为安全的分娩方式，因为一旦水中分娩处理不当，可能出现新生儿因呛水而死亡等可怕后果。而且水中分娩在消毒及如何防止感染等方面还有难点。所以建议准妈妈在采取水中分娩方式时要慎重选择医院，避免意外的产生。

四、营养大讲堂

临产前应该怎么吃

准妈妈在临产前应该吃高蛋白、半流质、新鲜而且味美的食品。因为临产前，准妈妈一般心情比较紧张，不想吃东西，或吃得不多，所以，首先要求食品的营养价值高和热量高，这类食品很多，常见的有：鸡蛋、牛奶、瘦肉、鱼虾和大豆制品等。同时，要求食物少而精，防止胃肠道充盈过度或胀气，以便顺利分娩。由于分娩过程中消耗水分较多，临产前应吃含水分较多的半流质软食，如面条、大米粥等。为满足准妈妈对热量的需要，临产前如能吃一些巧克力（不宜过多）很有裨益。因巧克力含脂肪和糖丰富，产热量高，尤其对于那些吃不下食物的临产妈妈更为适宜。

有些民间的习惯是在临产前让准妈妈吃白糖（或红糖）卧鸡蛋或吃碗肉丝面、鸡蛋羹等，这些都是临产前较为适宜的饮食。但是一定要注意，临产前不宜吃油腻过大的油煎、油炸食品。

好孕链接

中医学认为，当准妈妈进入临产阶段以后，在饮食调节上应采取利窍滑胎的方法，这对于促进分娩、缩短产程、减少产痛有积极的作用。尤其是初产妇、胎体偏大或产窍涩滞者，更为重要。这方面的食物有：冬葵叶、苋菜、马齿苋、牛乳、蜂蜜、慈菇、兔脑等。

助产的食物有哪些

海带：对放射性物质有特别的亲和力，其胶质能促使体内的放射性物质随大便排出，从而减少积累和减少诱发人体机能异常的物质。

畜禽血：如猪、鸭、鸡、鹅等动物血液中的蛋白质被胃液和消化酶分解后，会产生一种具有解毒和滑肠作用的物质，可与侵入人体的粉尘、有害金属元素发生化学反应，变为不易被人体吸收的废物而排出体外。

海鱼：含多种不饱和酸，能阻断人体对香烟的反应，并能增强身体的免疫力。海鱼也是补脑佳品。

豆芽：贵在“发芽”，无论黄豆、绿豆，豆芽中所含的多种维生素都能够消除身体内的致畸物质，并且能促进性激素的生成。

鲜果、鲜菜汁：能解除体内堆积的毒素和废物，使血液呈感性，把积累在细胞中的毒素溶解并由排泄系统排出体外。

分娩前，准妈妈喝些什么汤好呢

如果产前在饮食上作一些准备，分娩时以至月子里都会给准妈妈带来很多益处，以下三款菜肴是专为临产前的准妈妈量身打造的，不妨试一试。

莲藕干贝排骨汤

材料：

根据孕妇体重取适量新鲜莲藕、干贝、排骨及少许盐。

制作：

干贝于前一天晚上用10倍的水浸泡至第二天，浸泡的水留着备用；莲藕不削皮也不切片，留下两头的节，以整节整节的方式下锅；排骨汆烫过后，将所有食材放进锅里，加进6倍的水（含浸泡干贝的水）及少许盐，开大火煮滚后，改用小火炖2个小时即可食用。

特别提示：

此汤可以帮助准妈妈改善体质，增进产力。莲藕最好选大一点的，排骨重量与莲藕相同，干贝取莲藕的1/10，一般以7颗为平均分量。最好用土锅或陶锅来炖煮，吃时注意把莲藕、干贝、排骨以及汤都全部吃掉。

养肝汤

材料：

红枣7颗。

制作：

每天取红枣7颗洗净，在每颗红枣上用小刀划出7条直纹，这样可以帮助养分溢出，然后用热开水280毫升浸泡8个小时以上，接着再加盖隔水蒸1个小时即可。

特别提示：

养肝汤既可帮助新妈妈排解麻醉药的毒性，还可减轻刀口疼痛，特别适合准备剖宫产的准妈妈。不论自然产或剖宫产，需在产前10天开始喝，每天喝280毫升，冷热皆可，一日分2～3次喝完。养肝汤虽好，但不能太早喝，以免上火。同样，红枣数量也不能多，7颗刚刚好，吃多了也会上火。

鱼头汤

材料：

大鱼头1个，五花肉、香菇少许，姜丝、豆腐、大白菜适量，油、盐少许。

制作：

五花肉、香菇切丝，鱼头用油煎到半熟；锅里放少许油加热后，放进五花肉、香菇丝、姜丝爆香；再放入大白菜、豆腐、鱼头及水，蒸煮2小时后放进少量盐即成。

特别提示：

这道汤里可加入粉丝或面条，最好用土锅或陶锅来炖煮。鱼头里钙质含量非常丰富，如果和大骨汤、鸡骨汤轮流食用，可以更好地帮助准妈妈增加体力。

五、护理大讲堂

分娩时能大声喊叫吗

有的准妈妈在分娩阵痛时喜欢大喊大叫，认为喊叫会舒适一些。其实，分娩时大声喊叫并不利，因喊叫既消耗体力，又会使肠管胀气，不利于宫口扩张和胎儿下降。所以准妈妈在分娩的时候不要大声喊叫。

准妈妈要对分娩有正确认识，消除精神紧张，抓紧宫缩间歇休息，按时进食、喝水，使身体有足够的能力和体力。这不但能促进分娩，也大大增强了对疼痛的耐受力。

乳腺增生会不会影响产后哺乳

乳腺增生是育龄妇女最为常见的疾病，不过乳腺增生对胎儿及妈妈本人均无任何不良影响，怀孕期及哺乳期不必治疗乳腺增生。

怀孕之后，随着内分泌的变化，准妈妈的乳房也开始发生变化，如乳房开始充分发育，逐渐肥大，准妈妈会感觉两乳胀痛不适，乳晕的范围也逐渐扩大，有部分人会出现泌乳现象，胎儿出生后，进入哺乳期，乳腺得到了更为充分的发育。这些对乳腺都有极好的保护作用，原有的乳腺增生会变得较轻微或消失，常常不治而愈。如果有泌乳现象，应保持乳房清洁，症状较重的妈妈就需要就医了。与此同时，要提醒妈妈，哺乳最好保持一年以上，如果哺乳期时间过短或强行退乳，其危害极大，乳腺增生极易复发甚至加重。

哪些姿势可以帮助准妈妈缓解产痛

子宫开始宫缩后，一阵阵腹痛便会侵袭着准妈妈，会使她们难以忍受，心里也很恐惧，身心备受煎熬。如果采取一些恰当的姿势，可以帮助准妈妈缓解产痛，顺利度过分娩。

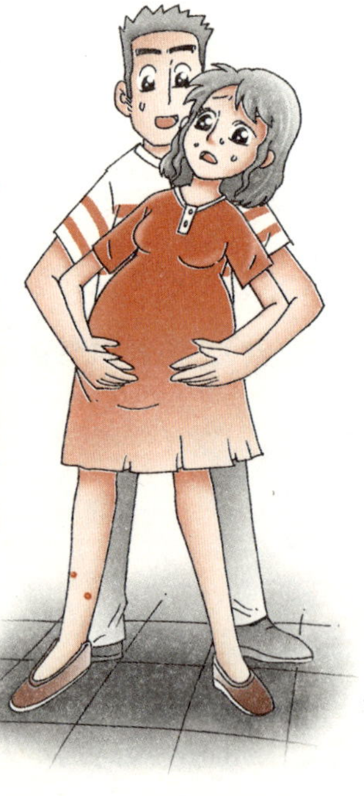

恰当的姿势可以帮助准妈妈缓解产痛

❶ 在子宫收缩时，准妈妈分开脚站立，将自己的身体背靠在陪护者的怀里，头部靠在其肩上，双手托住下腹部；陪护者的双手环绕住准妈妈的腹部，在鼓励准妈妈的同时，不断地与其身体一起晃动或一起走动。

❷ 在子宫收缩的间歇，准妈妈分开脚站立，双臂环抱住陪护者的颈部，头部靠在其肩头，身体斜靠在其身上；陪护者支撑着准妈妈的身体，双手环绕住准妈妈的腰部，给准妈妈的背部下方进行轻柔按摩。

❸ 在床上或地板上放几个松软的垫子，准妈妈跪趴在垫子上。陪护者在床的一边，用双手

不断地抚摩准妈妈的后背，可以减轻产痛引起的腰背疼痛，使准妈妈感到舒适一些，特别是胎儿的面部朝向准妈妈腹部时。

❹ 找一把舒适柔软的坐椅，准妈妈面向椅背而坐，胸腹部靠在有柔软靠垫的椅背上，头部放松地搭在其上；陪护者在准妈妈身后，一条腿跪蹲下去，并不断用手按压准妈妈的腰部，可以缓解准妈妈腰部的疼痛。

❺ 陪护者坐在床上或椅子上，准妈妈趴伏在其大腿上，双手环绕着抱着陪护者的腰臀部，让其托着自己的身体，给予一些支持；陪护者轻柔地上下抚摩准妈妈的腰背部。

❻ 如果需要的话，在子宫收缩的间歇，准妈妈可以采取直坐的姿势坐在床上，后背贴在有靠垫或枕头的床背上，双腿屈起，双手放松地放在膝头上。这样，可以使准妈妈的腹部及腰部得到一些放松，还可以将胎儿的头向子宫颈推进，让宫缩更为有效。

❼ 在从第一产程向第二产程进入时，准妈妈可以在床上采取蹲坐的姿势，准爸爸及其他陪护者分别站在床的两旁，准妈妈把自己的双臂搭靠在准爸爸或其他陪护者的颈肩上，这种由别人支撑的趴跪姿势，可以使准妈妈感到舒服一些，而且胎儿的重力还可以促进骨盆扩张。

分娩前为什么要进行“灌肠”和“剃毛”

一般计划自然分娩的准妈妈，在分娩前医生都会将其阴毛剃除和进行灌肠，这是为什么呢？

剃毛

生产时的剃毛通常只会在靠近会阴部（肛门口至阴道口）的地方进行，而不是把所有的阴毛都剃掉。剃毛的目的是为了在生产过程中，若会阴受撕裂伤，在产后处理会阴部伤口时较容易进行，并使伤口较快愈合。有些医生会在准妈妈待产时就先为准妈妈剃毛，有些医生则等到准妈妈上了产台后再进行，各家做法不同。

灌肠

灌肠只是让靠近直肠部分的宿便先行排掉，帮助准妈妈生产，其用意主要有以下几项：

使生产更顺利：如果准妈妈有大便卡在直肠里，多少也会压缩产道的空间，如果能清除大便，可以让生产更顺利。

让准妈妈安心用力：生产的用力方式就像在解便，在这过程中，准妈妈多少都会解出便来，虽然这些情况是正常的，但多少会让准妈妈感到尴尬。若事先灌肠，就不会出现这样的情况了。

避免感染：准妈妈解出大便时，因为大便充满细菌，可能会污染准妈妈的产道伤口。灌肠后，部分准妈妈虽仍可能在产台解便，但至少量已经减少了。

怎样作好分娩前的心理准备

计划自然分娩的准妈妈，在分娩前难免有这样那样的担心：能否顺利分娩、生产姿势会不会很难看等。

首先，信任自己的身体是顺利分娩最重要的因素，准妈妈要相信自己的身体能够应付自然分娩，相信自己的分娩系统会正常运作。很多准妈妈害怕自己无法熬过自然分娩的过程，其实那只不过是心理作用而已，准妈妈的骨盆通道天生就是为了生下宝宝而形成的构造，准妈妈应该对自己有信心。

其次，应与医生好好配合。在生产过程中，准妈妈看不到宝宝出生前后的具体情况，必须依赖医生的指导，才知道什么时候开始用力、什么时候应该稍作控制等。分娩开始后，子宫的阵阵收缩会使准妈妈感到腹部发紧、疼痛和腰部不适，这是分娩中必须经历的，准妈妈应遵从医生嘱咐，冷静对待，切不可大喊大叫，扭腰转侧，徒耗体力。

再次，准妈妈要懂得放松情绪与身体。生产过程中非常顺利的准妈妈往往很懂得如何放松自己，那些极度缺乏安全感的准妈妈浑身较劲，不能放松身体，这也是生产过程延长的重要原因。

最后，有的准妈妈生产怕的不单是身体上的痛，还有生产时身体暴露的羞辱感，其实，准妈妈千万不要因为觉得分娩姿势不雅而在身体条件允许的情况下放弃自然生产而选择剖宫产，其实，真正在产床上维持分娩姿势的过程并不是很长，再说，还有什么能比生命诞生的过程更美好呢？分娩前，准妈妈要打开身体羞辱感的心结，因为心理上的恐惧会加剧身体的疼痛，而打开了这一心结，生育便没有什么可怕的了。

屁股大、个子高的妈妈就容易生产吗

其实这种说法是片面的。

很多人认为准妈妈的屁股大、个子高就容易生产。其实生产的容易度主要是跟准妈妈的骨盆大小有关的，屁股大、个子高的准妈妈并不表示骨盆也大。在门诊就经常可以见到高个子的准妈妈骨盆出口未必宽敞，而个子矮的准妈妈骨盆出口往往未必狭窄。如果准妈妈只是因为臀部脂肪比较多而显得屁股大，骨盆却并不大，那就没有顺产的先天优势了。

建议准妈妈听从医生指导，选择最适合自己的分娩方式。

准妈妈发生急产怎么办

急产是指产痛后3个小时内即完成分娩，假如急产发生了，来不及到医院去怎么办呢？发现胎儿的头已经降到阴道时，不要惊慌，照以下步骤让胎儿安全娩出：

❶ 先找到一个安全平坦的地方，准备干净的毛巾，以蹲坐或者半坐卧的姿势，打开手掌轻轻压住阴道与肛门间，让胎儿的头以缓慢的速度慢慢娩出。

❷ 头娩出之后再用一点点力，胎儿应该就可以娩出了。

❸ 胎儿娩出的速度通常在头娩出之后变快，而且因为有羊水和胎脂所以很滑，应小心用干净毛巾包裹并擦拭。

❹ 脐带用橡皮筋或绳子在中间绑紧，再用干净的刀剪剪掉，注意要留距离胎儿腹部至少5厘米以上。

❺ 通常在胎儿娩出后15分钟内，胎盘会伴随一阵子宫收缩娩出，假如没有，不用急着拉出来，待到医院再处理。

❻ 胎儿容易失温，娩出后要注意保暖。

胎儿脐带绕颈怎么办

据统计，脐带绕颈的发生率为20%～25%，也就是说，每4～5个胎儿中就有1个生下来发现是脐带绕颈的。脐带绕颈与脐带长度及胎动有关，如胎儿较多地自动回转，可能导致脐带绕颈。脐带绕颈松弛，不影响脐带血循环，不会危及胎儿，不必过于担心。

但如果脐带绕颈过紧可使脐血管受压，致血循环受阻或胎儿颈静脉受压，使胎儿脑组织缺血、缺氧，造成宫内窘迫甚至死胎、死产或新生儿窒息。这种现象多发生于分娩期，如同时伴有脐带过短或相对过短，往往在产程中影响先露下降，导致产程延长，加重胎儿缺氧，危及胎儿。要照顾好脐带绕颈的胎儿，建议准妈妈：

❶ 坚持数胎动，胎动过多或过少时，应及时去医院检查。

❷ 坚持作好产前检查，及时发现并处理胎儿可能出现的危险状况。

❸ 通过胎心监测和超声检查等间接方法，判断脐带的情况。

❹ 还要注意减少身体震动，保持睡眠左侧位。

如何区分产前真假产痛

怀孕10个月，一朝分娩，怎样区分真假产前阵痛呢？有一种简单的测试方法：准妈妈躺在水温不要过高的浴盆里，“准备式”阵痛会在水中停止，而真正的分娩阵痛则会变得更强烈。由于这个测试应该在临近预产期的时间做，因此，能够准确地区分是否真的阵痛来临了。

顺产会让胯部变宽吗

产后胯部变宽跟分娩方式没关系，也跟遗传没关系，这是一种人体的正常现象。

实际上在妊娠期间，人体就会分泌一种松弛素，松弛素会使骨盆的一些关节相对来讲粘连要松弛一些，这样是为了适应分娩过程。无论是剖宫产还是阴道分娩都会出现这个过程，跟分娩过程没关系。所以，不管采取什么方式分娩，妈妈的体形发生一些变化是正常的。

此外，在整个妊娠期间，孕激素会促进脂肪向躯体部分集中，这也是为了保护胎儿，这个持续妊娠9个月的激素作用，使皮下的脂肪形成一定的蓄积，产后如果不及时进行锻炼，就会终身存在着体形的改变。只要妈妈产后积极地锻炼，一样可以重拾产前的风姿。

如何选择适合自己的产科医院

准妈妈在选择产科医院的时候需要从多个方面进行考虑，最好的也许并不适合你。

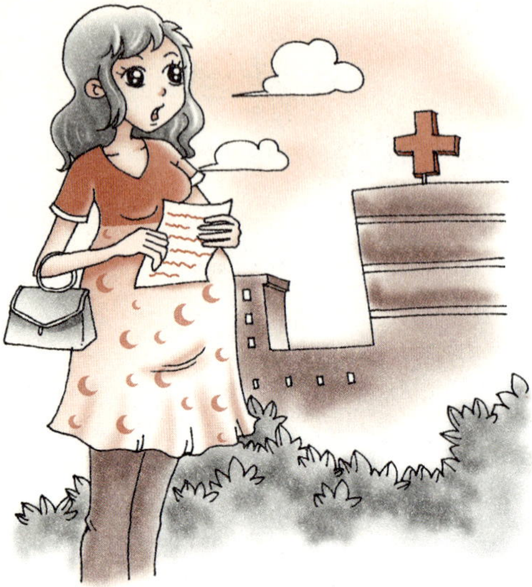

准妈妈要多方面了解产科医院

首先，准妈妈应多方面了解产科医院，衡量医院水平。通过多种渠道，了解当地多个产科医院的情况。如咨询一些有过生产经验的朋友、熟人或亲戚，也可以通过网络查询等，分别了解一下产科医院，以及医院的相关情况，如硬件设施、医生的技术水平等——有关住院条件、床位是否紧张，配餐、病房是否可以自由选择，紧急抢救设备或血源是否充足，能否选择分娩方法，分娩时家人能否陪伴，产后有无专人护理和剖宫产率是否很高，新生儿的检查制度是否完善，产后有无喂养专家指导等，这些都是评判一个医院医疗和服务水平高低的重要指标。

其次，准妈妈应了解自身情况，有基础病的话最好选择综合医院。如果准妈妈有妊娠期高血压疾病、妊娠期糖尿病、胎膜早破等产科并发症和合并症，适宜在妇产专科医院分娩。准妈妈如果合并有如胰腺炎、心脏病等内外科疾病，适宜在综合医院的产科分娩，因为专科医院缺乏这样的医疗设备和技术力量，治疗这类疾病的药品也少。如果准妈妈患有妊娠急性脂肪肝、急性重症肝炎等疾病，以及发现有各类肝炎、梅毒、艾滋病、澳抗阳性等合并传染病，应当前往消毒和隔离条件较好的传染病专科医院产科待产。

好孕链接

准妈妈最好从产前检查、分娩直到产后随诊都坚持定期去一家医院。这样，医生会有准妈妈在整个孕期、临产前及分娩时各个方面的详细检查记录，对准妈妈的情况很熟悉。一旦在分娩时发生什么情况，能够很从容地作出处理。

六、胎教大讲堂

借助胎教消除对分娩的恐惧

即将临产，准妈妈对于分娩的恐惧，会给胎儿的情绪带来较大的刺激，应该调整好心态。只要胎儿在没有降生以前，胎教的任务就没有完成。一定要振奋精神，全身心地演完胎教课堂的最后一幕。

稳定情绪：准妈妈对于分娩的恐惧，会给胎儿的情绪带来较大的刺激。在分娩过程中，母体产道产生的阻力和子宫收缩与胎儿前进的动力相互作用，会给准妈妈带来一些不适，这是十分自然的现象，不用害怕、紧张。准妈妈的承受能力、勇敢心理，也会传递给胎儿。

胎教时注意姿势：妊娠第十月的时候，准妈妈随时可能临盆，子宫也越来越大，所以进行胎教时，不要长时间躺着，以免增大的子宫压迫下腔静脉，导致胎儿缺氧。最好半卧在沙发或躺椅上。

多和胎儿说话：这个时期，准爸爸准妈妈可以对胎儿说："我的宝宝，妈妈好盼望这一天。你一定很想和妈妈见面了，是吗？""爸爸妈妈为了迎接你的到来，已经等了10个月。"……充满爱的交流可以促进母子、父子之间情感的建立和心灵的沟通。

偏冷的色彩会让准妈妈保持安宁的心境

色彩能够影响人的精神和情绪，它作为一种外在的刺激，通过人的视觉产生不同感受的结果，给人以某种精神作用。因此，精神上感到舒畅还是沉闷，都与色彩的视感有着直接的关系。可以说，不舒服的色彩如同噪声一样，使人感到烦躁不安，而协调悦目的色彩则是一种美的享受。一般说来：

红色：使人激动、兴奋，能鼓舞人的斗志；

黄色：明快、灿烂，使人感到温暖；

绿色：清新、宁静，给人以希望；

蓝色：给人的感觉是明静、凉爽；

白色：显得干净、明快；

粉红和嫩绿：预示着春天，使人充满活力。

孕期的准妈妈因体内激素的变化，往往性情急躁，情绪波动较大。因此，有意识地多接触一些偏冷的色彩，如绿色、蓝色、白色等，有利于情绪稳定，保持淡泊宁静的胎教心境，使腹内的胎儿安然平和地健康成长。建议准妈妈少接触红、黑等色彩，以免产生烦躁、恐惧等不良心理，影响胎儿的生长发育。

准妈妈在布置孕期居室、选购日常生活用品以及居家旅行时要有意识地注意这个问题。